人体解剖学

吕广明　主编

科学出版社

北京

内 容 简 介

全书共6篇18章，以介绍人体解剖学基本知识为出发点，按运动系统、内脏学（消化系统、呼吸系统、泌尿系统、生殖系统）、脉管系统、感觉器、神经系统和内分泌系统顺序，分别阐述了人体各系统的组成和各器官的位置、形态、结构以及基本功能。

本书编写以"必需"、"够用"为度，突出教材的"三基"和"五性"，做到删而有度、简而有理、精而适用。本书知识体系完整，内容简明易懂，图文并茂，重点突出，便于学生理解和自学。

本书是高等医药院校非临床医学专业使用的人体解剖学课程教材，主要适用于医学法学、医学检验、医学实验、药学、药剂学、生物信息、生物医学工程等专业师生使用。

图书在版编目（CIP）数据

人体解剖学/吕广明主编.—北京：科学出版社，2016.7（2024.5 重印）

ISBN 978-7-03-048499-4

Ⅰ.①人… Ⅱ.①吕… Ⅲ.①人体解剖学—教材 Ⅳ.①R322

中国版本图书馆 CIP 数据核字（2016）第 123277 号

责任编辑：潘志坚　闵　捷
责任印制：谭宏宇　/　封面设计：殷　靓

科学出版社 出版

北京东黄城根北街 16 号
邮政编码：100717
http://www.sciencep.com

南京展望文化发展有限公司排版
上海当纳利印刷有限公司印刷
科学出版社发行　各地新华书店经销

*

2016 年 7 月第 一 版　开本：889×1194 1/16
2024 年 5 月第八次印刷　印张：17 1/4
字数：488 000

定价：65.00 元
（如有印装质量问题，我社负责调换）

《人体解剖学》编辑委员会

主　编　吕广明

副主编　王德广　刘朝晖　吕海芹
　　　　　吴洪海　欧阳琦

编　委（按姓氏笔画排序）
　　　　　马　瑞（江苏大学）
　　　　　马传响（徐州医科大学）
　　　　　王旻晨（苏州大学）
　　　　　王德广（徐州医科大学）
　　　　　左一智（南京医科大学）
　　　　　吕广明（南通大学）
　　　　　吕海芹（东南大学）
　　　　　刘　珺（苏州大学）
　　　　　刘俊华（东南大学）
　　　　　刘朝晖（苏州大学）
　　　　　吴庚华（扬州大学）
　　　　　吴洪海（扬州大学）
　　　　　宋　亮（徐州医科大学）
　　　　　张永杰（南京医科大学）
　　　　　张志军（南通大学）
　　　　　欧阳琦（江苏大学）
　　　　　梁景岩（扬州大学）
　　　　　董玉林（南通大学）
　　　　　薛延军（江苏大学）

前　言

　　人体解剖学是研究正常人体形态结构的科学，属于生命科学中的形态学范畴。人体解剖学是一门重要的专业基础课，它既是临床医学专业的必修课程，也是非临床医学相关专业的必修课程。临床医学专业以及部分非临床医学相关专业如口腔医学、医学影像学、康复医学、预防医学、护理学等专业的学生因学习后续医学基础课程、临床医学课程以及从事临床工作的需要，必须掌握全面的、扎实的人体解剖学知识，要求课程的教学内容系统、全面且深入，所用学时较多，一般安排1个学期、100以上学时。而另一部分非临床医学相关专业如医学法学、医学检验、生物信息、卫生管理、药学、药剂学、生物医学工程等专业，要求课程的教学内容精简适用，学生根据专业特点，只需要掌握必备的、够用的人体解剖学基本知识，学时相对较少，一般安排半个学期、40～70学时。

　　目前普通高等医学院校非临床医学相关专业如医学法学、医学检验、生物信息、卫生管理、药学、药剂学、生物医学工程等专业选用的人体解剖学教材大多选用临床医学专业教材，难以充分体现这些非临床医学相关专业的人才培养特点，无法直接有效地满足相应的实际教学需要。基于保证理论基础、注重应用、彰显特色的基本原则，参照国家教育部门关于"人体解剖学课程基本要求"所规定内容的广度和深度，在我们多年从事非临床医学相关专业人体解剖学教学实践的基础上，组织南京医科大学（骨学、骨连结）、徐州医科大学（肌学、内脏学总论、消化系统）、苏州大学（神经系统总论、周围神经系统）、扬州大学（呼吸系统、泌尿系统、生殖系统、腹膜）、江苏大学（心血管系统、淋巴系统）、东南大学（感觉器总论、视器、前庭蜗器）以及南通大学（绪论、中枢神经系统、内分泌系统）等医学院校的人体解剖学教师，共同编写了这本《人体解剖学》教材。

　　全书共6篇18章，约48万字，以介绍人体解剖学基本知识为出发点，按运动系统、内脏学（消化系统、呼吸系统、泌尿系统、生殖系统）、脉管系统、感觉器、神经系统和内分泌系统顺序，分别阐述了人体各系统的组成和各器官的位置、形态、结构以及基本功能。本书编写以"必需"、"够用"为度，突出教材的"三基"和"五性"，做到删而有度、简而有理、精而适用。本书知识体系完整，内容简明易懂，图文并茂，重点突出，便于学生理解和自学。本书是高等医药院校非临床医学专业使用的人体解剖学课程教材，可供医学法学、医学检验、医学实验、药学、药剂学、生物信息、生物医学工程等专业师生使用。

　　本书受"江苏高校品牌专业建设工程资助项目"和"江苏高校优势学科建设工程资助项目"资助。

　　编写特色鲜明、适合专业教学需要的精品教材，是每一位编委和广大读者的共同心愿。由于学术水平、编写能力和时间的限制，本书中难免有些疏漏和不足之处，恳请广大读者和教师给予批评指正，并将意见和建议反馈给我们，以便及时修订完善。

吕广明

2016年4月于南通

目　　录

第六篇　内分泌系统

绪　　论

一、人体解剖学的定义、地位和分科

人体解剖学是研究正常人体形态和结构的科学。学习人体解剖学的目的在于理解和掌握人体各器官的形态、结构、位置、毗邻关系、机能及其发生发展的规律。

人体解剖学可根据学习目的、研究方法及应用需要有不同的分科。按人体器官功能系统地阐述人体器官形态结构的科学称系统解剖学，即一般所指的解剖学（如按消化系统、呼吸系统、脉管系统、神经系统等进行阐述）；按人体的局部（如头部、颈部、胸部、腹部、盆部、会阴、上肢、下肢、脊柱区等）描述各局部的层次关系、结构或器官位置、毗邻及其临床应用的科学称局部解剖学；为适应外科手术应用的解剖学称外科解剖学；临床上反映人体体表形态特征的称表面解剖学；研究人体局部形态结构和器官横断面的科学称断层解剖学。

二、人体的组成和系统的划分

构成人体最基本的形态、功能单位是细胞。由细胞和细胞间质构成组织，人体的基本组织有上皮组织、结缔组织、肌组织和神经组织四种。几种不同组织组合成具有一定形态的结构称器官，如心、肝、肺、肾等。若干器官组合起来共同完成某种生理功能，构成系统。人体有运动系统（包括骨骼系统、骨连结系统和骨骼肌系统）、消化系统、呼吸系统、泌尿系统、生殖系统、脉管系统（包括心血管系统和淋巴系统）、感觉器、神经系统和内分泌系统等九大系统。

三、解剖学姿势和常用术语

为准确表达人体的活动及各部分、各器官的位置和毗邻关系，必须使用国际统一的标准和术语。

（一）解 剖 学 姿 势

亦称标准姿势（图0-1）。为身体直立，两眼平视正前方，上肢自然下垂于躯干两侧，手掌朝前，两下肢及足尖并拢。在描述人体结构时，包括标本、模型或临床上处于不同体位的病人都必须以标准姿势为准。

（二）轴 和 面

在标准姿势下，设定了关节运动的三个轴及表达整体或局部结构位置的三个互相垂直的面（图0-2）。

1. 轴

（1）垂直轴：为由上到下与地面垂直的轴。

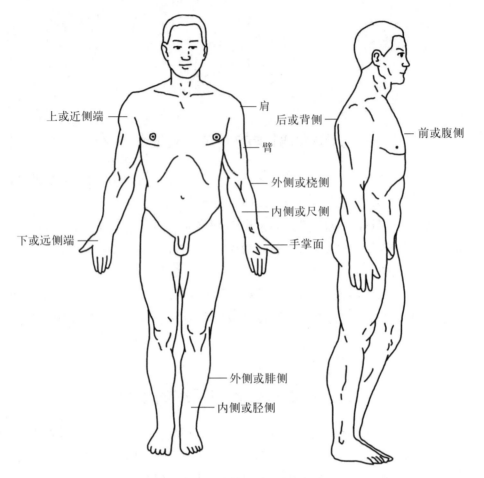

图0-1 解剖学姿势(左侧)和方位术语

(2)矢状轴:为前后方向与地面平行的轴。

(3)冠状轴:又称额状轴,为左右平伸与地面平行的轴。

2. 面

(1)水平面:与地面平行的平面,此面可将人体分为上下两部。

(2)矢状面:通过矢状轴作的与水平面垂直的平面,此面可将人体分为左右两部。通过人体正中的矢状面为正中矢状面,此面可将人体分为左右相等的两部。

(3)冠状面:又称额状面,通过冠状轴作的与水平面垂直的平面,此面可将人体分成前后两部。

(三)方 位 术 语

为了正确地描述解剖学姿势下人体各器官或结构的方位及相互关系,还规定了常用的方位术语(图0-1)。

(1)上和下:是描述器官或结构距颅顶或足底的相对远近关系,亦可用颅侧和尾侧记述。在四肢又可根据距肢体根部的远近称近侧和远侧。

(2)前或腹侧、后或背侧:是指身体前后面的相对远近。凡距身体腹侧面近者为前,距背侧面近者为后。

(3)内侧和外侧:是记叙器官和结构的位置与人体正中矢状面相对的距离。靠近正中矢状面者为内侧,远离正中矢状面者为外侧。前臂的内侧又称尺侧,外侧又称桡侧,小腿的内侧又称胫侧,外侧又称腓侧。

（4）内和外：是表示与空腔器官或体腔的相对位置，接近内腔者为内，远离内腔者为外。

（5）浅和深：是指与皮肤表面的相对距离的关系，即离皮肤近者为浅，离皮肤远、距人体内部中心近者为深。

此外，还有左和右、垂直、水平和中央等，则与一般概念相同。

上述方位术语对器官和结构的相互关系而言是相对的，如鼻在眼下方，但鼻又位于嘴的上方。

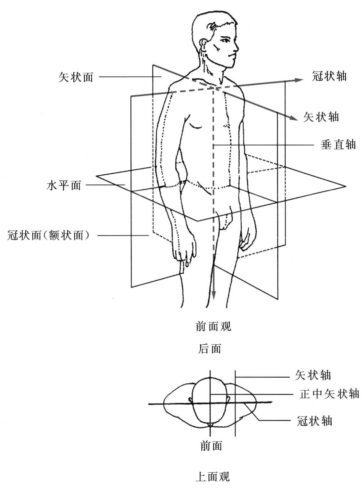

图 0-2　人体的轴和面

第一篇

运动系统

运动系统由骨、骨连结和骨骼肌组成，约占人体体重的60%。骨借助骨连结构成骨骼，形成人体的支架。骨骼肌附着于骨表面，赋予人体的基本形态，并与骨骼共同构成体壁、围成颅腔和体腔，保护内部器官。在运动过程中，骨骼肌是运动的主动部分，提供运动的动力，其收缩或舒张可牵动所附骨的位置变动，从而产生运动；骨和可动的骨连结（主要指滑膜关节）是运动的被动部分，骨以滑膜关节为枢纽，起杠杆作用。

第一章 骨 学

第一节 骨 学 总 论

骨是一种器官,主要由骨组织构成,具有一定的形态结构和功能。骨组织是一种坚硬的结缔组织,包括骨细胞、胶原纤维和骨基质等。骨富有血管、淋巴管和神经,能不断地进行新陈代谢和生长发育,具有支持、保护、运动、造血、传导声波、贮备钙磷、再生修复、改造重建等功能。

一、骨 的 形 态

成年人有206块骨,占人体重的20%,借骨连结构成骨骼(图1-1)。按部位可分为颅骨、躯

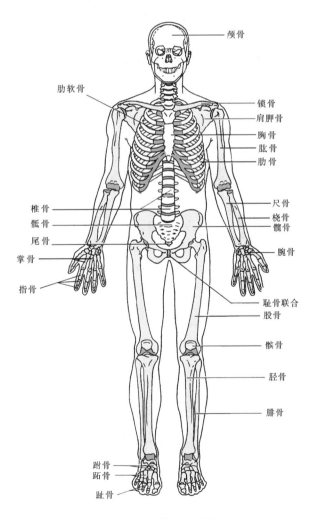

颅骨

肋软骨

锁骨
肩胛骨
胸骨
肱骨
肋骨

椎骨
骶骨
尾骨

掌骨

指骨

尺骨
桡骨
髋骨

腕骨

耻骨联合
股骨

髌骨

胫骨

腓骨

跗骨
跖骨

趾骨

图1-1 骨骼

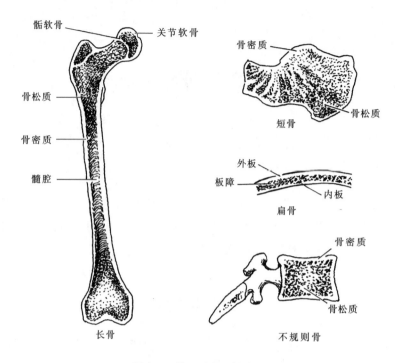

图1-2　骨的形态和构造

干骨和附肢骨。颅骨（29块）和躯干骨（51块）合称中轴骨；附肢骨包括上肢骨（64块）和下肢骨（62块）。

骨按形态可分为长骨、短骨、扁骨、不规则骨和籽骨五类（图1-2）。

1. 长骨　为中空的管状骨，多分布于四肢，如肱骨、尺骨、桡骨、股骨、胫骨、腓骨等。长骨分为一体和两端。长骨的两端膨大称骺，表面有光滑的关节面。长骨的中部称体，即骨干，表面有滋养孔，内含骨髓腔，容纳骨髓。骨干与骺的移行部分称干骺端。幼年时骺与干骺端之间有骺软骨，使骨长长；成年后骺软骨骨化形成骺线，骨就停止长长。

2. 短骨　近似立方体形，多数具有多个关节面，分布于手腕部及足踝部等结构牢固、运动复杂处，如腕骨、跗骨等。

3. 扁骨　扁薄、板状，多分布于颅盖和胸部，如顶骨、胸骨、肋骨等，主要参与围成腔隙，容纳和保护内部器官。

4. 不规则骨　形状不规则，多分布于颅底、面部、脊柱，如颞骨、上颌骨、椎骨等。位于头面部的额骨、筛骨、蝶骨、上颌骨、颞骨内含有空腔，称含气骨。

5. 籽骨　形如豆状，由肌腱骨化形成，位于长的肌腱和相邻骨面之间，起减少摩擦和改变力方向的作用。人体最大的籽骨为髌骨。

二、骨 的 构 造

骨由骨质、骨膜、骨髓以及血管、淋巴管、神经等构成（图1-2、图1-3）。

1. 骨质　由骨组织构成，包括骨密质和骨松质。骨密质位于骨表面，由紧密排列成层的骨板构成，有较强的抗压力作用。骨松质分布于长骨两端和短骨内，呈海绵状，由交错排列的骨小梁沿压力曲线和张力曲线排列形成。颅盖骨的骨密质形成内板和外板,两板之间的骨松质成为板障,内有板障静脉。

2. **骨膜** 是由致密结缔组织形成的纤维膜,覆盖于除关节面以外骨的表面,坚韧且富有血管神经。骨膜的内面含大量的成骨细胞,对骨的营养、生长、再生具有重要的作用。

3. **骨髓** 可分为红骨髓和黄骨髓。红骨髓分布于骨松质内,有造血功能。黄骨髓分布于骨髓腔内,主要为脂肪组织,无造血功能,大量失血时可转化为红骨髓进行造血。一般在5～7岁出现黄骨髓。

三、骨的化学成分和特性

骨主要由骨组织构成。骨组织包括骨细胞、胶原纤维和基质。胶原纤维形成骨胶原纤维束,基质内则主要含黏多糖蛋白,这些都是有机质,参与构成骨的支架,赋予骨以弹性和韧性。在基质内有无机盐沉积,主要是碱性磷酸钙,使骨坚实并具有很大硬度。骨的有机质和无机质的比例会随年龄的增长而改变。幼年时期骨的有机质和无机质大致各占一半,因而骨有很大弹性、柔软且易于变形。成年人骨的有机质同无机盐的比例大致为3:7,赋予骨以很大硬度和相当的弹性与韧性。老年人骨的有机质比例变小,无机质比例增加,骨的脆性增大,易发生骨折。

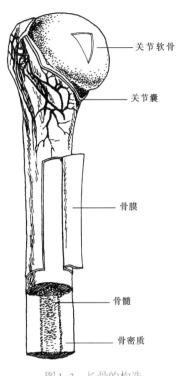

关节软骨

关节囊

骨膜

骨髓

骨密质

图 1-3 长骨的构造

第二节 躯 干 骨

躯干骨共51块,包括24块椎骨、1块骶骨、1块尾骨、1块胸骨和12对肋。椎骨、骶骨、尾骨借骨连结成脊柱,脊柱胸段与胸骨和肋共同构成胸廓,脊柱腰骶段参与构成腹壁和盆壁。

一、椎 骨

椎骨属于不规则骨。幼年时椎骨有32～34块,其中颈椎7块、胸椎12块、腰椎5块、骶椎5块、尾椎3～5块;成年后5块骶椎融合为1块骶骨,3～5块尾椎融合为1块尾骨。

(一)椎骨的一般形态

椎骨由前方的**椎体**和后方的**椎弓**构成。椎体和椎弓围成**椎孔**。所有椎孔相连形成**椎管**,容纳脊髓及其被膜。椎体是椎骨的负重部分,表面为骨密质,内部为骨松质。椎体上、下面借椎间盘相连。椎弓分为椎弓根和椎弓板。**椎弓根**与椎体相连,其上、下缘各有一切迹,分别称椎上切迹和椎下切迹,相邻两椎骨的椎上、椎下切迹围成**椎间孔**,内有脊神经和血管通过。**椎弓板**是由椎弓根向后内下方延伸的骨板。两侧椎弓板在中线汇合并向后下方伸出一个突起,称棘突。在椎弓根和椎弓板结合处向外侧伸出1对横突、向上方伸出1对上关节突、向下方伸出1对下关节突(图1-4)。

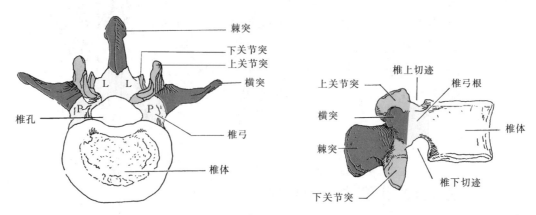

图1-4 椎骨的一般形态

(二) 各部椎骨的主要特征

1. 颈椎 共7块,椎体小,横切面呈椭圆形,第3～第7颈椎体上面的两侧缘向上突起,形成椎体钩。横突根部有横突孔,内有椎动脉和椎静脉通过;第2～第6颈椎棘突短,末端分叉,上、下关节突的关节面近似水平位。椎孔大,呈三角形(图1-5)。

(1) 第1颈椎:又称**寰椎**,呈环形,无椎体、无棘突和上、下关节突,由前弓、后弓和左、右两个侧块构成。前弓较短,后面有齿突凹。后弓较长,上面有椎动脉沟。侧块上有凹陷的上关节面,下有平坦的下关节面(图1-6)。

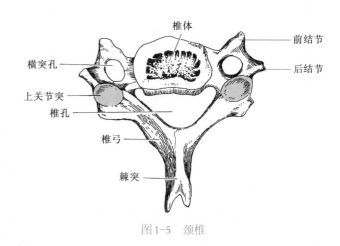

图1-5 颈椎

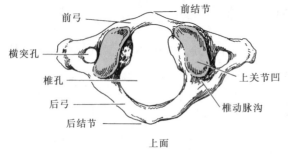

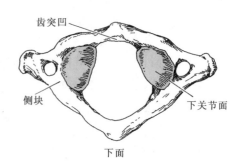

图1-6 寰椎

(2) 第2颈椎:又称**枢椎**,椎体上面有向上伸出的齿突,与寰椎的齿突凹构成关节(图1-7)。

(3) 第7颈椎:又称**隆椎**,棘突长,末端不分叉,在体表易于触摸,是椎骨计数的标志(图1-8)。

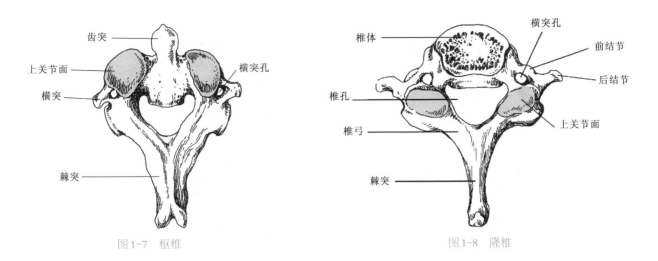

图1-7　枢椎　　　　　　　　　　　　　　图1-8　隆椎

2. 胸椎　　共12块,椎体横切面呈心形,侧面后方近椎弓根处有上、下肋凹,横突末端有横突肋凹;棘突细长,伸向后下方,呈叠瓦状排列。上、下关节突的关节面近似冠状位。椎孔较小,呈圆形(图1-9)。

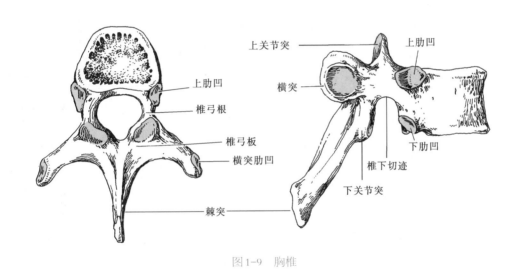

图1-9　胸椎

3. 腰椎　　共5块,椎体肥大,横切面呈肾形;棘突呈板状,水平后伸;关节突粗大,关节面近矢状位。椎孔大,呈三角形(图1-4)。

4. 骶骨　　由5个骶椎融合而成,呈三角形。底在上,其前缘突出称**岬**;尖朝下,与尾骨相连;前面光滑凹陷,有4条横线和4对**骶前孔**;后面隆凸粗糙,在正中线上棘突融合为**骶正中嵴**,外有4对**骶后孔**,孔的内侧和外侧分别为**骶内侧嵴**和**骶外侧嵴**;侧面外侧上份有一耳状面,与髂骨的耳状面形成骶髂关节。各骶椎的椎孔融合形成**骶管**,两侧通骶前孔和骶后孔,上通椎管,下端为**骶管裂孔**。骶管裂孔两侧向下的突起为**骶角**,是骶管麻醉的体表标志(图1-10)。

5. 尾骨　　由3～5个尾椎融合形成,上接骶骨,下端游离为尾骨尖(图1-10)。

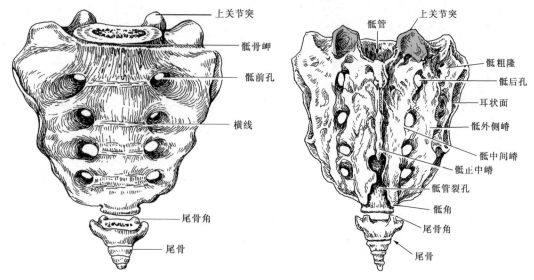

图1-10 骶骨和尾骨

二、胸 骨

胸骨属于扁骨,位于胸前壁正中,自上而下,分为胸骨柄、胸骨体和剑突三部分(图1-11)。胸骨柄的上缘中央为颈静脉切迹,两侧各有一锁切迹,与锁骨构成关节,外侧缘有第1肋切迹,与第1肋相连。胸骨体呈长方形,两侧有第2~第7肋切迹,分别与第2~第7肋软骨相关节。胸骨柄和胸骨体连接处形成微向前突的横嵴,称**胸骨角**,两侧平对第2肋,体表可以扪及,是计数肋骨序数的标志。

三、肋

肋共有12对,由前部的肋软骨和后部的肋骨组成。第1~第7对肋前借肋软骨连于胸骨,称**真肋**;第8~第12对肋均不直接连于胸骨,称**假肋**;第8~第10对肋的前端借肋软骨依次与上位肋软骨相连,形成**肋弓**;第11、第12肋的前端游离于腹壁肌层中,称**浮肋**。

肋骨属于扁骨,分为前端、后端和肋体三个部分(图1-12)。肋骨的前端与肋软骨相接。肋骨的后端膨大,称**肋头**,肋头外侧稍微缩细部,称**肋颈**,肋颈后外侧的粗糙突起,称**肋结节**。肋体细长、扁薄、弯曲,其内面下缘处有**肋沟**,内有肋间后血管和肋间神经通行。肋体后份最明显的转折处,称**肋角**。

第1肋骨短宽而扁,无肋角和肋沟,内缘的前份有前斜角肌结节,结节的前、后方分别为锁骨下静脉沟和锁骨下动脉沟。第11、第12肋骨无肋颈、肋结节和肋角。

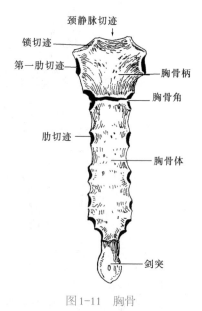

图1-11 胸骨

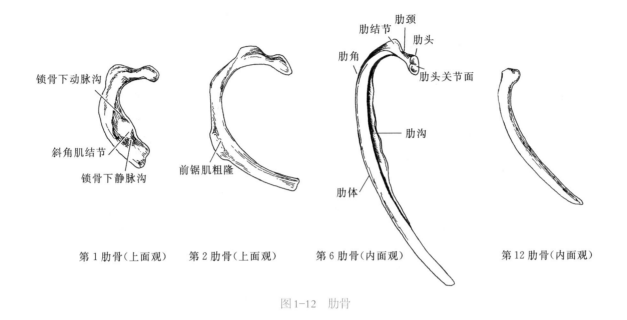

第1肋骨（上面观）　　第2肋骨（上面观）　　　第6肋骨（内面观）　　　　第12肋骨（内面观）

图1-12　肋骨

第三节　上肢骨

上肢骨共计64块，每侧32块，分为上肢带骨和自由上肢骨。上肢带骨与躯干相连，包括锁骨和肩胛骨。自由上肢骨通过上肢带骨间接与躯干相连，包括臂骨（肱骨）、前臂骨（桡骨、尺骨）和手骨（腕骨、掌骨和指骨）。

一、上肢带骨

（一）锁　骨

呈"〜"形弯曲，横于胸前壁上部，全长在体表可以摸到。分为一体两端（图1-13）。内侧端膨大，称胸骨端，与胸骨锁切迹构成关节；外侧端扁平，称肩峰端，与肩胛骨的肩峰构成关节。锁骨体内侧2/3突向前，外侧1/3突向后，两者交界处薄弱，易发生骨折。锁骨支撑肩胛骨，有利于上肢的灵活运动。

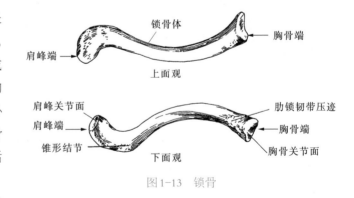

图1-13　锁骨

（二）肩胛骨

为三角形扁骨，位于胸后壁外上份，介于第2肋和第7肋之间（图1-14）。肩胛骨前面凹陷，称**肩胛下窝**；后面有一横嵴，称**肩胛冈**，肩胛冈的外侧端为**肩峰**，上方为**冈上窝**，下方为**冈下窝**。肩胛骨上缘的外侧有肩胛切迹，切迹外侧的指状突起，称**喙突**；内侧缘薄锐，与脊柱相对，称**脊柱缘**；外侧缘肥厚，近腋窝，称**腋缘**。肩胛骨上角位于第2肋后面，下角平对第7肋，可作为肋骨计数的标志。肩胛骨外侧角有一朝外的梨形浅窝,称**关节盂**,关节盂上、下方的粗糙隆起为**盂上结节**和**盂下结节**。

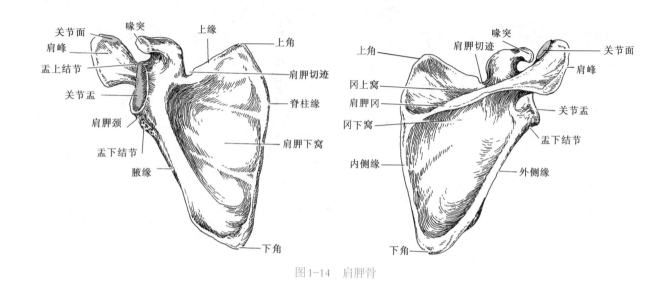

图1-14 肩胛骨

二、自由上肢骨

(一) 肱 骨

位于臂部的长骨,分为一体和两端(图1-15)。上端膨大,称**肱骨头**,其外下方的环形缩细浅沟,称**解剖颈**。解剖颈的外侧和前方分别是隆起的**肱骨大结节**和**肱骨小结节**,两结节各自向下延伸为一纵行骨嵴,称**大结节嵴**和**小结节嵴**,其间的纵沟为**结节间沟**。肱骨体和上端交界处为**外科颈**。肱骨体中部外侧面有三角肌粗隆,后面有一螺旋形浅沟,称**桡神经沟**。肱骨下端较扁,有两个关节面,外侧的关节面呈半球形,称**肱骨小头**,内侧的关节面称**肱骨滑车**。前面有两个浅窝,外侧的是**桡窝**,内侧的是**冠突窝**;后面有**鹰嘴窝**。肱骨下端内、外侧各有一个突起,分别称**内上髁**和**外上髁**。内上髁后方的浅沟为**尺神经沟**。

(二) 桡 骨

位于前臂的外侧部,分为一体和两端(图1-16)。上端膨大,呈圆柱状,称**桡骨头**,其上面和周缘有关节面。桡骨头下方为**桡骨颈**,其内下方的突起称**桡骨粗隆**。桡骨体内侧缘为锐利的**骨间缘**,有前臂骨间膜附着。下端膨大,其下面为与腕骨相对的腕关节面,内侧面有尺切迹。下端外侧向下的突起为**桡骨茎突**。

(三) 尺 骨

位于前臂的内侧部,分为一体和两端(图1-16)。上端粗大,有两个向前的突起,位于后上方的,称**鹰嘴**,位于前下方的,称**冠突**,两者之间的大而深的半月切迹,称**滑车切迹**。冠突外侧面的关节面,称**桡切迹**,冠突下方的粗糙隆起为**尺骨粗隆**。尺骨体外侧缘锐利,称骨间缘,有前臂骨间膜附着。尺

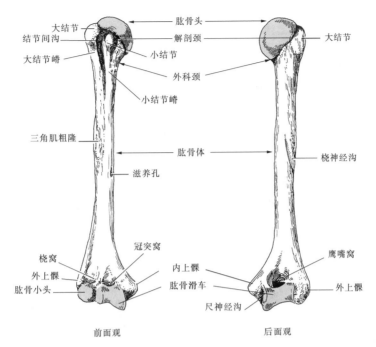

大结节　　　　　　　　　　肱骨头
结节间沟　　　　　　　　　解剖颈
大结节嵴　　　　　　　　　小结节
　　　　　　　　　　　　　外科颈
　　　　　　　　　　　　　小结节嵴
三角肌粗隆　　　　　　　　肱骨体
滋养孔
桡窝　　　　　　冠突窝
外上髁
肱骨小头　　　　肱骨滑车

大结节

桡神经沟

鹰嘴窝
内上髁
尺神经沟　　　外上髁

前面观　　　　　　　　　　后面观

图1-15　肱骨

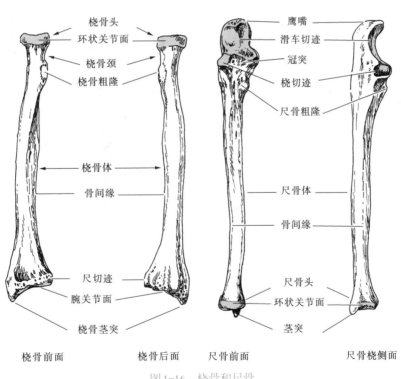

桡骨头
环状关节面
桡骨颈
桡骨粗隆

桡骨体

骨间缘

尺切迹
腕关节面
桡骨茎突

桡骨前面　　　　桡骨后面

鹰嘴
滑车切迹
冠突
桡切迹
尺骨粗隆

尺骨体

骨间缘

尺骨头
环状关节面
茎突

尺骨前面　　　　尺骨桡侧面

图1-16　桡骨和尺骨

骨下端膨大,称**尺骨头**,头的前面、外侧和后面均为关节面,尺骨头后内侧向下伸出的锥状突起,称**尺骨茎突**。

(四) 手 骨

每侧包括腕骨、掌骨和指骨(图1-17)。

1. **腕骨** 共8块,均为短骨,分成两列,弧形排列在掌面形成腕骨沟。近侧列由外向内依次为**手舟骨**、**月状骨**、**三角骨**、**豌豆骨**,远侧列由外向内依次为**大多角骨**、**小多角骨**、**头状骨**、**钩骨**。

2. **掌骨** 共5块,由外向内依次为第1～第5掌骨。掌骨均为长骨,近端为掌骨底,远端为掌骨头,掌骨头和掌骨体之间为掌骨体。

3. **指骨** 共14块,其中拇指2块,即近节指骨和远节指骨;其余各指每指3块,即近节指骨、中节指骨和远节指骨。指骨属于长骨,每个指骨的近端为指骨底,中间部为指骨体,近节和中节指骨的远端为指骨滑车,远节指骨的远端为远节指骨粗隆。

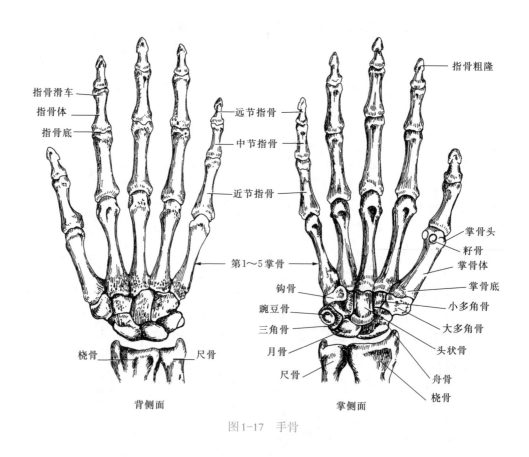

图1-17 手骨

第四节 下 肢 骨

下肢骨共计62块,每一侧31块,分为下肢带骨和自由下肢骨。下肢带骨即髋骨,与躯干直接相连;自由下肢骨借下肢带骨间接与躯干相连,包括大腿骨(股骨、髌骨)、小腿骨(胫骨、腓骨)和足骨(跗骨、跖骨和趾骨)。

一、下肢带骨

即髋骨,属于不规则骨,由**髂骨**、**坐骨**、**耻骨**融合而成(图1-18)。

(一)髂　　骨

位于髋骨的上部,由髂骨体和髂骨翼构成。**髂骨体**位于髂骨下部,参与构成髋臼。**髂骨翼**上缘游离肥厚弯曲,称**髂嵴**。髂嵴的前端和后端突出,分别称**髂前上棘**和**髂后上棘**,两者的下方各有一锐利突起,分别称**髂前下棘**和**髂后下棘**;髂前上棘后方5~7 cm处,髂嵴向外突出形成**髂结节**。髂骨翼的外面为臀面;髂骨翼内面的浅窝为髂窝,窝的下界为弓状线。髂骨翼后部的下份为粗糙的耳状面。

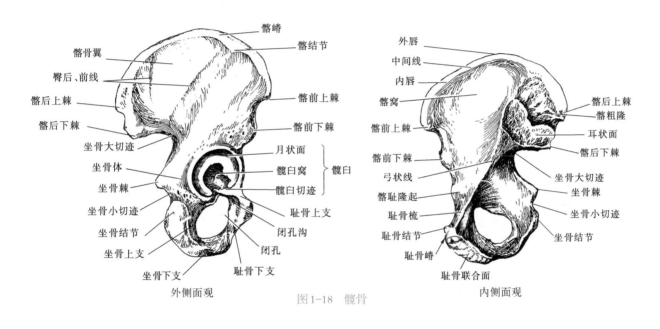

图1-18 髋骨

外侧面观 — 髂嵴、髂骨翼、臀后、前线、髂后上棘、髂后下棘、坐骨大切迹、坐骨体、坐骨棘、坐骨小切迹、坐骨结节、坐骨上支、坐骨下支、髂结节、髂前上棘、髂前下棘、月状面、髋臼窝、髋臼切迹、髋臼、耻骨上支、闭孔沟、闭孔、耻骨下支

内侧面观 — 外唇、中间线、内唇、髂窝、髂前上棘、髂前下棘、弓状线、髂耻隆起、耻骨梳、耻骨结节、耻骨嵴、耻骨联合面、髂后上棘、髂粗隆、耳状面、髂后下棘、坐骨大切迹、坐骨棘、坐骨小切迹、坐骨结节

(二)坐　　骨

位于髋骨的后下部,由坐骨体和坐骨支构成。**坐骨体**参与构成髋臼,下端向前、内、上延伸为**坐骨支**,与耻骨下支相结合。坐骨体和坐骨支移行处的后部有一特别粗大的隆起为**坐骨结节**。坐骨体的后缘下份有向后的三角形突起为**坐骨棘**,棘的上方与髂后下棘之间为**坐骨大切迹**,下方和坐骨结节之间为**坐骨小切迹**。

(三)耻　　骨

位于髋骨的前下部,由耻骨体、耻骨上支和耻骨下支构成。**耻骨体**参与构成髋臼,与髂骨体融合处形成**髂耻隆起**。髂耻隆起伸向前、内、下方形成**耻骨上支**,延伸至正中线急转弯向后外下方形成**耻骨下支**。耻骨上支的上缘为一锐利骨嵴,称**耻骨梳**,向后上连弓状线,向前下终于**耻骨结节**。耻骨结节至耻骨联合上缘的粗钝骨嵴为**耻骨嵴**。耻骨上支和耻骨下支转折处的圆形粗糙面为耻骨联合面。

上述三骨的融合部称体,即髂骨体、坐骨体、耻骨体,共同参与构成**髋臼**。髋臼是髋骨中部的外面朝向外下方的深窝,窝内有半月形的关节面,称月状面,窝底未参与构成关节面的部分为髋臼窝。月状面的前端、后端在髋臼下缘形成一个缺口,称髋臼切迹。髋臼下部有一大孔,称**闭孔**,由耻骨体、坐骨体、坐骨支、耻骨上支和耻骨下支围成。

二、自由下肢骨

(一) 股 骨

是人体最长的骨,长度约为身高的1/4,分为一体和两端(图1-19)。上端朝向前、内、上方的球形膨大,称**股骨头**,与髋臼构成关节。在股骨头中央稍下方的凹窝,称股骨头凹,有股骨头韧带附着。由股骨头向外下方稍偏后延伸的缩细部,称**股骨颈**。股骨颈与股骨体相接处外上方的隆起,称**大转子**,内下方的隆起,称**小转子**。在大、小转子之间,前面有**转子间线**,后面有**转子间嵴**。股骨体略向前凸,上段略呈三棱柱状,下段前后方向略扁。在股骨体的后面有纵行骨嵴,称**粗线**。粗线上端分叉,分别向内上方与外上方延为**耻骨肌线**与**臀肌粗隆**。粗线下端延伸为内、外侧两线,两线之间的骨面称腘面。股骨下端向两侧膨大,突向后方形成**内侧髁**与**外侧髁**。两髁的前、下、后面均为关节面;两髁前面的关节面彼此相连形成髌面,与髌骨相关节;两髁之间的深窝,称**髁间窝**。内侧髁的内侧面、外侧髁的外侧面各有一最突出部,分别称**内上髁**与**外上髁**。内上髁上方有一向上的小突起,有大收肌腱附着,称**收肌结节**。

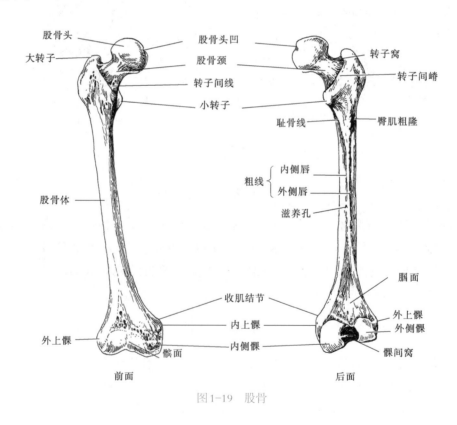

图1-19 股骨

(二) 髌 骨

位于股骨下端前面,是全身最大的籽骨,发生于股四头肌腱内。髌骨前后方向扁薄,上宽下尖,前面粗糙,后面为关节面,与髌面相关节(图1-20)。

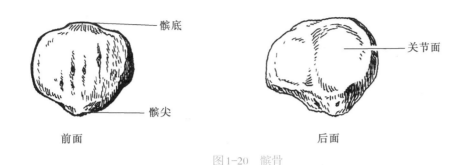

髌底

髌尖

关节面

前面　　　　　　　　　　　　后面

图1-20　髌骨

（三）胫　　骨

位于小腿的内侧部,粗大,分为一体和两端(图1-21)。上端向两侧膨大形成内侧髁和外侧髁,两髁的上面为关节面,与股骨的内、外侧髁相关节。两髁的关节面之间,有向上的粗糙隆起,称**髁间隆起**。在外侧髁后面偏下,有腓关节面,与腓骨头相关节。在上端的前面,有一向前的突起,称**胫骨粗隆**,有股四头肌腱附着。胫骨体呈三棱柱形,具有三面和三缘,其中外侧缘对腓骨,有小腿骨间膜附着,称骨间缘;前缘较锐,在体表可扪及。胫骨体后面的上分有从外上斜向内下的比目鱼肌线。胫骨下端亦膨大,其下面为关节面,与距骨相关节;下端的内侧有一向下的突起,称**内踝**,其外侧面为关节面,同距骨相关节;下端的外侧面有腓切迹,与腓骨相接。

（四）腓　　骨

位于小腿的外侧部,细长,分为一体和两端(图1-21)。上端略膨大,称**腓骨头**,有关节面与胫骨相关节。腓骨头下方缩细,称**腓骨颈**。腓骨体的内侧缘薄锐,有小腿骨间膜附着,称骨间缘。腓骨下端膨大,称**外踝**,其内侧面有关节面,与胫骨下端的关节面共同形成关节窝,与距骨相关节。

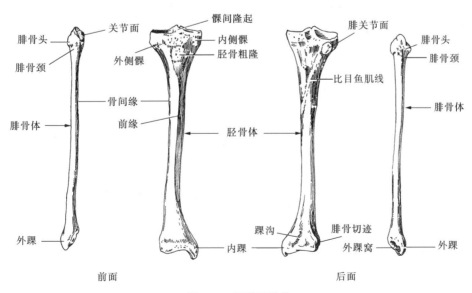

腓骨头　　　关节面　　　髁间隆起　　　　腓关节面　　　　　　腓骨头
腓骨颈　　　　　　　　　　内侧髁　　　　　　　　　　　　　腓骨颈
　　　　　　　　外侧髁　　　胫骨粗隆
　　　　　　　骨间缘　　　　　　　　　　比目鱼肌线
腓骨体　　　　　前缘　　　　　　　　　　　　　　　　　腓骨体
　　　　　　　　　　　　　　胫骨体

踝沟　　　腓骨切迹
外踝　　　　　　　　　　内踝　　　　　　外踝窝　　　外踝
前面　　　　　　　　　　　　　后面

图1-21　胫骨和腓骨

（五）足 骨

每侧包括跗骨、跖骨和趾骨（图1-22）。

1. 跗骨 共7块，均为短骨，排成前、中、后三列。后列包括位于上方的**距骨**和下方的**跟骨**；中列为位于距骨前方的**足舟骨**；前列由内向外依次为**内侧楔骨**（第1楔骨）、**中间楔骨**（第2楔骨）、**外侧楔骨**（第3楔骨）和**骰骨**。距骨上面的关节面为**距骨滑车**，跟骨后端特别突出，称**跟骨结节**。

2. 跖骨 共5块，由内向外依次为第1～第5跖骨，均属于长骨，与掌骨一样，分为近端的底、中间的体和远端的头。第5跖骨底明显外凸，称**第5跖骨粗隆**。

3. 趾骨 共14块，其中踇趾2块，即近节趾骨和远节趾骨；其余各趾每趾3块，即近节趾骨、中节趾骨和远节趾骨。趾骨属于长骨，每个趾骨的近端为趾骨底，中间部为趾骨体，近节和中节趾骨的远端为趾骨滑车，远节趾骨的远端为远节趾骨粗隆。

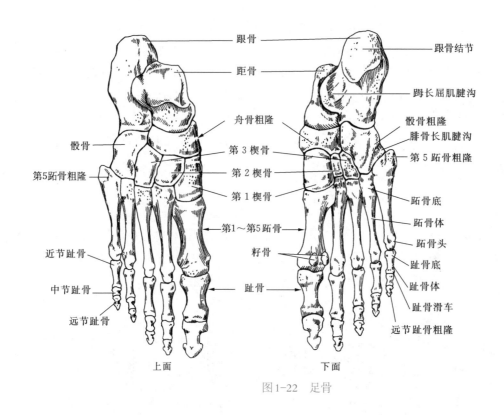

图1-22 足骨

第五节 颅 骨

颅位于脊柱的上方，以眶上缘和外耳门上缘为界可以分为后上方的脑颅和前下方的面颅。颅骨借骨连结构成颅，围成颅腔、眶腔、鼻腔、口腔等，容纳、保护脑和感觉器，作为消化道和呼吸道的起始部。

一、颅骨的组成

颅骨共29块,包括8块脑颅骨、15块面颅骨和6块听小骨(图1-23)。

(一)脑 颅 骨

位于颅的后上部,共8块,包括成对的**顶骨**、**颞骨**和不成对的**额骨**、**枕骨**、**筛骨**、**蝶骨**。脑颅骨借骨连结围成颅腔,容纳和保护脑。

(二)面 颅 骨

位于颅的前下部,15块,其中包括成对的**上颌骨**、**鼻骨**、**泪骨**、**颧骨**、**下鼻甲**和**腭骨**及不成对的**犁骨**、**下颌骨**和**舌骨**。面颅骨为面部的骨性支架,参与围成眶腔、鼻腔、口腔,构成颜面的基本轮廓。

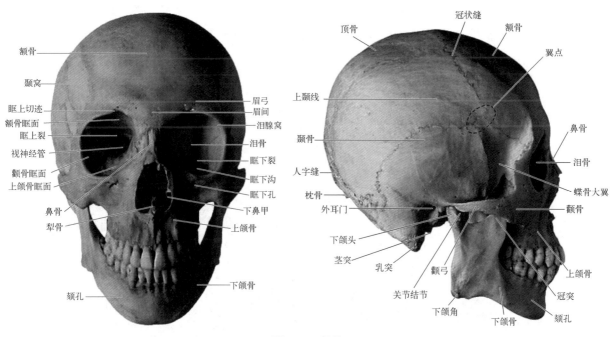

图1-23 颅骨

(三)听 小 骨

位于颞骨岩部鼓室内,两侧对称,每侧3块,共6块。根据其位置由外向内依次分为**锤骨**、**砧骨**和**镫骨**。

二、颅 的 整 体 观

以眶上缘与枕外隆凸的连线为界,将脑颅分为**颅盖**和**颅底**两部分。

(一)颅 顶 面 观

颅顶又称颅盖,略呈卵圆形,由顶骨以及额骨、颞骨和枕骨的一部分构成(图1-24)。额骨与顶骨之间的缝为**冠状缝**。两顶骨之间的缝为**矢状缝**。顶骨与枕骨之间的缝为**人字缝**。

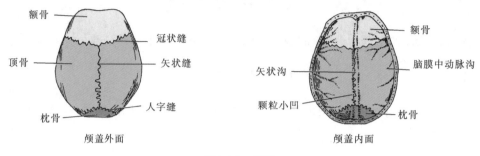

图1-24 颅顶

（二）颅 的 侧 面 观

颅侧面（图1-25）中部可见**外耳门**，向内通外耳道。外耳门前方有一弓状骨梁，称**颧弓**，由颧骨以及颞骨和额骨的颧突构成。颅侧面颧弓上方的凹陷，称**颞窝**，内含颞肌和血管神经等。颞窝前上方，额骨、顶骨、颞骨和蝶骨相交处构成"H"形的缝，称**翼点**，为一薄弱区域。颞窝的下方（以颧弓为界）为**颞下窝**，内含咀嚼肌和血管神经等。由颞下窝向内经上颌骨体与蝶骨翼突之间的**翼上颌裂**通翼腭窝。

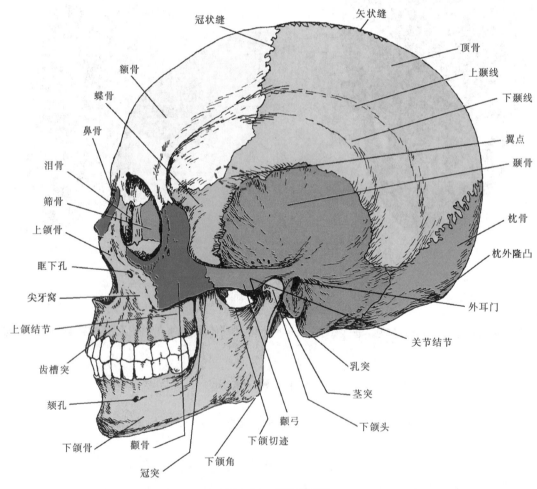

图1-25 颅的侧面观

（三）颅 的 前 面 观

主要有容纳视器的眶腔和构成鼻的骨性鼻腔（图1-26）。

1. 眶　　为一对四棱锥形的腔，分尖、底和四壁。眶尖朝向后内，有**视神经管**与颅中窝相通。眶底向前开放，称**眶口**，其上、下缘分别称**眶上缘**和**眶下缘**。在眶上缘的内、中1/3交界处有一**眶上切迹**（或**眶上孔**）。眶下缘中点的下方约1 cm处有**眶下孔**。眶上壁与颅前窝相邻，其前外侧部有**泪腺窝**容纳泪腺；内侧壁最薄，与筛窦和鼻腔相邻，其前下有一长圆形的窝，称**泪囊窝**，向下经鼻泪管通鼻腔；下壁是上颌骨体的上面，可见眶下沟，向前下经眶下管开口于眶下孔；外侧壁为最厚的壁。眶上壁与外侧壁交界处的后份有**眶上裂**，通颅中窝；下壁与外侧壁交界处后份有**眶下裂**，通颞下窝和翼腭窝。

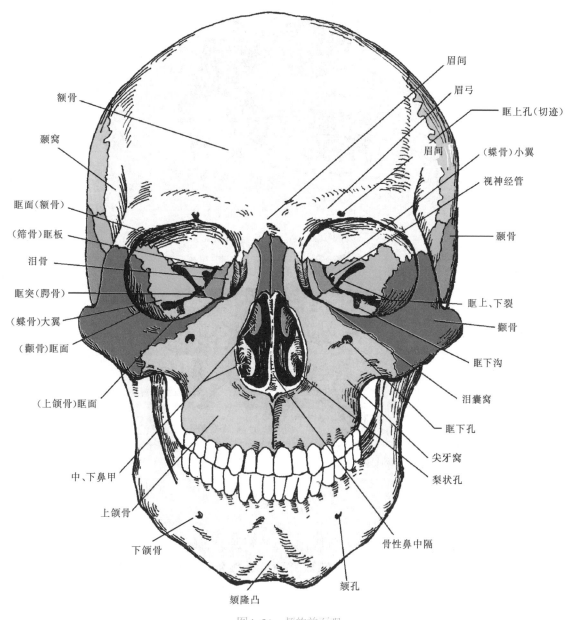

图1-26　颅的前面观

2. 骨性鼻腔   位于面颅中央,前方的开口称**梨状孔**,由鼻骨和上颌骨围成。后方有成对的**鼻后孔**。鼻腔的正中有一矢状位的垂直骨板,称**骨性鼻中隔**,是由筛骨的垂直板和犁骨构成,将鼻腔分隔为左右两半(图1-27)。鼻腔顶是由筛板构成,与颅前窝相隔。鼻腔的底即口腔的顶,由上颌骨腭突和腭骨水平板构成。鼻腔的外侧壁较为复杂,自上而下由三个向下卷曲的骨片组成,分别称**上鼻甲**、**中鼻甲**和**下鼻甲**。每一鼻甲下方的腔隙,分别称**上**、**中**、**下鼻道**。鼻甲与鼻中隔之间的空腔为**总鼻道**(图1-28)。

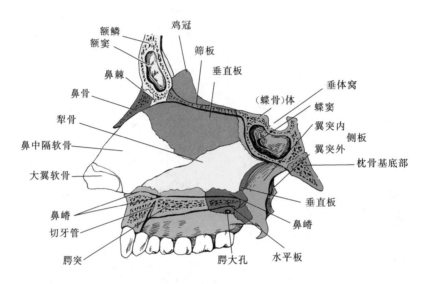

图1-27　骨性鼻中隔(左侧面观)

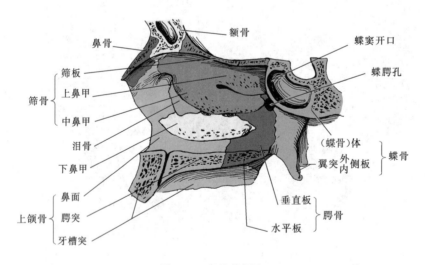

图1-28　鼻腔外侧壁

3. 鼻旁窦   是围绕鼻腔周围的含气腔,与鼻腔相通,对减轻颅的重量和发音共鸣起一定作用。鼻旁窦位于相应颅骨内,分别称**额窦**、**蝶窦**、**筛窦**、**上颌窦**(图1-29)。额窦在额骨眉弓深方,开口于中鼻道;筛窦是位于筛骨迷路内的蜂窝状小腔,分前、中、后三群,其中前、中群开口于中鼻道,后群开口于上鼻道;上颌窦位于鼻腔两侧的上颌骨内,开口于中鼻道。蝶窦位于蝶骨体内,开口于蝶筛隐窝。

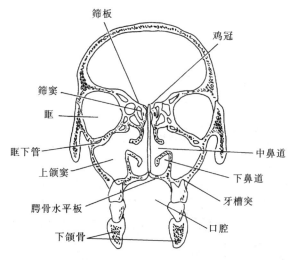

图1-29 颅冠状截面（通过第3磨牙）

图中标注：筛板、鸡冠、筛窦、眶、眶下管、上颌窦、腭骨水平板、下颌骨、中鼻道、下鼻道、牙槽突、口腔

（四）颅 底 内 面 观

颅底内面,由前向后形成阶梯状的三个窝(图1-30): 颅前窝、颅中窝和颅后窝,其中以颅后窝最低。

1. **颅前窝**　由额骨的眶部、筛骨的筛板和蝶骨小翼构成。正中线上由前向后有额嵴、盲孔、鸡冠等。筛板上有筛孔通鼻腔。

2. **颅中窝**　由蝶骨体、蝶骨大翼和颞骨岩部等构成。颅中窝的中央是蝶鞍,其中部凹陷为垂体窝。垂体窝前方为**交叉前沟**,向两侧延为**视神经管**,通眶。蝶鞍两侧各有一**颈动脉沟**,沟后端为不规则的**破裂孔**,向后续于**颈动脉管内口**。颅中窝两侧部低凹,由前内向后外依次有**眶上裂**、**圆孔**、**卵圆孔**和**棘孔**。

3. **颅后窝**　主要由枕骨和颞骨岩部的后面构成。颅后窝中央的大孔为**枕骨大孔**。枕骨大孔的前方为**斜坡**,孔的前外缘有**舌下神经管**。枕骨大孔的外侧有一形态不规则的大孔,称**颈静脉孔**,自颈静脉孔处向后延续为乙状窦沟和横窦沟。颞骨岩部后面有**内耳门**通入内耳道。

（五）颅 底 外 面 观

颅底外面凹凸不平,有供血管和神经通过的沟、管和裂孔(图1-31)。前部主要是**牙槽弓**和**骨腭**。骨腭由上颌骨的腭突与腭骨水平板构成,正中有**腭中缝**,其前端有**切牙孔**,通入切牙管。后缘两侧有**腭大孔**和**腭小孔**。在骨腭以上,有鼻后孔被鼻中隔后缘分成左右两半。颅底外面后部有**枕骨大孔**,其后上方的隆凸为**枕外隆凸**,向两侧有横行的骨嵴为**上项线**;枕骨大孔的前外侧有椭圆形隆起,称**枕骨髁**。髁的外侧有相互邻近的**舌下神经管外口**、**颈静脉孔**和**颈动脉管外口**。颈静脉孔的外侧、乳突的前方有**下颌窝**,窝前方为关节结节,向外延伸为**颧弓**。关节结节向内、在翼突根部可见**卵圆孔**和**棘孔**。

三、新生儿颅的特征及生后变化

胎儿时期由于脑及感觉器官发育早而快,而咀嚼和呼吸器官,尤其是鼻旁窦发育相对缓慢,所以新生儿脑颅比面颅大得多。新生儿面颅约占全颅的1/8,而成人约为1/4。由于额结节、顶结节和枕鳞都是骨化中心部位,成骨早而且发育明显,所以从颅顶面观察,新生儿颅呈五角形。新生儿颅骨没有发育完全,额骨正中缝尚未愈合,骨与骨之间有一定的间隙,在颅顶多骨相接处间隙较大且为结缔组织膜所填充,

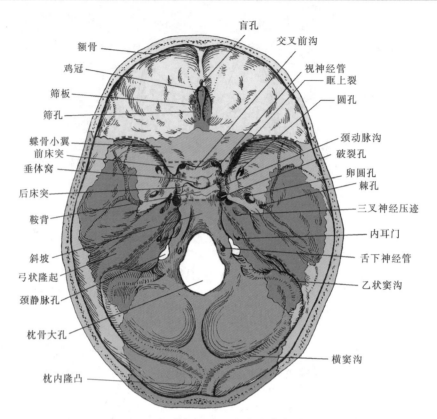

图1-30 颅底内面观(红色虚线为分界线)

额骨
鸡冠
筛板
筛孔
蝶骨小翼
前床突
垂体窝
后床突
鞍背
斜坡
弓状隆起
颈静脉孔
枕骨大孔
枕内隆凸

盲孔
交叉前沟
视神经管
眶上裂
圆孔
颈动脉沟
破裂孔
卵圆孔
棘孔
三叉神经压迹
内耳门
舌下神经管
乙状窦沟
横窦沟

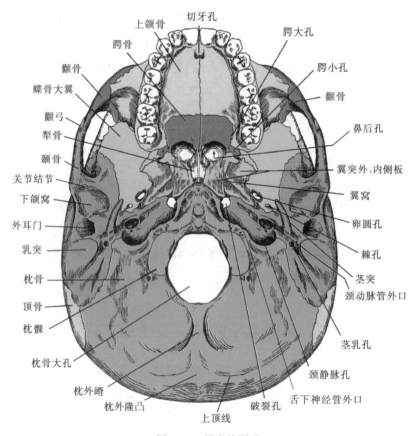

图1-31 颅底外面观

上颌骨
腭骨
颧骨
蝶骨大翼
颧弓
犁骨
颞骨
关节结节
下颌窝
外耳门
乳突
枕骨
顶骨
枕髁
枕骨大孔
枕外嵴
枕外隆凸
上顶线

切牙孔
腭大孔
腭小孔
颧骨
鼻后孔
翼突外、内侧板
翼窝
卵圆孔
棘孔
茎突
颈动脉管外口
茎乳孔
颈静脉孔
舌下神经管外口
破裂孔

称**颅囟**(图1-32)。最大的颅囟在矢状缝的前端与冠状缝相接处,即额骨和顶骨之间,呈菱形,称**前囟**(额囟),多在出生后1～2岁时闭合。矢状缝后端与人字缝交会处有三角形的**后囟**(枕囟),多在出生后两三个月闭合。

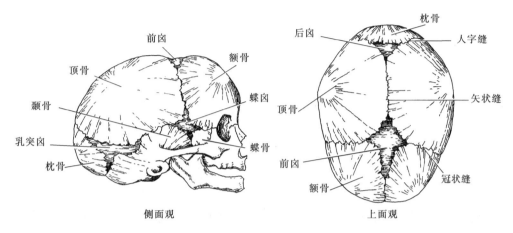

侧面观

上面观

图1-32 新生儿颅

第二章 骨连结

第一节 骨连结总论

骨与骨之间借纤维结缔组织、软骨或骨相连,形成骨连结。按骨连结的不同方式,可分为直接连结和间接连结两类。

一、直接连结

骨与骨之间借纤维结缔组织、软骨或骨直接相连,其间无间隙,称直接连结。根据骨间的连结组织不同,直接连结可分为纤维连结、软骨连结和骨性结合三类(图2-1)。

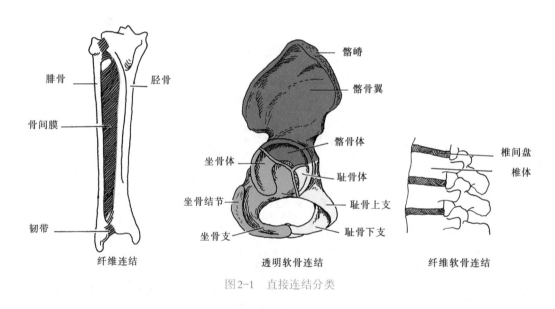

图2-1 直接连结分类

(一)纤维连结

两骨之间以纤维结缔组织相连结,可分为两种。

1. 缝 骨与骨之间仅有很薄的纤维结缔组织相连,如颅的冠状缝、矢状缝、人字缝等。

2. 韧带连结 骨与骨之间的纤维结缔组织常呈条索状或膜状。如棘间韧带、前臂骨间膜、小腿骨间膜等。

(二)软骨连结

两骨之间借软骨相连结,可分为两种。

1. 透明软骨结合 如骺软骨、幼儿的蝶枕结合等,随年龄增长可骨化形成骨性结合。

2. 纤维软骨联合　如椎间盘、耻骨联合等,一般终生不骨化。

(三) 骨 性 结 合

两骨之间借骨组织连结,一般由纤维结缔组织和透明软骨骨化演变行成骨性结合,如髂、耻、坐骨在髋臼处的骨性结合及颅骨缝的骨化。

二、间 接 连 结

间接连结又称滑膜关节,简称关节,是骨与骨之间借结缔组织膜相连,其间有明显的腔隙,活动性较大。

(一) 关节的基本结构

包括关节面、关节囊和关节腔(图2-2)。

1. 关节面　是构成关节的各相关骨的接触面。每一关节至少包括两个关节面,一般为一凸一凹,凸者称关节头,凹者称关节窝。关节面上被覆有关节软骨,使关节面光滑,可减少摩擦,缓冲震荡。

2. 关节囊　为结缔组织膜构成的囊,附着于关节面周缘及邻近的骨面上,并与骨膜融合。关节囊分内、外两层。外层为纤维膜,厚而坚韧,由致密的结缔组织构成,含有丰富的血管、神经和淋巴管。内层为滑膜,由薄而柔滑的疏松结缔组织膜构成,富有血管、神经和淋巴管,衬贴于纤维膜的内面,其边缘附着于关节软骨的周缘,包被着关节内除关节软骨、关节盘和关节唇以外的所有结构。滑膜可分泌滑液,有减轻关节的摩擦和营养关节软骨等作用。

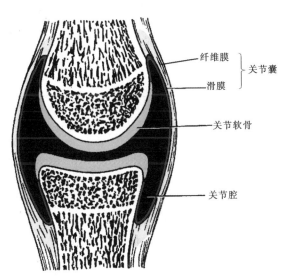

图2-2　关节的构造

3. 关节腔　是关节囊滑膜层和关节软骨共同围成的密闭潜在腔隙,内含少量滑液。关节腔内呈负压,对维持关节的稳定起一定作用。

(二) 关节的辅助结构

有韧带、关节盘、关节唇、滑膜襞等辅助结构,可增加关节的稳定性或灵活性。

1. 韧带　是连于相邻两骨之间的致密纤维结缔组织束,有增强关节的稳定性和限制关节运动的作用。位于关节囊外的,称囊外韧带,位于关节囊内的,称囊内韧带。

2. 关节盘　是位于两关节面之间的纤维软骨板,多呈圆形,其周缘附于关节囊纤维膜内面。膝关节中的关节盘呈半月形,称**半月板**。关节盘可使两关节面更加适配,并减轻震荡和冲击。同时,关节盘将关节腔分成两部,能增加关节的运动形式和范围。

3. 关节唇　是附于关节窝周缘的纤维软骨环,可加深关节窝,增大关节面,从而增加关节的稳固性。

4. 滑膜襞　有些关节囊的滑膜表面积大于纤维膜,滑膜卷折重叠突向关节腔形成滑膜襞,其内含有脂肪则形成滑膜脂垫。滑膜襞增大了滑膜的表面积,有利于滑液的分泌和吸收。

5. 滑膜囊 在关节某些部位,滑膜可从关节囊纤维膜的薄弱或缺如处作囊状膨出,充填于骨面与肌腱之间,形成滑膜囊,可减少肌肉活动时与骨面之间的摩擦。

(三)关节的运动

滑膜关节运动的形式基本上是沿三个相互垂直的轴作三组拮抗性的运动。

1. 屈和伸 是指关节沿冠状轴进行的一组运动。运动时,构成关节的两骨之间的角度发生变化,角度变小称屈;相反,角度变大称伸。在足部,足背向小腿前面靠近,称背屈(伸);反之,称跖屈(屈)。

2. 收和展 是关节沿矢状轴进行的一组运动。运动时,骨向正中矢状面靠拢,称收;反之,远离正中矢状面,称展。手指的收、展运动是以中指为中轴;足趾则是以第二趾为中轴。

3. 旋转 是关节沿垂直轴进行一组的运动。骨的前面转向内侧的运动称旋内,而转向外侧的运动则称旋外。在前臂,将手掌转向后面的运动,称旋前,将手掌恢复到向前而手背转向后方的运动,称旋后。

4. 环转 是指骨的近侧端在原位转动,远侧端做圆周运动,运动时全骨描绘出一圆锥形的轨迹。能沿两轴以上运动的关节均可做环转运动,如肩关节、腕关节和髋关节等,环转运动实际上是依次作屈、展、伸、收的连续动作。

(四)关节的类型

根据构成关节的骨数,分为**单关节**和**复关节**:单关节仅由两骨参与构成;复关节由两块以上的骨参与构成。

依据关节的运动形式,可分**单动关节**和**联动关节**。一般的运动都是由单个关节完成,称单动关节,如膝关节的屈伸动作就是在单一的关节内完成的。两个或两个以上结构独立的关节,运动时必须互相配合才能完成,这些关节称联动关节,如两侧的颞下颌关节和椎间关节等。

通常可按关节运动轴的数目和关节面的形态分为三类(图2-3)。

1. 单轴关节 只有一个运动轴,关节沿此轴作一组运动,包括两种形式。

(1)**屈戌关节**:又名滑车关节。关节头呈滑车状,另一骨有相应的关节窝。通常只能在冠状轴上做屈伸运动,如指间关节。

(2)**车轴关节**:关节头呈圆柱状,关节窝常由骨和韧带相连形成环形。可沿垂直轴做旋转运动,如桡尺近侧关节和寰枢正中关节等。

2. 双轴关节 有两个相互垂直的运动轴,关节沿此两轴做两组运动,并还可做环转运动,包括两种形式。

(1)**椭圆关节**:关节头呈椭圆形凸面,关节窝为椭圆形凹面。可沿冠状轴做屈、伸运动,沿矢状轴做收、展运动,并可进行环转运动,如桡腕关节。

(2)**鞍状关节**:两骨的关节面都呈马鞍形,互为关节头和关节窝,可沿两轴做屈、伸、收、展和环转运动,如拇指腕掌关节。

3. 多轴关节 具有三个相互垂直的运动

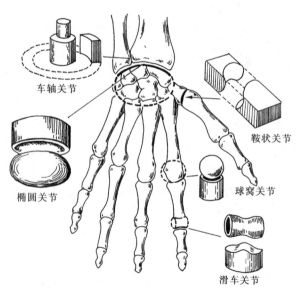

图2-3 关节的类型

轴,可作多种方向的运动,也包括两种形式。

（1）**球窝关节**：球状关节头较大,而关节窝浅小,可作屈、伸、收、展、旋内、旋外和环转运动,如肩关节。如果关节窝较深,包绕关节头的1/2以上时,虽然也属于球窝关节,但其运动幅度受到一定限制,如髋关节。

（2）**平面关节**：相对两骨的关节面接近于平面,但仍有一定弧度,可看作是较大球体或球窝的一小部分,其运动幅度甚微,如腕骨间关节。

第二节　躯干骨的连结

躯干骨借骨连结形成脊柱、胸廓等结构,具有连接、支持、保护和运动功能。

一、脊　　柱

（一）椎骨的连结

可分为椎体间的连结和椎弓间的连结(图2-4)。

1. **椎体间的连结**　　相邻各椎体之间借椎间盘、前纵韧带和后纵韧带相连(图2-5)。

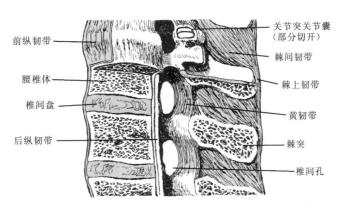

图2-4　椎骨间的连结

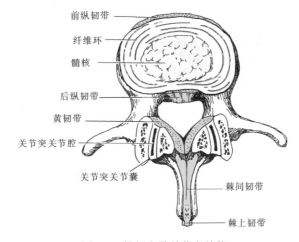

图2-5　椎间盘及关节突关节

（1）**椎间盘**：是连接相邻两个椎体的纤维软骨盘，由中央部的**髓核**和周围部的**纤维环**构成，坚韧而富有弹性，具有"弹簧垫"样缓冲震荡的作用，并允许脊柱做屈伸和侧屈等运动。成人脊柱有23个椎间盘。临床上当纤维环破裂时，髓核容易向后外侧脱出，突入椎管或椎间孔，压迫脊髓和脊神经，产生相应的症状，称椎间盘脱出症。

（2）**前纵韧带**：牢固地附着于椎体和椎间盘的前面，上连枕骨大孔前缘，下达第2骶椎体，可防止脊柱过度后伸和椎间盘向前脱出。

（3）**后纵韧带**：紧密连接于椎体和椎间盘的后面，起自覆盖于枢椎体的覆膜，向下达骶管，可限制脊柱过度前屈。

2. 椎弓间的连结　包括椎弓板、棘突、横突间的韧带连结和上、下关节突间的滑膜关节。

（1）**黄韧带**：为连接于相邻两椎弓板间的韧带，由黄色弹力纤维构成，协助围成椎管，可限制脊柱过度前屈，并参与维持直立姿势。

（2）**棘间韧带**：是连接于相邻棘突间的薄层纤维，附着于棘突根部到棘突尖。向前与黄韧带、向后与棘上韧带相移行。

（3）**棘上韧带**：是连接胸、腰、骶椎各棘突尖端之间的纵形韧带，有限制脊柱前屈的作用。在颈部，棘上韧带从颈椎棘突尖向后扩展成三角形板状的弹性纤维膜，称项韧带。

（4）**横突间韧带**：为连接于相邻椎骨的横突之间的韧带。

（5）**关节突关节**：由相邻椎骨上、下关节突构成，属平面关节，只能做轻微滑动，但各椎骨之间的运动总和却很大。两侧的关节突关节属联动关节。

3. 寰椎与枕骨及枢椎的关节（图2-6）

（1）**寰枕关节**：由寰椎两侧块的上关节凹与枕骨髁构成的联动关节，属椭圆关节。两侧关节同时活动，可使头作俯仰和侧屈运动。

（2）**寰枢关节**：包括寰枢外侧关节和寰枢正中关节，可沿齿突垂直轴作旋转运动。

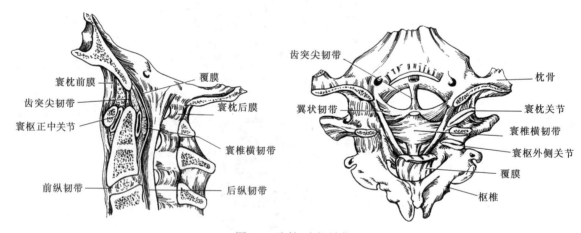

图2-6　寰枕、寰枢关节

（二）脊柱的整体观

脊柱由24块椎骨、1块骶骨和1块尾骨借软骨、韧带和关节连结形成，构成人体的中轴，上端承托颅，下端连下肢带骨。成年男性脊柱长约70 cm，女性略短。从脊柱侧面观，成人脊柱有颈、胸、腰、骶四个生理性

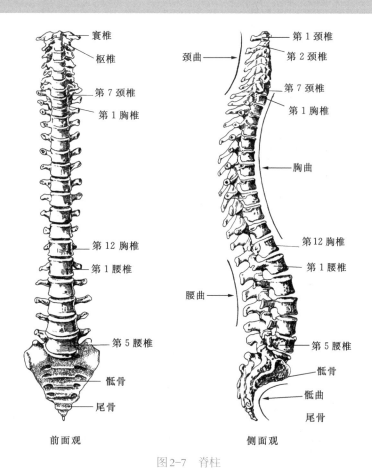

图2-7 脊柱

弯曲,其中颈曲和腰曲凸向前,胸曲和骶曲凸向后。这些弯曲对维持人体的重心稳定和吸收震荡有重要意义,从而对脑和胸腹腔脏器具有保护作用(图2-7)。

(三)脊柱的运动

脊柱除支持身体、保护脊髓、脊神经和内脏外,还有很大的运动性,可作屈、伸、侧屈、旋转和环转运动。

二、胸　廓

(一)胸廓的构成

胸廓由12块胸椎、12对肋、1块胸骨及其间的连结共同构成。胸廓的主要关节有肋椎关节和胸肋关节。

1. 肋椎关节　为肋后端与胸椎之间构成的关节,包括肋头关节和肋横突关节(图2-8)。这两个关节在功能上是联动关节,运动时肋骨沿肋头至肋结节的轴线旋转,使肋的前部上升或下降,以增大或缩小胸廓前后径和横径,从而改变胸腔的容积。

2. 胸肋关节　由第2～第7肋软骨与胸骨相应的肋切迹构成,属微动关节(图2-9)。第1肋与胸骨柄之间为软骨结合。

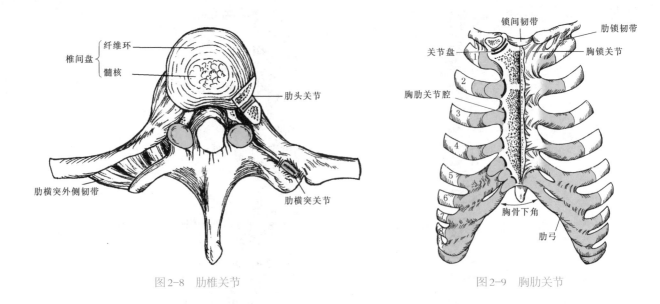

图2-8 肋椎关节

图2-9 胸肋关节

（二）胸廓的整体观

成人胸廓近似圆锥形,上部窄而下部宽,容纳胸腔脏器(图2-10)。胸廓有上、下两口和前、后、外侧壁。**胸廓上口**较小,由胸骨柄上缘、第1对肋和第1胸椎体围成,是胸腔与颈部的通道。**胸廓下口**宽阔而不整齐,由第12胸椎体、第12对肋及第11对肋前端、两侧肋弓和剑突围成。两侧肋弓在前正中线相接,构成向下开放的**胸骨下角**。胸廓前壁最短,由胸骨、肋软骨及肋骨前端构成,后壁较长,由胸椎和肋角内侧的肋骨部分构成;外侧壁最长,由肋骨体构成。相邻两肋之间的间隙称**肋间隙**。

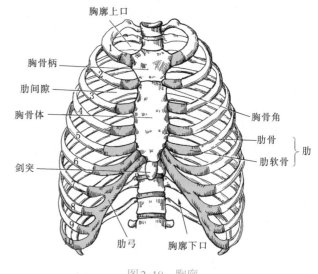

图2-10 胸廓

（三）胸廓的运动

胸廓除保护和支持功能外,主要参与呼吸运动。

第三节 颅骨的连结

颅骨的连结分为直接连结和间接连结,以直接连结为主。

一、颅骨的直接连结

各颅骨之间,大多数借缝、软骨和骨相连结,彼此间结合较为牢固,无活动性。

二、颅骨的间接连结

颅骨间的关节主要是**颞下颌关节**。颞下颌关节又称下颌关节,由下颌骨的下颌头与颞骨的下颌窝和关节结节构成(图2-11)。关节面表面覆盖纤维软骨,关节囊松弛,上方附着于下颌窝和关节结节的周围,下方附着于下颌颈。囊外侧有韧带加强。关节囊内有纤维软骨形成"～"形的关节盘,将关节腔分成上、下两部。颞下颌关节属于联合关节,两侧必须同时运动,可做上提、下降、前进、后退和侧向运动。

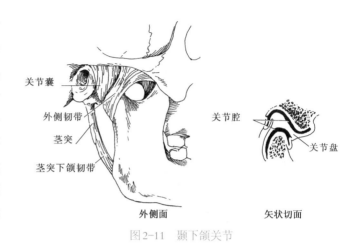

图2-11 颞下颌关节

第四节 上肢骨的连结

上肢骨的连结包括上肢带骨的连结和自由上肢骨的连结。

一、上肢带骨的连结

1. 胸锁关节 是上肢骨与躯干骨间连结的唯一关节,由锁骨的胸骨端与胸骨的锁切迹及第1肋软骨的上面构成,属于多轴关节(图2-12)。关节囊坚韧并有韧带加强。囊内有纤维软骨构成的关节盘,将关节腔分为外上和内下两部分。关节盘使关节头和关节窝相适应,并能阻止锁骨向内上方脱位。胸锁关节允许锁骨外侧端向上、下、前、后运动,还可绕冠状轴作微小的旋转和环转运动。

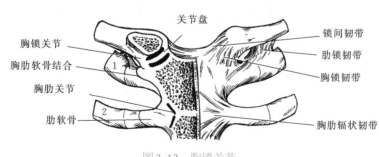

图2-12 胸锁关节

2. 肩锁关节 由锁骨的肩峰端与肩峰的关节面构成,属于平面关节,关节活动度小,是肩胛骨活动的支点。

3. 喙肩韧带 为三角形的扁韧带,连于肩胛骨的喙突与肩峰之间,它与喙突、肩峰共同构成喙肩弓,可防止肱骨头向上脱位。

二、自由上肢骨的连结

1. 肩关节 由肱骨头与肩胛骨的关节盂构成,是典型的球窝关节(图2-13、图2-14)。关节头大,关节窝小而浅。在关节盂周缘有纤维软骨构成的关节盂唇,使关节窝略微加深。关节囊薄而松弛,内有肱二头肌长头腱通过,上壁有**喙肱韧带**加强,下壁最为薄弱,故肩关节易发生前下方脱位。

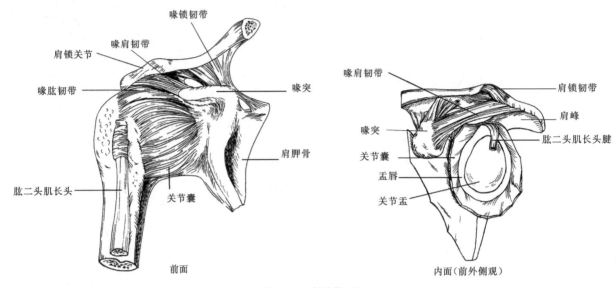

图2-13 肩关节(1)

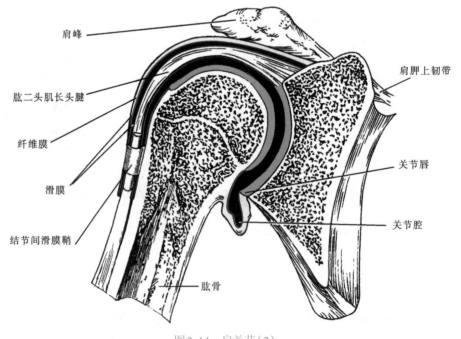

图2-14 肩关节(2)

肩关节为全身最灵活的关节,可作三轴运动:即冠状轴上的屈和伸,矢状轴上的收和展,垂直轴上的旋内、旋外及环转运动。

2.肘关节 由肱骨下端与尺、桡骨上端构成的复关节,一个关节囊内包括三个关节(图2-15)。

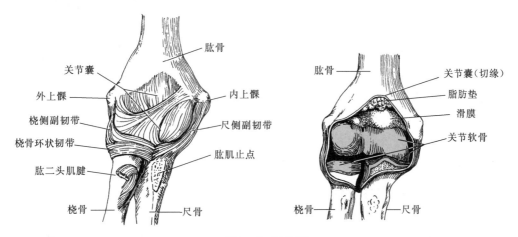

图2-15 肘关节

(1)**肱尺关节**:由肱骨滑车和尺骨滑车切迹构成,属滑车关节。

(2)**肱桡关节**:由肱骨小头和桡骨头上面的关节凹构成,属球窝关节。

(3)**桡尺近侧关节**:由桡骨头周围的环状关节面和尺骨桡切迹构成,属车轴关节。

肘关节囊前后松弛薄弱,桡骨头周围有桡骨环状韧带(图2-16),两侧有桡侧副韧带和尺侧副韧带加强。肘关节的运动以肱尺关节为主,可做屈、伸运动。

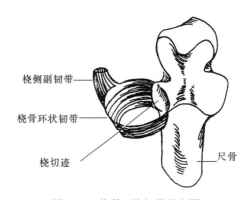

图2-16 桡骨环状韧带示意图

3.前臂骨的连结 包括前臂骨间膜、桡尺近侧关节和桡尺远侧关节(图2-17)。桡尺远侧关节由尺骨头的环状关节面与桡骨的尺切迹及尺骨下方的关节盘构成,属于车轴关节。桡尺近侧和远侧关节是联动关节,可使前臂以桡骨头中心至尺骨头中心的连线为轴作旋转运动。当桡骨下端转至尺骨前方并与之相交叉时,手背向前,称**旋前**。与此相反的运动,即桡骨转回到尺骨外侧而手掌向前时,称**旋后**。

4.手的关节 包括桡腕关节、腕骨间关节、腕掌关节、掌骨间关节、掌指关节和指骨间关节(图2-18)。

(1)**桡腕关节**:又称**腕关节**,是典型的椭圆关节,由桡骨的腕关节面和尺骨头下方的关节盘构成关节窝,手舟骨、月骨和三角骨的近侧关节面构成关节头。关节囊

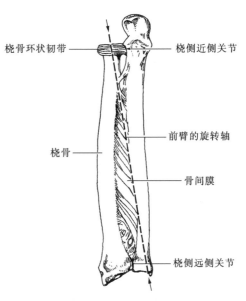

图2-17 前臂骨连结

松弛,关节的前、后和两侧均有韧带加强。桡腕关节可作屈、伸、收、展及环转运动。

（2）**腕骨间关节**：为相邻各腕关节骨之间构成的关节,借韧带连结成一整体,各关节腔彼此相通,属微动关节,只能作轻微的滑动和转动。腕骨间关节常和桡腕关节联合运动。

（3）**腕掌关节**：由远侧列腕骨的远侧关节面与5个掌骨底构成。除拇指和小指的腕掌关节外,其余各指的腕掌关节运动范围极小。

（4）**拇指腕掌关节**：由大多角骨与第1掌骨底构成,是典型的鞍状关节,为灵长类动物所特有。关节囊松弛,可作屈、伸、收、展、环转和对掌运动。对掌运动是拇指向掌心,拇指尖与其余四个指的掌侧面指尖相接触的运动。

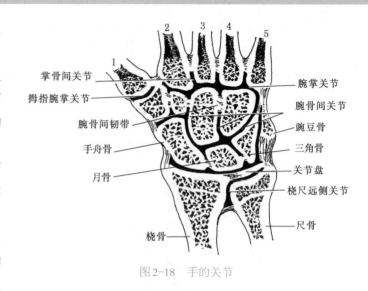

图2-18 手的关节

（5）**掌骨间关节**：是第2～第5掌骨底相互之间的平面关节,其关节腔与腕掌关节腔交通,只能作轻微的滑动。

（6）**掌指关节**：由掌骨头与相应各指的近节指骨底构成,共5个。关节囊薄而松弛,周围有韧带增强。掌指关节可作屈、伸、收、展及环转运动,旋转运动因受韧带限制,幅度小。手指的收展是以通过中指的正中线为准,向中线靠拢为收,远离中线为展。

（7）**指骨间关节**：由各指相邻两节指骨的底与滑车构成,共9个,属典型的滑车关节。关节囊松弛,两侧有韧带加强,只能作屈、伸运动。

第五节　下肢骨的连结

下肢骨的连结包括下肢带骨的连结和自由下肢骨的连结。

一、下肢带骨的连结

1. 骶髂关节　由骶骨的耳状面和髂骨的耳状面构成。由于关节面凹凸不平,彼此结合很紧密。关节囊紧张,周围有韧带加强。骶髂关节结构牢固,活动性甚微,以适应下肢支持体重的功能。

2. 髋骨与脊柱间的韧带连结（图2-19）

（1）髂腰韧带：强韧肥厚,由第5腰椎横突横行放散至髂嵴的后上部,可防止腰椎向下脱位。

（2）骶结节韧带：位于骨盆后方,起于骶、尾骨侧缘和髂后上棘,附着于坐骨结节内侧缘。

（3）骶棘韧带：位于骶结节韧带的前方,起于骶、尾骨侧缘,止于坐骨棘。

骶结节韧带、骶棘韧带分别与坐骨大、小切迹围成**坐骨大孔**和**坐骨小孔**。孔内有肌肉、血管和神经等从盆腔经坐骨大、小孔达臀部和会阴。

3. 耻骨联合　位于两侧耻骨联合面之间的纤维软骨盘,其内部常有一矢状位的裂隙。在耻骨联合的上、下方分别有韧带加强(图2-20)。耻骨联合的活动甚微,女性在分娩过程中,可有轻度分离,以增大

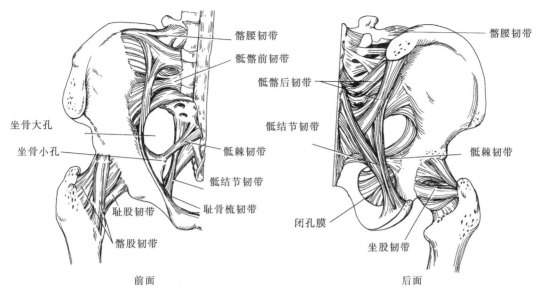

坐骨大孔
坐骨小孔

髂腰韧带
骶髂前韧带
骶髂后韧带
骶棘韧带
骶结节韧带
耻骨梳韧带
髂股韧带

前面

髂腰韧带
骶结节韧带
骶棘韧带
闭孔膜
坐股韧带

后面

图2-19　髋骨与脊柱间的韧带

骨盆的径线,有利于胎儿的娩出。

4. 闭孔膜　为封闭闭孔的纤维膜,上部与闭孔沟围成闭膜管有闭孔血管和神经通过。

5. 骨盆　由骶骨、尾骨和两侧髋骨借骨连结构成(图2-21),被界线分为上方的大骨盆(假骨盆)和下方的小骨盆(真骨盆)。

界线是由骶岬向两侧经骶骨翼、弓状线、耻骨梳、耻骨结节至耻骨联合上缘构成的环形线。

小骨盆分为骨盆上口、骨盆下口和骨盆腔。**骨盆上口**由界线围成。**骨盆下口**由尾骨尖、骶结节韧带、坐骨结节、坐骨支、耻骨下支及耻骨联合下缘围成,呈菱形。坐骨支与耻骨下支连成耻骨弓,两侧耻骨弓之间的夹角称**耻骨下角**。骨盆上、下口之间的空腔称骨盆腔,是一个前壁短、侧壁及后壁长的弯曲管道,其中轴为骨盆轴。分娩时,胎儿沿此轴娩出。

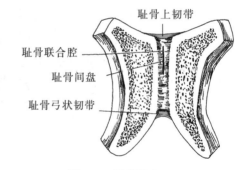

耻骨上韧带
耻骨联合腔
耻骨间盘
耻骨弓状韧带

图2-20　耻骨联合

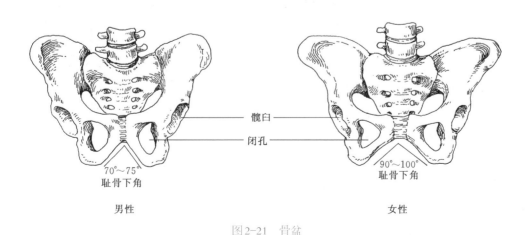

髋臼
闭孔

70°~75°
耻骨下角

男性

90°~100°
耻骨下角

女性

图2-21　骨盆

二、自由下肢骨的连结

1. 髋关节 由髋臼与股骨头构成,是典型的杵臼关节(图2-22、图2-23)。股骨头大,髋臼较深。髋臼的周缘附有纤维软骨构成的髋臼唇,增加髋臼的深度。髋关节的关节囊坚韧而紧张,深层纤维环绕股骨颈增厚而成轮匝带,关节囊内有股骨头韧带,前方有髂股韧带,前下方有耻股韧带,后方有坐股韧带加强。

髋关节有三个运动轴,可作三轴运动:即绕冠状轴作屈、伸,绕矢状轴作收、展,绕垂直轴作旋内、旋外,并能作环转运动。

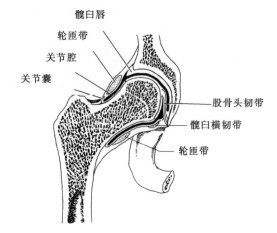

图2-23 髋关节(2)

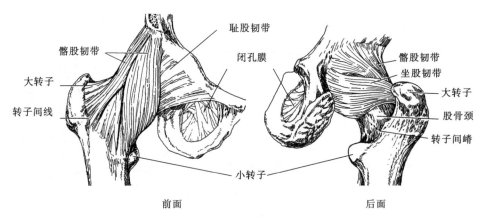

前面　　　　　　　　后面

图2-22 髋关节(1)

2. 膝关节 是人体最大最复杂的关节,由股骨下端、胫骨上端和髌骨构成(图2-24)。股骨的内、外侧髁分别与胫骨的内、外侧髁相对。髌骨与股骨的髌面相接。

膝关节的关节囊薄而松弛,附于各关节面的周缘。膝关节有囊内、囊外韧带加强,限制关节活动,增加关节的稳固性(图2-25、图2-26)。膝关节的囊内、外韧带主要有:

(1)**髌韧带**:位于关节囊的前壁,是股四头肌腱向下包绕髌骨,起于髌骨下缘,止于胫骨粗隆。

(2)**腓侧副韧带**:位于关节囊的腓侧,呈条索状,起于股骨外上髁,止于腓骨头。

(3)**胫侧副韧带**:位于关节囊的胫侧,呈扁带

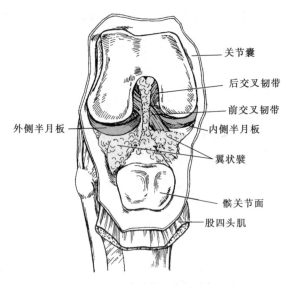

图2-24 膝关节的内部结构

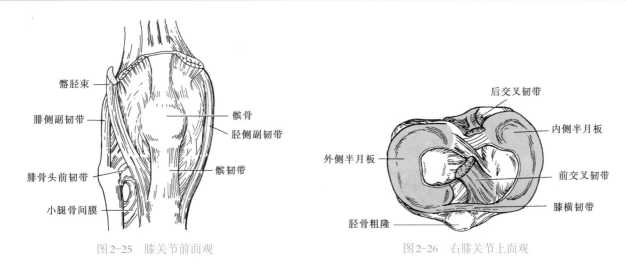

图2-25　膝关节前面观　　　　　　　　图2-26　右膝关节上面观

状,起自股骨内上髁,止于胫骨内侧髁的内侧面,与关节囊和内侧半月板紧密结合。胫侧副韧带和腓侧副韧带在伸膝时紧张,屈膝时松弛,膝关节半屈时最松弛,因此,半屈膝时膝关节可作少许旋内和旋外运动。

（4）**腘斜韧带**：位于囊的后方,起于胫骨内侧髁,斜向外上方与关节囊后壁融合,止于股骨外上髁,部分纤维与关节囊融合,防止膝关节过度前伸。

（5）**膝交叉韧带**：位于关节囊内,非常坚韧,由滑膜衬覆,可分前、后两条。

1）**前交叉韧带**：起自胫骨髁间隆起的前方内侧,斜向后外上方,纤维呈放射状附着于股骨外侧髁的内侧面,在伸膝时最紧张,可防止胫骨前移。

2）**后交叉韧带**：较前交叉韧带短而强韧,起自胫骨髁间隆起的后方,斜向前内上方,止于股骨内侧髁的外侧面,在屈膝时最紧张,能防止胫骨后移。

在股骨内、外侧髁与胫骨内、外侧髁的关节面之间,垫有两块由纤维软骨构成的半月板,分别称**内侧半月板**和**外侧半月板**。半月板下面平坦,上面凹陷,外缘肥厚,内缘锐利;两端借韧带附着于胫骨髁间隆起;前缘借膝横韧带连接。半月板的存在,一方面增大了关节窝的深度,使膝关节更稳固,另一方面可同股骨髁一起对胫骨作旋转运动。此外,半月板具有弹性,能缓冲压力和吸收震荡。

关节囊的滑膜是全身关节中最宽阔最复杂的,附着于各骨的关节面周缘,覆盖关节内除关节软骨和半月板以外的所有结构。滑膜还可突入关节腔形成滑膜皱襞,或突至纤维膜外面形成滑膜囊（图2-27）。

膝关节属于屈戌关节,主要进行冠状轴上的屈、伸运动;在半屈膝时,还可作轻度的旋转运动,即胫骨髁沿垂直轴对半月板和股骨髁的运动。

3. 小腿骨的连结　　包括胫腓关节、小腿骨间膜和韧带连结。胫、腓两骨间活动度甚小。

4. 足的关节　　包括距小腿关节、跗骨间关节、跗跖关

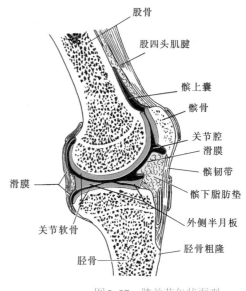

图2-27　膝关节矢状面观

节、跖骨间关节、跖趾关节和趾骨间关节(图2-28、图2-29)。

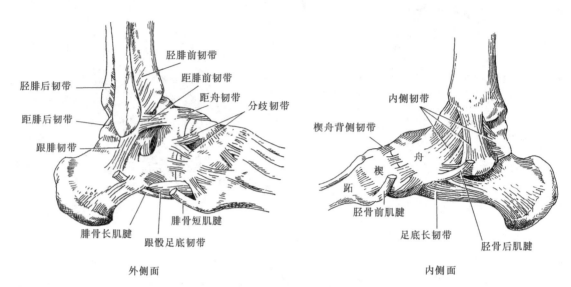

外侧面　　　　　　　　　　　　　　　内侧面

图2-28　踝关节

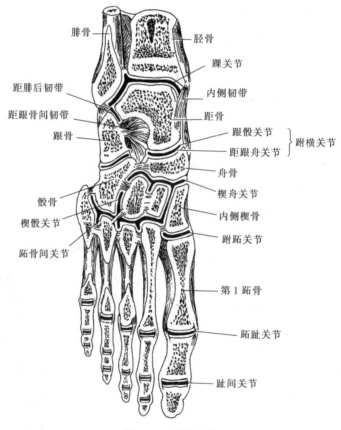

图2-29　足的关节

　　(1) **距小腿关节**:又称踝关节,由胫、腓骨下端的关节面与距骨滑车构成,属屈戌关节。关节囊附着于各关节面的周围,前、后壁薄而松弛,两侧有韧带加强。踝关节主要能作背屈(伸)和跖屈(屈)运动。

（2）**跗骨间关节**：为相邻各跗骨之间构成的关节，数目较多，以距跟关节、距跟舟关节和跟骰关节较为重要。距跟关节又名**距下关节**，和距跟舟关节在功能上是联合关节，运动时，跟骨与足舟骨连同其余的足骨对距骨作内翻或外翻运动。足的内侧缘提起，足底转向内侧称内翻；足的外侧缘提起，足底转向外侧称外翻。内、外翻常与踝关节协同运动，即内翻常伴以足的跖屈，外翻常伴以足的背屈。跟骰关节和距跟舟关节联合构成跗横关节（又称Chopart关节），其关节线呈"S"形横过跗骨中份，但两关节的关节腔互不相通。临床上可沿此线进行足的离断。跗骨之间还借许多坚强的韧带相连接，对维持足弓具有重要意义。

（3）**跗跖关节**：由3块楔骨和骰骨的前端与5块跖骨的底构成，属平面关节，可作轻微滑动及屈、伸运动。

（4）**跖骨间关节**：由第2～第5跖骨底的毗邻面借韧带连结构成，属平面关节，活动甚微。

（5）**跖趾关节**：由跖骨头与近节趾骨底构成，可作轻微的屈、伸、收、展运动。

（6）**趾骨间关节**：由各趾相邻的两节趾骨的底与滑车构成，共9个，属滑车关节，可作屈、伸运动。

5. 足弓　　跗骨和跖骨借关节、韧带和肌腱而形成的凸向上的弓，称足弓，可分为前后方向的内、外侧纵弓和左右方向的一个横弓（图2-30）。

人体的重力从踝关节经距骨向前、向后传到第1、第5跖骨头和跟骨结节，这种具有弹性的"三足架"结构，不仅保证了直立时足底着地支撑的稳固性，而且可减轻运动时对体内器官的震荡。此外，还能保护足底的血管和神经免受压迫。足弓的维持，除各骨的连结外，足底的韧带以及足底的长、短肌腱的牵引对足弓的维持也起着重要作用。

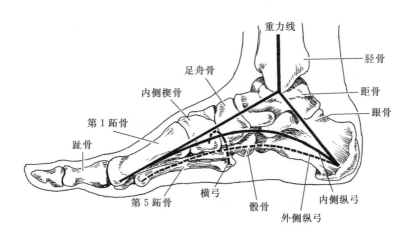

图2-30　足弓

第三章　肌　学

第一节　肌 学 总 论

根据构造和功能的不同,肌可分为骨骼肌、心肌和平滑肌。骨骼肌是运动系统的动力部分,绝大多数附着于骨骼。人体全身有600多块骨骼肌,约占体重的40%。每块肌都有一定的形态、构造,执行特定的功能,有丰富的血管和淋巴管分布,并接受神经的支配,所以每块肌都是一个"器官"。

一、骨骼肌的构造

骨骼肌由**肌腹**和**肌腱**两部分构成。肌腹主要由肌纤维组成,色红而柔软,具有收缩和舒张功能。肌腱主要由致密的胶原纤维束构成,色白、强韧而无收缩功能,位于肌腹的两端,有很强的抗牵引力。

二、骨骼肌的形态

骨骼肌的形态多样,按其外形大致可分为长肌、短肌、扁肌和轮匝肌(图3-1)。长肌多分布于四肢,收缩时显著缩短,可引起大幅度的运动。有些长肌有两个以上的头,再聚成一个肌腹,分别称二头肌、三头肌或四头肌;有些长肌肌腹被中间腱划分成两个肌腹,称二腹肌;还有长肌肌腹被腱划分隔为多个肌

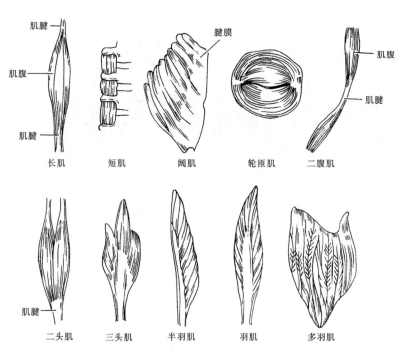

图3-1　肌的形态

腹,如腹直肌。短肌多见于躯干深层,小而短,具有明显的节段性,收缩幅度较小。扁肌宽扁呈薄片状,多见于胸腹壁,具有运动和保护作用。轮匝肌主要由环形的肌纤维构成,位于裂孔的周围,收缩时可以关闭孔裂。

三、骨骼肌的起止、配布和作用

骨骼肌通常以两端附着在两块或两块以上的骨面上,中间跨过一个或多个关节。肌收缩时使两骨彼此靠近或分离而产生运动。通常一块骨的位置相对固定,而另一块骨的位置相对移动。肌在固定骨上的附着点,称起点或定点;移动骨上的附着点称止点或动点(图3-2)。一般来说,接近身体正中面或四肢近侧端附着点作为起点,另一端则作为止点。肌肉的起点和止点在一定条件下可以相互置换。

骨骼肌在关节周围配布的方式和多少与关节的运动轴密切相关。单轴关节通常配备有两组肌,双轴关节通常配备有四组肌,三轴关节周围配备有六组肌。因此,每一个关节至少配布有两组运动方向相反的肌,这些在作用上相互对抗的肌,称拮抗肌。关节在完成某一种运动时,通常是由几块肌共同配合完成的,这些功能相似的肌,称协同肌。

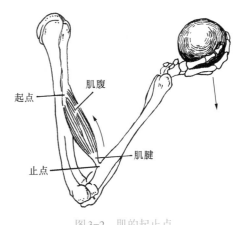

图3-2　肌的起止点

四、骨骼肌的辅助装置

骨骼肌的辅助装置位于肌的周围,具有协助肌的运动,保持肌的位置、减少肌运动时的摩擦和保护等功能,包括筋膜、滑膜囊、腱鞘和籽骨等。

(一) 筋 膜

遍布全身,分浅筋膜和深筋膜两种(图3-3)。

1. 浅筋膜 又称皮下筋膜,位于真皮之下,包被全身各部,由疏松结缔组织构成,内含浅动脉、浅静脉、皮神经、浅淋巴管和脂肪组织等,对深层的肌、血管、神经等有一定的保护作用。

2. 深筋膜 又称固有筋膜,由致密结缔组织构成,位于浅筋膜的深面,包被体壁、四肢肌和血管神经等。有些深筋膜插入肌群之间,并附着于骨,形成肌间隔,与包绕肌群的深筋膜构成骨筋膜鞘,保证其独立活动,减少肌之间的摩擦。有些深筋膜还包绕

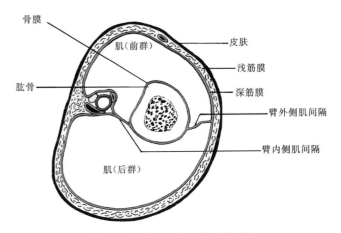

图3-3　筋膜模式图(臂的横切面)

血管、神经形成血管神经鞘。在腕部和踝部等部位,深筋膜增厚形成支持带,对肌腱具有支持和约束作用。

(二)滑 膜 囊

为封闭的结缔组织囊,内有滑液,多位于肌腱与骨面相接触处,以减少两者之间的摩擦。关节附近的滑膜囊可与关节腔相交通。

(三)腱 鞘

是包围在长肌腱外面的鞘管,存在于活动性较大的部位,如腕、踝、手指和足趾等处。腱鞘由纤维层和滑膜层构成(图3-4)。纤维层位于外层,为深筋膜增厚所形成的半环形纤维管道,与骨共同构成完整性的管道,起着滑车和约束作用。滑膜层位于纤维层内面,是由滑膜构成的双层圆筒形的鞘。其内层包在肌腱的表面,称脏层;外层贴在腱鞘纤维层的内面,称壁层。脏、壁两层互相移行,形成腔隙,内含少量滑液,使肌腱能在鞘内自由滑动。滑膜层的脏层和壁层相互移行的部分,称腱系膜,其中有供应肌腱的血管通过。由于肌腱经常活动,腱系膜大部分消失,仅在血管神经出入处保留下来,称腱纽。

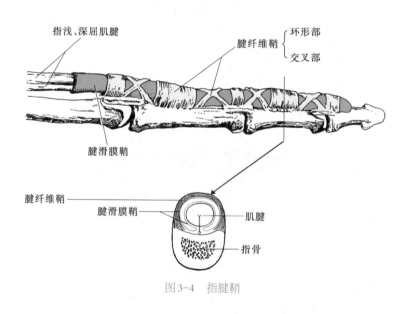

图3-4 指腱鞘

第二节 头 肌

头肌可分为面肌和咀嚼肌两部分。

一、面 肌

面肌为扁薄的皮肌,位置表浅,大多起自颅骨的不同部位,止于面部皮肤,主要分布于面部口、眼、鼻等孔裂周围,可分为环形肌和辐射肌两种,有闭合或开大面部孔裂的作用,同时还可牵动面部皮肤,显示喜怒哀乐等各种表情,故面肌又称表情肌(图3-5)。

1.**颅顶肌** 又称枕额肌,位于颅盖中线两侧,由前方的额腹、后方的枕腹和中间的帽状腱膜构成。其作用是枕腹收缩可向后牵拉帽状腱膜,额腹收缩时可提眉并使额部皮肤出现皱纹。

2.**眼轮匝肌** 位于眼裂周围,呈扁椭圆形。其作用是收缩可使睑裂闭合,泪囊部纤维可扩大泪囊,使囊内产生负压,以利泪液的引流。

3.**口周围肌** 位于口裂周围,包括辐射状肌和环形肌。辐射状肌位于口唇的上、下方,能上提上唇、降下唇或拉口角向上、向下或向外。在面颊深部,有一对**颊肌**紧贴口腔侧壁,可使唇、颊紧贴牙齿,帮助咀嚼和吸吮。环绕口裂的环形肌,称**口轮匝肌**,收缩时关闭口裂,并使上、下唇与牙贴紧。

二、咀 嚼 肌

咀嚼肌包括**咬肌**、**颞肌**、**翼外肌**和**翼内肌**,配布于下颌关节周围,参与咀嚼运动(图3-5、图3-6)。

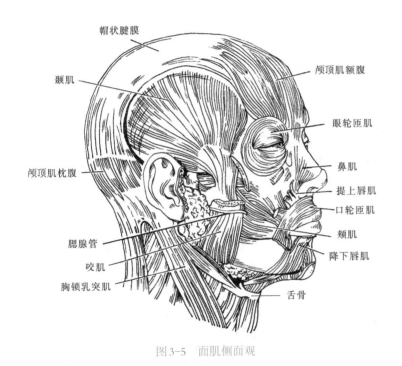

图3-5 面肌侧面观

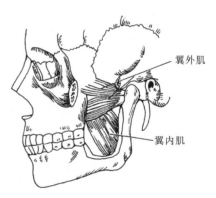

图3-6 翼内肌、翼外肌

第三节 颈 肌

颈肌可依其所在位置分为颈浅肌、颈前肌和颈深肌三群。

一、颈 浅 肌

颈浅肌包括颈阔肌和胸锁乳突肌(图3-7)。

1. 颈阔肌　位于颈部浅筋膜中，为皮肌，薄而宽阔，起自胸大肌和三角肌表面的筋膜，向上止于下颌骨下缘和口角。其作用是拉口角向下，并使颈部皮肤出现皱褶。

2. 胸锁乳突肌　在颈部两侧皮下，大部分为颈阔肌所覆盖，是一对强有力的肌。起自胸骨柄前面和锁骨的胸骨端，二头会合斜向后上方，止于颞骨乳突。其作用是一侧胸锁乳突肌收缩使头向同侧倾斜，颜面转向对侧；两侧收缩可使头后仰。一侧病变使肌挛缩时，可引起斜颈。

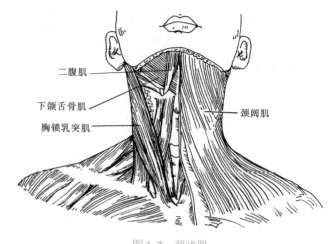

图 3-7　颈浅肌

二、颈前肌

颈前肌包括舌骨上肌群和舌骨下肌群（图3-8）。

1. 舌骨上肌群　位于舌骨与下颌骨之间，包括**二腹肌**、**下颌舌骨肌**、**茎突舌骨肌**、**颏舌骨肌**。其作用是当舌骨固定时，下颌舌骨肌、颏舌骨肌和二腹肌前腹均能拉下颌骨向下而张口。当下颌骨固定时，舌骨上肌群收缩上提舌骨，使舌升高，协助吞咽。

2. 舌骨下肌群　位于颈前部，在舌骨下方正中线的两侧，居喉、气管、甲状腺的前方，每侧有 4 块，分浅、深两层排列。浅层包括**胸骨舌骨肌**、**肩胛舌骨肌**；深层包括**胸骨甲状肌**、**甲状舌骨肌**。其作用是下降舌骨和喉，甲状舌骨肌在吞咽时可提喉使之靠近舌骨。

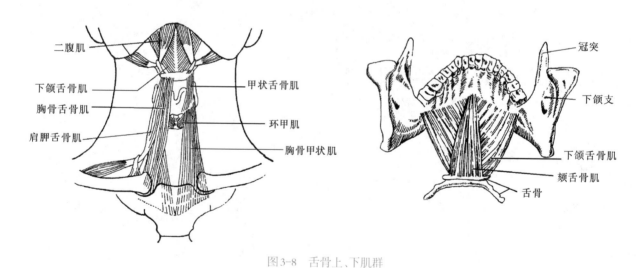

图 3-8　舌骨上、下肌群

三、颈深肌

颈深肌可分成内、外侧两群（图3-9）。

1. 外侧群　位于脊柱颈段的两侧，包括**前斜角肌**、**中斜角肌**和**后斜角肌**。各肌均起自颈椎横突，其中前、中斜角肌止于第1肋，后斜角肌至于第2肋。前、中斜角肌与第1肋之间的间隙为**斜角肌间隙**，有锁骨下动脉和臂丛通过。其作用是一侧斜角肌收缩,使颈向同侧屈;两侧肌同时收缩可上提第1、2肋助深吸气。如肋骨固定,则可使颈前屈。

2. 内侧群 在脊柱颈段的前方,有头长肌和颈长肌等,合称**椎前肌**。其作用是:屈头、屈颈。

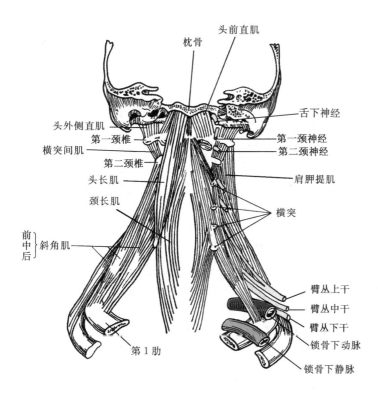

图3-9 颈深肌群

第四节 躯 干 肌

躯干肌可分为背肌、胸肌、膈、腹肌和会阴肌。会阴肌在生殖系统第三节会阴中叙述。

一、背 肌

背肌分浅、深两层(图3-10)。

1. 背浅肌 分为两层,浅层有斜方肌和背阔肌,深面有肩胛提肌和菱形肌。

(1)**斜方肌**:位于项部和背上部的浅层,为三角形扁肌,左右两侧合在一起呈斜方形。起于上项线、枕外隆凸、项韧带及全部胸椎棘突,止于锁骨外侧1/3、肩峰、肩胛冈。其作用是使肩胛骨向脊柱靠拢,上部肌束可上提肩胛骨,下部肌束使肩胛骨下降。肩胛骨固定时,一侧肌收缩使颈向同侧屈,两侧同时收缩可使头后仰。

(2)**背阔肌**:位于背的下部,为全身最大的扁肌。起于下6个胸椎棘突,全部腰椎棘突、骶中嵴、髂嵴后部,肌束向外上止于肱骨小结节嵴。其作用是使肱骨内收、旋内和后伸。当上肢上举固定时,可引体向上。

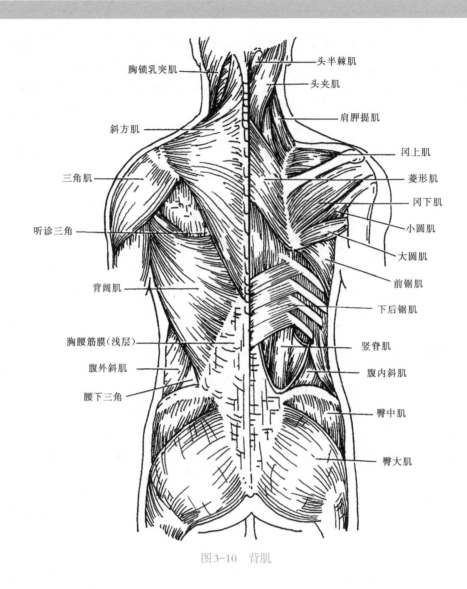

图3-10 背肌

（3）**肩胛提肌**：位于颈部两侧、斜方肌深面。其作用是上提肩胛骨，并使肩胛骨下角转向内。如肩胛骨固定，可使颈向同侧屈。

（4）**菱形肌**：位于斜方肌深面，为菱形扁肌。其作用是牵引肩胛骨向内上并向脊柱靠拢。

2. **背深肌**　位于脊柱两侧，分为长肌和短肌。长肌位置较浅，主要有**竖脊肌**和夹肌；短肌位于深部，种类较多而复杂，有枕下肌、棘间肌、横突间肌、肋提肌等。背深部的长、短肌对维持人体直立姿势起重要作用，短肌还与脊柱的韧带一起保持各椎骨之间的固定连接。

二、胸　肌

胸肌可分两群，一群为胸上肢肌，起于胸廓，止于上肢带骨或肱骨；一群为胸固有肌，起止均在胸廓，参与胸壁的构成，仍保持着节段性。

1. **胸上肢肌**　包括胸大肌、胸小肌和前锯肌（图3-11、图3-12）。

（1）**胸大肌**：位于胸前外侧壁的上部，呈扇形。起自锁骨内侧2/3、胸骨和上部肋软骨，止于肱骨大结节嵴。其作用是使肩关节内收、旋内和前屈。如上肢固定，可上提躯干，与背阔肌一起完成引体向上的动

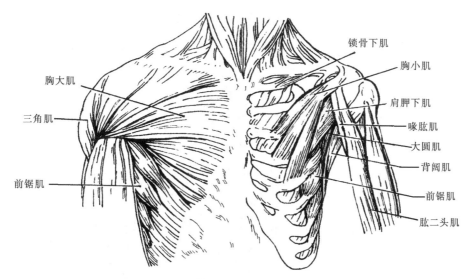

图3-11　胸上肢肌

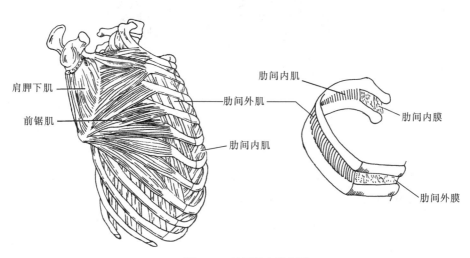

图3-12　前锯肌与肋间肌

作,也可提肋助吸气。

（2）**胸小肌**：位于胸大肌深面,呈三角形。其作用是拉肩胛骨向前下方。当肩胛骨固定时,可上提肋以助吸气。

（3）**前锯肌**：位于胸廓侧壁。其作用是拉肩胛骨向前,并使肩胛骨紧贴胸廓,下部肌束使肩胛骨下角旋外,助臂上举,当肩胛骨固定时,可上提肋骨助深吸气。若此肌瘫痪,则肩胛骨下角离开胸廓而突出于皮下,称"翼状肩"。

2. **胸固有肌**　包括肋间外肌、肋间内肌等（图3-12）。

（1）**肋间外肌**：共11对,位于各肋间隙的浅层,前部肌束在肋骨与肋软骨的结合处,移行为肋间外膜。其作用是提肋,使胸廓前后径及横径皆扩大,以助吸气。

（2）**肋间内肌**：位于肋间外肌的深面,自肋角向后移行为肋间内膜。其作用是降肋骨助呼气。

（3）**肋间最内肌**：位于肋间隙中份,肋间内肌的深面。其作用是降肋骨助呼气。

（4）**胸横肌**：在胸前壁的内面。其作用是拉肋骨向下,助呼气。

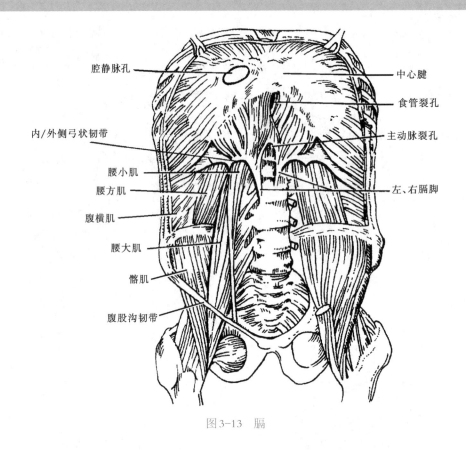

图3-13 膈

膈周围标注：腔静脉孔、内/外侧弓状韧带、腰小肌、腰方肌、腹横肌、腰大肌、髂肌、腹股沟韧带、中心腱、食管裂孔、主动脉裂孔、左、右膈脚

三、膈

膈位于胸腔和腹腔之间，是向上膨隆呈穹隆形的扁肌（图3-13）。膈周围是肌腹，起自胸廓下口的周缘和腰椎前面，分为胸骨部、肋部和腰部三部。各部肌纤维向中央移行为中心腱。

膈上有3个裂孔：① 主动脉裂孔在第12胸椎前方，由左、右两个膈脚与脊柱围成，有降主动脉和胸导管通过；② 食管裂孔位于主动脉裂孔的左前方，约在第10胸椎水平，有食管和迷走神经通过；③ 腔静脉孔位于食管裂孔的右前方，约在第8胸椎水平，有下腔静脉通过。

膈为主要的呼吸肌，收缩时，膈穹隆下降，胸腔容积扩大，以助吸气；舒张时，膈穹隆上升恢复原位，胸腔容积减小，以助呼气。膈与腹肌同时收缩，则可增加腹压，协助排便、呕吐、咳嗽、喷嚏及分娩等活动。

四、腹　　肌

腹肌位于胸廓下部与骨盆之间，参与腹壁的组成，按其部位可分为前外侧群和后群两部分。

1. 前外侧群　　构成腹腔的前外侧壁，包括腹直肌、腹外斜肌、腹内斜肌和腹横肌（图3-14、图3-15）。

（1）**腹直肌**：位于腹前壁正中线两侧，是包裹于腹肌鞘内的长肌，肌上有3～4条腱划。

（2）**腹外斜肌**：为宽阔扁肌，位于腹前外侧部的浅层，以8个肌齿起自下位8个肋骨的外面，肌纤维斜向前下，后部肌束向下止于髂嵴前部，其余肌束向内移行于腱膜，经腹直肌的前面，并参与构成腹直肌鞘的前层，至腹前壁正中终于白线。腹外斜肌腱膜的下缘卷曲增厚，连于髂前上棘与耻骨结节之间称腹股沟韧带。在耻骨结节外上方，腱膜形成三角形的裂孔，称腹股管沟浅（皮下）环。

（3）**腹内斜肌**：在腹外斜肌深面。起始于胸腰筋膜、髂嵴和腹股沟韧带的外侧1/2，肌束呈扇形走向

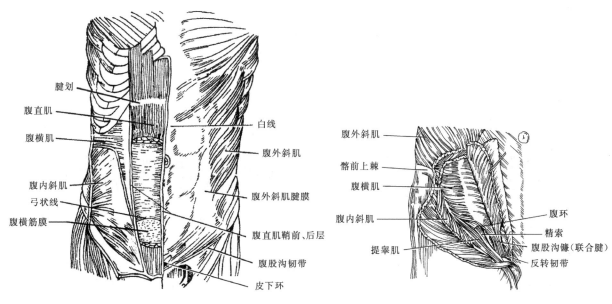

图3-14 腹前外侧壁肌　　　　　　　图3-15 腹前外侧壁下部肌

前上方,后部肌束几乎垂直上升,止于下位3个肋骨,其余肌束在腹直肌外侧缘延为腱膜,分前、后两层包裹腹直肌,参与构成腹直肌鞘的前层及后层,至腹前壁正中终于白线。腹内斜肌下部的肌束行向前下,越过精索前面,延为腱膜,与腹横肌的腱膜会合形成腹股沟镰,或称联合腱,止于耻骨梳的内侧端及耻骨结节附近。腹内斜肌的最下部发出一些细散的肌纤维,包绕精索、睾丸至阴囊,称提睾肌,收缩时可上提睾丸。

（4）**腹横肌**:在腹内斜肌深面,起自下位6个肋软骨内面、胸腰筋膜、髂嵴和腹股沟韧带的外侧1/3,肌束横行向前延为腱膜,腱膜越过腹直肌后面参与组成腹直肌鞘后层,止于白线。腹横肌下部的肌纤维和部分腱膜分别参与构成提睾肌和腹股沟镰。

2. 后群　　有腰大肌和腰方肌,腰大肌将在下肢肌中叙述。

腰方肌位于腹后壁,脊柱两侧,其内侧有腰大肌,其后方有竖脊肌,腰方肌的前、后面为胸腰筋膜的深层和中层所包裹。该肌起自髂嵴的后部,向上止于第12肋和第1～第4腰椎横突。其作用是下降和固定第12肋,并使脊柱侧屈。

3. 腹直肌鞘　　包绕腹直肌,由腹前外侧壁三块扁肌的腱膜构成（图3-16）。分前、后两层,前层由腹外斜肌腱膜与腹内斜肌腱膜的前层构成;后层由腹内斜肌腱膜的后层与腹横肌腱膜构成。在脐以下4～5 cm处三块扁肌的腱膜全部转到腹直肌的前面构成腹直肌鞘的前层,使后层缺如,因此腹直肌鞘的后层由于腱膜中断而形成一凸向上方的弧形边界线称弓状线或半环线,此线以下腹直肌后面与腹横筋膜相贴。

4. 白线　　位于腹前壁正中线上,介于左右腹直肌鞘之间,由两侧三层扁肌腱膜的纤维交织而成,上方起自剑突,下方止于耻骨联合。白线坚韧而血管少,上宽下窄。在白线的中点有脐环,在胎儿时期,有脐血管通过,为腹壁的一个薄弱区,若腹腔脏器由此处膨出,称脐疝。

5. 腹股沟管　　位于腹股沟韧带内侧半的上方,是肌、腱膜和筋膜之间的裂隙,男性有精索通过,女性有子宫圆韧带通过。腹股沟管长约4.5 cm（图3-15）。管的内口称腹股沟管深(腹)环,在腹股沟韧带中点上方约1.5 cm处,为腹横筋膜向外的突出口。管的外口即腹股沟管浅(皮下)环,位于耻骨结节的外上方。其前壁是腹外斜肌腱膜和腹内斜肌;后壁是腹横筋膜和腹股沟镰;上壁为腹内斜肌和腹横肌的弓状下缘;下壁为腹股沟韧带。

6. 腹股沟三角 即 Hesselbach 三角,位于腹前壁下部,由腹直肌外侧缘、腹股沟韧带和腹壁下动脉围成的三角区。腹股沟管和腹股沟三角是腹壁下壁的薄弱区。

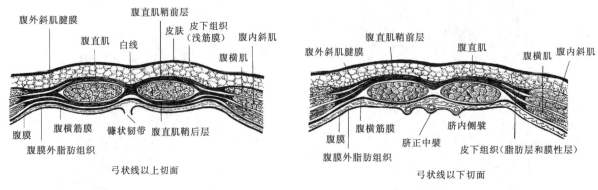

图 3-16 腹直肌鞘

第五节 上 肢 肌

上肢肌分为上肢带肌、臂肌、前臂肌和手肌。

一、上 肢 带 肌

上肢带肌包括三角肌、冈上肌、冈下肌、小圆肌、大圆肌和肩胛下肌,均起自上肢带骨,止于肱骨,既能运动肩关节,又增加肩关节的稳固性(图 3-17、图 3-18)。

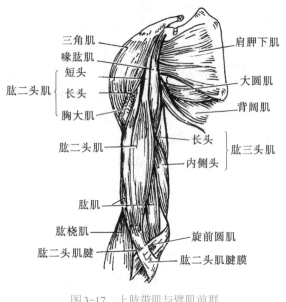

图 3-17 上肢带肌与臂肌前群

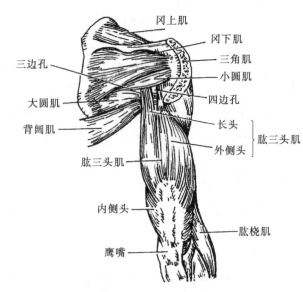

图 3-18 上肢带肌与臂肌后群

　　1. 三角肌　　位于肩部,呈三角形。起自锁骨的外侧段、肩峰和肩胛冈,从前、外侧、后包裹肩关节,止于肱骨体外侧的三角肌粗隆。其作用是前部肌束使肩关节屈和旋内,中部肌束使肩关节外展,后部肌束使肩关节伸和旋外。

　　2. 冈上肌　　位于斜方肌深面,起自肩胛骨的冈上窝,止于肱骨大结节的上部。其作用是使肩关节外展。

　　3. 冈下肌　　位于冈下窝内,起自冈下窝,止于肱骨大结节的中部。其作用是使肩关节旋外。

　　4. 小圆肌　　位于冈下肌的下方,起自肩胛骨外侧缘背面,止于肱骨大结节的下部。其作用是使肩关节旋外。

　　5. 大圆肌　　位于小圆肌的下方,起自肩胛骨下角的背面,止于肱骨小结节嵴。其作用是使肩关节内收和旋内。

　　6. 肩胛下肌　　呈三角形,起自肩胛下窝,止于肱骨小结节。其作用是使肩关节内收和旋内。

二、臂　　肌

臂肌覆盖肱骨前后,分为前、后两群。

(一) 前　　群

包括浅层的肱二头肌和深层的喙肱肌和肱肌(图3-17)。

　　1. 肱二头肌　　长头起自肩胛骨的盂上结节,短头起自肩胛骨的喙突。两头在臂的下部合并成一个梭形的肌腹,向下移行为肌腱,止于桡骨粗隆。其作用是屈肘关节;当前臂在旋前位时,能使其旋后。

　　2. 喙肱肌　　起自肩胛骨的喙突,止于肱骨中部的内侧。其作用是协助肩关节屈和内收。

　　3. 肱肌　　位于肱二头肌的深面,起自肱骨体下部的前面,止于尺骨粗隆。其作用是屈肘关节。

(二) 后　　群

为一块**肱三头肌**(图3-18),其长头以长腱起自肩胛骨盂下结节,外侧头、内侧头分别起自肱骨后面桡神经沟的外上方、内下方的骨面,止于尺骨鹰嘴。其作用是伸肘关节,长头还可使肩关节后伸和内收。

三、前　臂　肌

前臂肌位于尺、桡骨的周围,分为前、后两群,主要运动腕关节、指间关节等。前臂肌大多数是长肌,肌腹位于近侧,细长的肌腱位于远侧。

(一) 前　　群

位于前臂的前面,共9块肌肉组成,分四层(图3-19)。

　　1. 第一层　　由5块肌肉组成,自桡侧向尺侧依次为:**肱桡肌、旋前圆肌、桡侧腕屈肌、掌长肌、尺侧腕屈肌**。其作用是屈肘;屈腕;使前臂旋前,使腕关节内收或外展。

　　2. 第二层　　即**指浅屈肌**,起自肱骨内上髁、尺骨和桡骨前面,肌束向下移行为四条肌腱,通过腕管和手掌,分别进入第2～5指的屈肌腱鞘,每条腱分为二脚,止于中节指骨体的两侧。其作用是屈近侧指间关节、屈掌指关节和屈腕。

　　3. 第三层　由2块肌肉组成,**拇长屈肌**位于外侧半,起自桡骨前面和前臂骨间膜,以长腱通过腕管和手掌,止于拇指远节指骨底,其作用是屈拇指指间关节和掌指关节。**指深屈肌**位于内侧半,起自尺骨前面和前臂骨间膜,向下分成四条肌腱,经腕管入手掌,在指浅屈肌腱的深面分别进入第2～第5指的屈肌腱鞘,穿经指浅屈肌腱二脚之间、止于远节指骨底。其作用是屈第2～第5指的远侧指间关节、近侧指间关节、掌指关节和屈腕。

　　4. 第四层　即**旋前方肌**,是四方形的小肌,贴在桡、尺骨远端的前面,起自尺骨,止于桡骨。其作用是使前臂旋前。

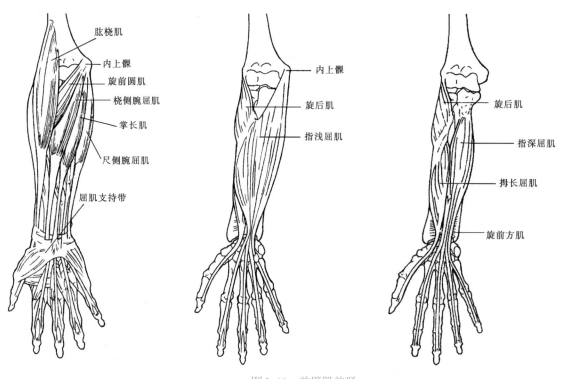

图3-19　前臂肌前群

（二）后　　群

位于前臂的后面,共10块,分浅、深两层(图3-20)。

　　1. 浅层　由5块肌肉组成,以一个共同腱(伸肌总腱)起自肱骨外上髁以及邻近的深筋膜,自桡侧向尺侧依次为**桡侧腕长伸肌、桡侧腕短伸肌、指伸肌、小指伸肌、尺侧腕伸肌**。其作用是伸腕、腕外展;伸指;腕内收。

　　2. 深层　由5块肌肉组成,从上外向下内依次为**旋后肌、拇长展肌、拇短伸肌、拇长伸肌、示指伸肌**。其作用是使前臂旋后;拇指外展,伸拇指、示指。

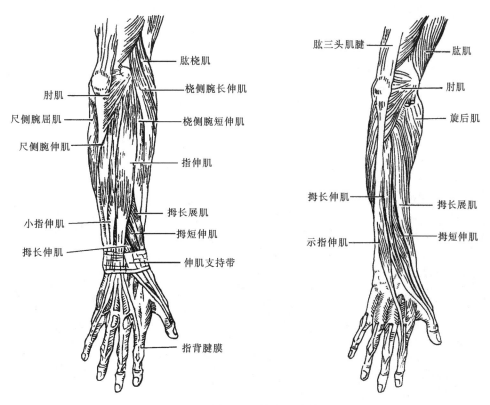

肱桡肌
桡侧腕长伸肌
肘肌
尺侧腕屈肌
桡侧腕短伸肌
尺侧腕伸肌
指伸肌
小指伸肌
拇长展肌
拇短伸肌
拇长伸肌
伸肌支持带
指背腱膜

肱三头肌腱
肱肌
肘肌
旋后肌
拇长伸肌
拇长展肌
示指伸肌
拇短伸肌

图3-20 前臂肌后群

四、手 肌

运动手指的肌,除来自前臂的长肌外,还有许多短小的、集中于手掌的手肌。手肌分为外侧、中间和内侧三群(图3-21)。

(一)外 侧 群

较发达,在手掌拇指侧形成一隆起,称**鱼际**,由4块肌肉组成,分浅、深两层。**拇短展肌**位于浅层外侧,**拇短屈肌**位于浅层内侧;**拇对掌肌**位于拇短展肌的深面,**拇收肌**位于拇对掌肌的内侧。其作用是使拇指作展、屈、对掌和收等动作。

(二)内 侧 群

在手掌小指侧,形成一隆起称**小鱼际**,由3块肌肉组成,分浅、深两层排列。**小指展肌**位于浅层内侧。**小指短屈肌**位于浅层外侧。**小指对掌肌**位于上述两肌深面。其作用是使小指作外展、屈和对掌等动作。

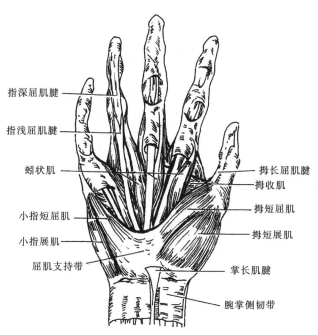

指深屈肌腱
指浅屈肌腱
蚓状肌
小指短屈肌
小指展肌
屈肌支持带
拇长屈肌腱
拇收肌
拇短屈肌
拇短展肌
掌长肌腱
腕掌侧韧带

图3-21 手肌浅层

（三）中　间　群

位于掌心，包括蚓状肌和骨间肌（图3-22）。

1. 蚓状肌　　为4条细束状小肌，桡侧2条起自指深屈肌腱桡侧、尺侧2条起自两腱的相邻侧，经掌指关节桡侧至第2～第5指的背面，止于指背腱膜。其作用是屈掌指关节、伸指间关节。

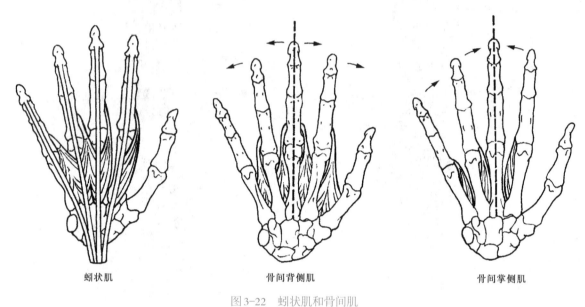

蚓状肌　　　　　　　　　骨间背侧肌　　　　　　　　　骨间掌侧肌

图3-22　蚓状肌和骨间肌

2. 骨间掌侧肌　　由3块肌肉组成，其作用是使第2、第4、第5指向中指靠拢（内收）。

3. 骨间背侧肌　　由4块肌肉组成，其作用是使第2、第4指离开中指（外展）。

由于骨间肌绕至第2～第5指背面，止于指背腱膜，故能协同蚓状肌屈掌指关节、伸指骨间关节。

来自前臂的长肌完成手的用力运动，而手肌主要完成手的精细、技巧性动作。两者共同作用，使手能执行一系列的重要功能，如抓、捏、握、夹、提等。

五、上肢的局部记载

1. 腋窝　　位于肩关节下方、臂上部和胸前外侧壁上部之间，在上肢外展时，呈向上呈穹隆状凹陷。由顶、底、前壁、后壁、内侧壁、外侧壁构成。其后壁肌肉之间有**三边孔**和**四边孔**，三边孔内有旋肩胛血管、四边孔内有腋神经和旋肱后血管通过。腋窝是颈部与上肢间的通道，其内容物包括腋动脉及其分支、腋静脉及其属支、臂丛及其分支、腋淋巴结和疏松结缔组织等。

2. 肘窝　　位于肘关节前面，呈三角形。其上界为肱骨内、外上髁的连线，外侧界为肱桡肌内侧缘，内侧界为旋前圆肌的上缘。肘窝内有正中神经、肱动脉及其伴行静脉、肱二头肌腱、桡神经及其分支、肘深淋巴结等。

3. 腕管　　由屈肌支持带（腕横韧带）和腕骨沟围成。腕管内有9条屈肌腱（拇长屈肌腱，4条指浅屈肌腱、4条指深屈肌腱）和正中神经通过。

第六节 下 肢 肌

下肢肌可分为髋肌、大腿肌、小腿肌和足肌。由于下肢功能主要是维持直立姿势、支持体重和行走，故下肢肌比上肢肌粗壮。

一、髋 肌

髋肌即下肢带肌，主要起自骨盆的内、外面，跨过髋关节，止于股骨上部，主要运动髋关节。按其所在部位和作用，可分为前、后两群。

（一）前 群

有髂腰肌和阔筋膜张肌（图3-23）。

1. 髂腰肌 由腰大肌和髂肌组成。**腰大肌**起自腰椎体侧面和横突。**髂肌**呈扇形，起自髂窝。两肌向下会合，经腹股沟韧带深面，止于股骨小转子。其作用是使髋关节屈和旋外；下肢固定时，可使躯干屈。

2. 阔筋膜张肌 位于大腿上部前外侧，起自髂前上棘，肌腹在阔筋膜两层之间，向下移行于**髂胫束**，止于胫骨外侧髁。其作用是使阔筋膜紧张、屈髋。

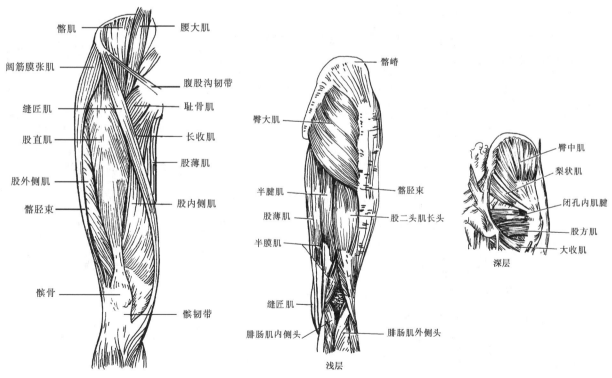

图3-23 髋肌及大腿肌前群　　　　　　　　图3-24 髋肌及大腿肌后群

（二）后 群

主要位于臀部,又称臀肌(图3-24)。

1. **臀大肌** 位于臀部浅层、大而肥厚,形成特有的臀部隆起,覆盖臀中肌下半部及其他小肌,起自髂骨翼外面和骶骨背面,肌束斜向下外,止于髂胫束和股骨的臀肌粗隆。其作用是使髋关节伸和旋外;下肢固定时,能伸直躯干,防止躯干前倾,是维持人体直立的重要肌肉。

2. **臀中肌、臀小肌** 呈扇形,均起自髂骨翼外面,肌束向下集中形成短腱,止于股骨大转子。其作用是使髋关节外展;前部肌束能使髋关节旋内,后部肌束则使髋关节旋外。

3. **梨状肌** 起自盆内骶骨前面,纤维向外出坐骨大孔达臀部,止于股骨大转子。其作用是使髋关节外展和旋外。

4. **闭孔内肌、闭孔外肌** 起自闭孔膜内、外面及其周围骨面,止于转子窝。其作用是使髋关节旋外。

5. **股方肌** 起自坐骨结节,向外侧止于转子间嵴。其作用是使髋关节旋外。

二、大 腿 肌

大腿肌分前群、后群和内侧群。

（一）前 群

包括缝匠肌和股四头肌(图3-23)。

1. **缝匠肌** 呈带状,是全身最长的肌。起于髂前上棘,斜向内下,止于胫骨上端的内侧面。其作用是屈髋关节、屈膝关节,并使已屈的膝关节旋内。

2. **股四头肌** 是全身最大的肌,包括**股直肌**、**股内侧肌**、**股外侧肌**和**股中间肌**四个头。股直肌起自髂前下棘;股内侧肌和股外侧肌分别起自股骨粗线内、外侧唇;股中间肌位于股内、外侧肌之间,起于股骨体的前面。四个头向下形成一腱,包绕髌骨续为**髌韧带**,止于胫骨粗隆。其作用是伸膝关节,股直肌还可屈髋关节。

（二）内 侧 群

位于大腿内侧,起自闭孔周围的骨面,分层排列(图3-25)。

1. **耻骨肌** 长方形的短肌,髂腰肌的内侧。
2. **长收肌** 三角形,耻骨肌的内侧。
3. **股薄肌** 长条肌,在最内侧。
4. **短收肌** 近似三角形的扁肌,在耻骨肌和长收肌的深面。
5. **大收肌** 在上述肌的深面,大而厚,呈三角形。

除股薄肌止于胫骨上端的内侧以外,其他各肌都止于股骨粗线,大收肌还有一个腱止于股骨内上髁上方的收肌结节,此腱与股骨之间形成**收肌腱裂孔**,有股血管通过。内侧肌群的主要其作用是使髋关节内收。

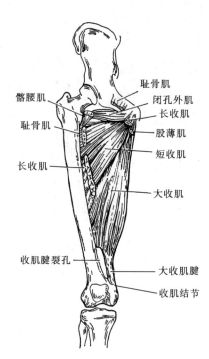

图3-25 大腿肌内侧群

（三）后 群

有股二头肌、半腱肌、半膜肌，均起自坐骨结节，跨越髋关节、膝关节（图3-24）。

1. 股二头肌 位于股后部的外侧，长头起自坐骨结节、短头起自股骨粗线，两头会合后，止于腓骨头。

2. 半腱肌 位于股后部的内侧，肌腱细长，几乎占肌的一半，止于胫骨上端的内侧。

3. 半膜肌 在半腱肌深面，上部是扁薄的腱膜，几乎占肌的一半，止于胫骨内侧髁的后面。其作用是屈膝关节、伸髋关节。屈膝时股二头肌可以使小腿旋外，半腱肌和半膜肌使小腿旋内。

三、小 腿 肌

小腿肌可分三群：前群在小腿骨间膜的前面，后群在小腿骨间膜的后面，外侧群在腓骨的外侧面。小腿肌的后群强大，与行走或跑步时足的跖屈动作、产生巨大推动力以及维持人体直立姿势有关。

（一）前 群

有3块肌（图3-26）。

1. 胫骨前肌 起自胫骨外侧面，肌腱向下穿经伸肌上、下支持带的深面，止于内侧楔骨内侧面和第1跖骨底。其作用是伸踝关节（背屈）、足内翻。

2. 趾长伸肌 起自腓骨前面、胫骨上端和小腿骨间膜，向下经伸肌上、下支持带深面至足背分为四条腱，分别至第2～第5趾，止于中节、远节趾骨底。其作用是伸踝关节、伸趾。

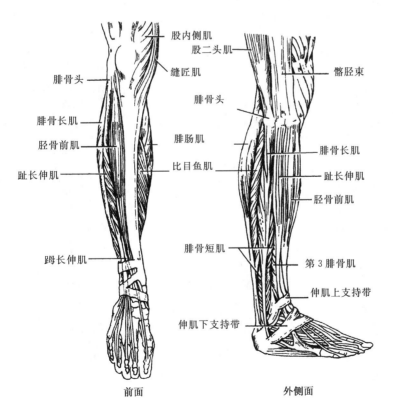

图3-26 小腿肌前外侧群

另外,趾长伸肌分出一腱,止于第5跖骨底,称**第三腓骨肌**,仅见于人类,是新发生的肌,可使足外翻。

3. 蹬长伸肌 位于上述两肌之间,起自腓骨内侧面下2/3和骨间膜,止于蹬趾远节趾骨底。其作用是伸踝关节、伸蹬趾。

(二)外 侧 群

有**腓骨长肌**和**腓骨短肌**(图3-26),两肌皆起自腓骨外侧面,长肌起点较高,并掩盖短肌。两肌的腱均经外踝后方转向前,通过腓骨肌上、下支持带的深面,腓骨短肌腱向前止于第5跖骨粗隆,腓骨长肌腱绕至足底,斜行向足内侧,止于内侧楔骨和第1跖骨底。其作用是使足外翻和屈踝关节(跖屈)。此外,腓骨长肌腱和胫骨前肌腱共同形成"腱环",对维持足横弓有重要作用。

(三)后 群

分浅、深两层(图3-27)。

1. 浅层 有强大的**小腿三头肌**,浅表的两个头称**腓肠肌**,起自股骨内、外侧髁的后面,内、外侧头会合,约在小腿中点移行为腱性结构;位置较深的一个头是**比目鱼肌**,起自腓骨后面的上部和胫骨的比目鱼肌线,肌束向下移行为肌腱,和腓肠肌的腱合成粗大的**跟腱**止于跟骨。其作用是屈踝关节和屈膝关节;站立时能固定踝关节和膝关节,以防止身体向前倾斜。

2. 深层 有4块肌肉,腘肌在上方,另3块在下方。

(1)**腘肌**:位于腘窝底,起自股骨外侧髁的外侧部分,止于胫骨的比目鱼肌线以上的骨面。其作用是屈膝关节并使小腿旋内。

(2)**趾长屈肌**:位于胫侧,起自胫骨后面,其肌腱经内踝后方、屈肌支持带深面至足底,分为4条肌

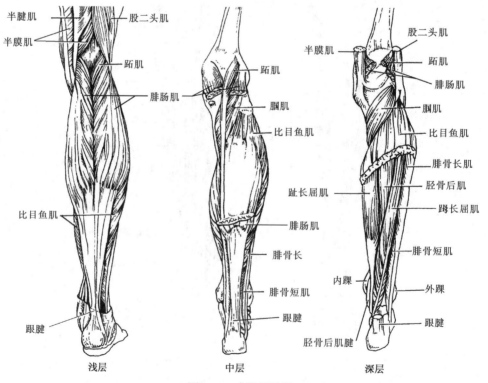

图3-27 小腿肌后群

腱,止于第2～第5趾的远节趾骨底。其作用是屈踝关节和屈第2～第5趾。

（3）**蹈长屈肌**：起自腓骨后面,其肌腱经内踝之后、屈肌支持带深面至足底,与趾长屈肌腱交叉,止于蹈指远节趾骨底。其作用是屈踝关节和屈蹈指。

（4）**胫骨后肌**：位于趾长屈肌和蹈长屈肌之间,起自胫骨、腓骨和小腿骨间膜的后面,其肌腱经内踝之后、屈肌支持带深面到足底内侧,止于舟骨粗隆和内侧、中间及外侧楔骨。其作用是屈踝关节和使足内翻。

四、足　肌

足肌分为足背肌和足底肌（图3-28）。

1. **足背肌**　较薄弱,为伸蹈趾的**蹈短伸肌**和伸第2～第4趾的**趾短伸肌**。

2. **足底肌**　配布情况和作用与手肌相似,分为内侧群、外侧群和中间群,但没有与拇指和小指相当的对掌肌。

内侧群有**蹈展肌**、**蹈短屈肌**和**蹈收肌**；外侧群有**小趾展肌**和**小趾短屈肌**；中间群由浅入深排列有**趾短屈肌**、**足底方肌**、4条**蚓状肌**、3块**骨间足底肌**和4块**骨间背侧肌**。

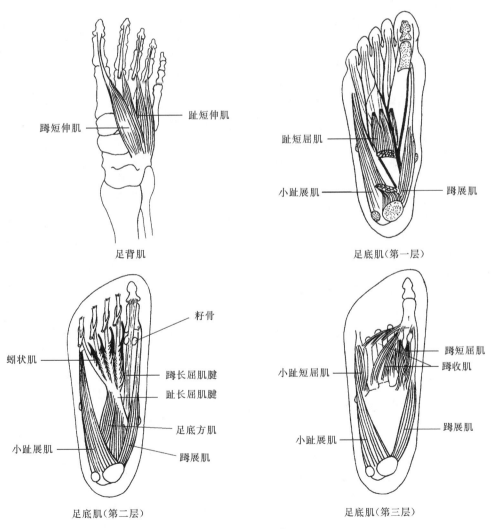

图3-28　足肌

足底肌多因其作用而得名,足底方肌有协助趾长屈肌屈足趾的作用。总的说来,足底肌的主要作用在于维持足弓。

五、下肢的局部记载

1. **梨状肌上孔、梨状肌下孔**　梨状肌经坐骨大孔时,将坐骨大孔分为上、下两部,分别称梨状肌上孔、梨状肌下孔。盆部的血管、神经经此二孔到臀部、会阴、下肢。

2. **股三角**　位于股前区上1/3段。上界为腹肌沟韧带,外侧界为缝匠肌的内侧缘,内侧界为长收肌的内侧缘。股三角内有股神经、股动脉、股静脉、股管等结构。

3. **收肌管**　位于大腿中部的前内侧、缝匠肌的深面,上接股三角、下借**收肌腱裂孔**通腘窝。其内有隐神经、股动脉和股静脉等。

4. **腘窝**　位于膝关节后方,呈菱形。上外侧界为股二头肌,上内侧界为半腱肌及半膜肌,下外侧界和下内侧界分别为腓肠肌的外侧头和内侧头。腘窝内有胫神经、腓总神经、腘动脉、腘静脉、腘淋巴结等。

第二篇

内　脏　学

　　研究内脏各器官的形态结构、位置和功能的科学称内脏学。解剖学上将消化、呼吸、泌尿和生殖四个系统的器官称内脏。这四个系统的大部分器官位于胸腔、腹腔和盆腔内,并具有较恒定的位置。某些与内脏密切相关的结构,如胸膜、腹膜、会阴等,也纳入内脏学范畴。

第四章　内脏学总论

一、内脏的一般结构

内脏各器官虽各有其特征,但从基本构造上可以分为中空性器官和实质性器官两类。

(一)中 空 性 器 官

呈管状或囊状,内部有空腔,如胃、大肠、小肠、气管、支气管、输尿管、膀胱、输精管、输卵管等。这些器官的管壁由三层或四层组织构成(图4-1)。

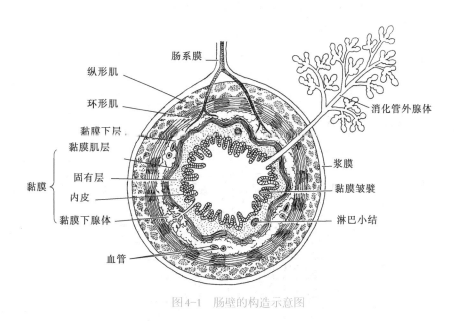

图4-1　肠壁的构造示意图

(二)实 质 性 器 官

多数为腺体,表面有结缔组织膜包被,被膜深入器官内将器官分隔成若干小叶。实质性器官的导管、血管、淋巴管和神经等经该器官的门出入。

二、胸腹部的标志线和腹部分区

内脏各器官在胸、腹、盆腔内有恒定的位置,为了描述这些器官的位置及其体表投影,通常在胸、腹部体表确定一些标志线和分区(图4-2)。

（一）胸部标志线

沿身体前面和后面正中作的垂直线，分别称前正中线和后正中线；沿胸骨最宽处作的垂直线称胸骨线；沿锁骨中点向下作的垂直线称锁骨中线；沿胸骨线与锁骨中线之间中点作的垂直线称胸骨旁线；沿腋前襞和腋后襞向下作的垂直线分别称腋前线和腋后线；沿腋前、后线之间中点作的垂直线称腋中线；沿肩胛骨下角作的垂直线称肩胛线。

（二）腹部分区

1. 四分法 临床上通常通过脐作一横线和一垂直线，将腹部分为左上腹、右上腹、左下腹和右下腹四个区。

2. 九分法 通过两侧肋弓最低点的上水平线和两侧髂结节的下水平线，再通过两侧腹股沟韧带中点向上作的左右两条垂直线，可将腹部分成三部九区，即上腹部（腹上区、左季肋区、右季肋区）、中腹部（脐区、左腰区、右腰区）、下腹部（腹下区、左腹股沟区、右腹股沟区）。

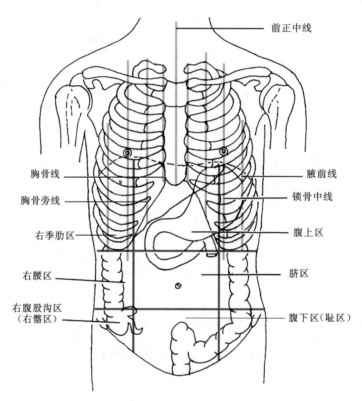

图4-2 胸腹部标志线和分区

第五章 消 化 系 统

消化系统由消化管和消化腺两部分组成(图5-1)。**消化管**包括口腔、咽、食管、胃、小肠(十二指肠、空肠和回肠)和大肠(盲肠、阑尾、结肠、直肠和肛管)。临床上,把从口腔到十二指肠的消化管称**上消化管**,把空肠以下的消化管称**下消化管**。**消化腺**可分为大消化腺和小消化腺。大消化腺是位于消化管壁之外的独立器官,分泌的消化液排入消化管腔内,包括大唾液腺、肝和胰。小消化腺是指分布于消化管壁内的小腺体,如唇腺、颊腺、胃腺、肠腺等。消化系统的基本功能是摄取食物,进行物理和化学性消化,经消化管黏膜上皮细胞进行吸收,最后将食物残渣形成粪便排出体外。

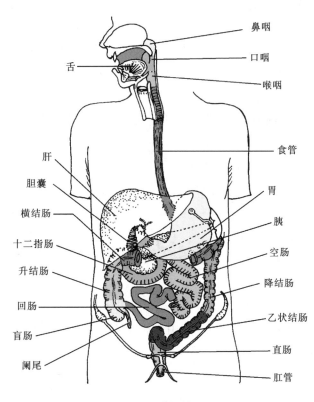

图5-1　消化系统组成

第一节　消 化 管

一、口　　腔

口腔为消化管的起始部,向前经口裂通向外界,向后经咽峡通咽。口腔分为四壁,前壁为上、下唇;侧壁为颊;上壁为腭;下壁为口腔底。口腔借上、下牙弓和牙龈分为前外侧部的口腔前庭和后内侧部的固有口腔(图5-2、图5-3)。

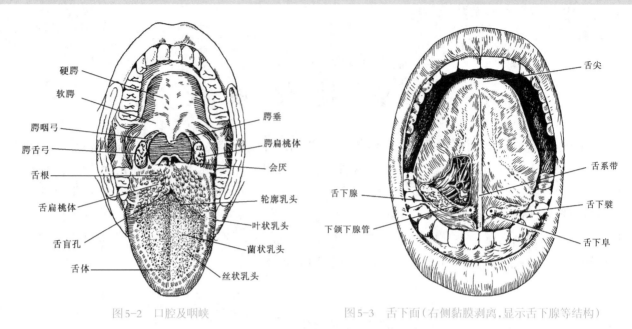

图 5-2 口腔及咽峡　　　　图 5-3 舌下面(右侧黏膜剥离,显示舌下腺等结构)

1. 口唇　　由皮肤、皮下组织、口轮匝肌和黏膜组成。口唇的游离缘是皮肤与黏膜的移行部,称唇红,呈红色,内含丰富的毛细血管,当缺氧时则呈暗紫色,临床上称发绀。

2. 颊　　由皮肤、皮下组织、颊肌和黏膜组成。在上颌第二磨牙牙冠相对的颊黏膜上有腮腺管乳头,是腮腺管的开口。

3. 腭　　为固有口腔的顶壁,分为前2/3的硬腭和后1/3的软腭(图5-2)。软腭的后缘游离,其中部有垂向下方的突起,称**腭垂**或**悬雍垂**。腭垂的两侧各有两条弓状的黏膜皱襞,前方的称腭舌弓,后方的称腭咽弓。腭舌弓和腭咽弓之间的三角形凹陷,称腭扁桃体窝,容纳腭扁桃体。腭垂、腭帆游离缘、腭舌弓和舌根共同围成**咽峡**,是口腔与咽的分界。

4. 牙　　嵌于上、下颌骨的牙槽内,排列成上牙弓和下牙弓,是人体内最坚硬的器官,具有咀嚼食物和辅助发音等作用。

（1）牙的萌发:人的一生中先后有两副牙。第一副牙称**乳牙**。乳牙一般在出生后6个月时开始萌出,到3岁左右出齐,上、下颌的左右两侧各5个,包括乳中切牙、乳侧切牙、乳尖牙、第一乳磨牙、第二乳磨牙,共20个,6岁左右开始脱落更换。第二副牙称**恒牙**。

恒牙在6～7岁萌出第一磨牙,从12～14岁,其他恒牙逐渐萌出替换全部乳牙。恒牙全部出齐,上、下颌的左右两侧各8个,包括中切牙、侧切牙、尖牙、第一前磨牙、第二前磨牙、第一磨牙、第二磨牙、第三磨牙,共32个。

（2）牙的形态:每颗牙在外形上可分为牙冠、牙根和牙颈三部分(图5-4)。**牙冠**露出于口腔;**牙根**是嵌入牙槽内的部分;**牙颈**是牙冠与牙根之间的部分,被牙龈所包绕。牙冠内部的腔隙,称牙冠腔,牙根内的细管,称牙根管,末端开口于牙根尖端的根尖孔。牙冠腔与牙根管合称**牙腔**或髓腔,容纳牙髓。

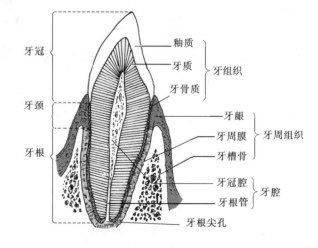

图 5-4 牙的构造

牙髓由神经、血管、淋巴管及结缔组织组成,位于牙腔内。

(3)牙的构造:牙组织分为釉质、牙质和牙骨质。**牙质**构成牙的主体,**釉质**覆于牙冠的牙质表面,**牙骨质**包于牙根和牙颈的牙质表面。**牙周组织**包括牙槽骨、牙周膜和牙龈。

(4)牙式:临床上,为了记录牙的位置,以被检查者的方位为准,以"+"记号划分成4区,并以罗马数字 Ⅰ~Ⅴ 标示乳牙,用阿拉伯数字1~8标示恒牙。乳牙和恒牙的数目、名称和排列,用牙式表示如下(图5-5、图5-6):

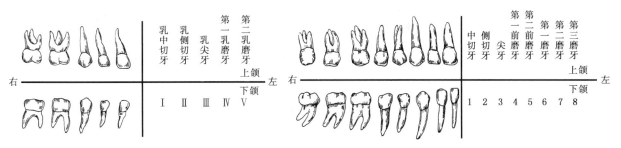

图5-5 乳牙名称及牙式　　　　　　　　图5-6 恒牙名称及牙式

5.舌　　邻近口腔底,由骨骼肌和表面覆盖的黏膜构成。舌具有协助咀嚼和吞咽食物、感受味觉和辅助发音等功能。

(1)舌的形态:舌的上面为舌背,下面为舌下面。舌分舌尖、舌体和舌根三部分(图5-2)。**舌体**占舌的前2/3,其前端为**舌尖**;**舌根**占舌的后1/3,以舌肌固定于舌骨和下颌骨等处。舌根和舌体以舌背上向前开放的"V"字形的界沟为界。

(2)舌黏膜:舌的黏膜呈淡红色,覆于舌的表面。舌上可见许多小突起,称**舌乳头**。按形态可分为四种:

1)**丝状乳头**:数目最多,体积最小,呈白色,遍布于舌背前2/3。

2)**菌状乳头**:形体稍大,数目较少,呈红色,散在于丝状之间,多见于舌尖和舌侧缘。

3)**叶状乳头**:位于舌侧缘的后部,人类已退化。

4)**轮廓乳头**:最大,7~11个,排列于界沟前方,其中央隆起,周围有环状沟。

除丝状乳头外,其他舌乳头中含有味蕾,具有感受酸、甜、苦、咸等味觉功能。

在舌根背部黏膜内,有许多由淋巴组织组成的大小不等的突起,称**舌扁桃体**。舌下面(图5-3)正中线形成一条向下连口腔底黏膜皱襞,称**舌系带**。在舌系带根部两侧各有一小黏膜隆起,称**舌下阜**,是下颌下腺管和舌下腺大管的开口。由舌下阜向口底后外侧延续的带状黏膜皱襞称**舌下襞**,其深面藏有舌下腺。舌下腺小管开口于舌下襞表面。

(3)舌肌:为骨骼肌,分舌内肌和舌外肌两部分(图5-7)。舌内肌起止均在舌内,收缩时可改变舌的形态。舌外肌起于舌周围各骨,止于舌内,收缩时可改变舌的位置。舌外肌主要有**颏舌肌**,是一对强有力的肌,起自下颌骨体后面的颏棘,肌纤维呈扇形向后上方止于舌正中线两侧。两侧同时收缩使舌前伸,一侧收缩舌尖伸向对侧。如一侧颏舌肌瘫痪,伸舌时舌尖偏向瘫痪侧。

6.口腔腺　　又称唾液腺,位于口腔周围,具有分泌唾液、帮助消化和湿润口腔黏膜的功能。大唾液腺有腮腺、下颌下腺和舌下腺三对(图5-8)。

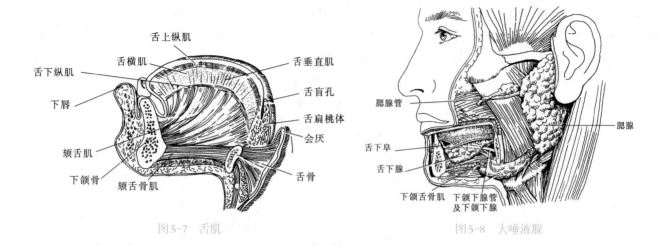

图5-7   舌肌   图5-8   大唾液腺

（1）**腮腺**：是最大的一对口腔腺，位于外耳道的前下方、下颌支和胸锁乳突肌之间的窝内。借腮腺导管开口于平对上颌第2磨牙的颊黏膜上。

（2）**下颌下腺**：位于下颌骨体的内侧，腺管开口于舌下阜。

（3）**舌下腺**：位于口腔底，舌下襞的深面。有一条主导管开口于舌下阜，另有数条小管直接开口于舌下襞。

二、咽

咽是一前后略扁、上宽下窄、漏斗形的肌性管道，位于第1～第6颈椎前方，上方附于颅底，向下于第6颈椎体下缘平面续于食管。咽腔是消化道与呼吸道的共同通道。以腭帆游离缘和会厌上缘平面为界，咽自上向下可分为**鼻咽**、**口咽**和**喉咽**三部分（图5-9、图5-10）。咽前壁不完整，经鼻后孔、咽峡、喉口分别与鼻腔、口腔和喉腔相通。鼻咽向两侧经咽鼓管与中耳鼓室相通。

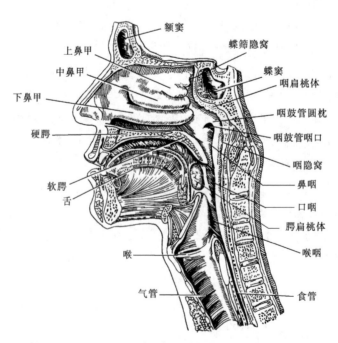

图5-9   头颈部正中矢状切面

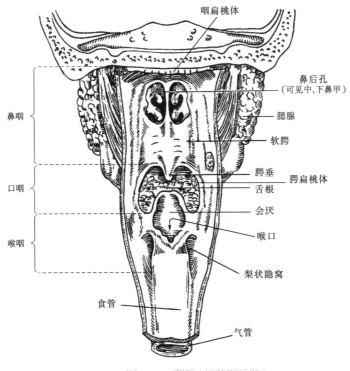

图5-10　咽腔（切开咽后壁）

三、食　管

食管是一前后扁平的细长肌性管道,长约25 cm。上端在第6颈椎体下缘平面与咽相接,沿脊柱前面下降,经胸廓上口入胸腔,下端通过膈的食管裂孔进入腹腔,约平第11胸椎体的左侧与胃的贲门相连。按其行程,食管依次分为颈部、胸部和腹部三段(图5-11)。

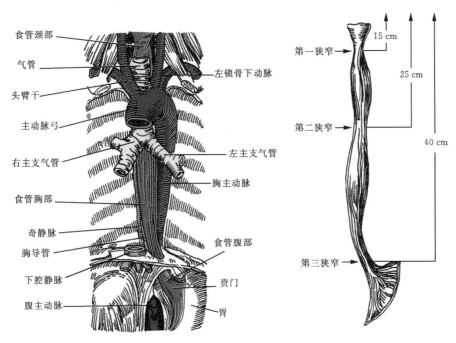

图5-11　食管

食管的全长有三处生理性狭窄：第一狭窄位于食管的起始处，距上颌中切牙15 cm；第二狭窄在食管与左主支气管交叉处，距上颌中切牙约25 cm；第三狭窄在食管穿膈的食管裂孔处，距上颌中切牙约40 cm。这些狭窄处是食管内异物容易滞留和食管癌的好发部位。

四、胃

胃（图5-12）是消化管中最膨大的部分，上接食管，下连十二指肠。胃有前、后两壁，入、出两口和上、下两缘。胃的入口与食管连接，称**贲门**；出口与十二指肠相续，称**幽门**。上缘较短，凹向右上方，称**胃小弯**，在胃小弯近幽门的最低处称**角切迹**。下缘较长，凸向左下方，称**胃大弯**。

胃分为四部分。靠近贲门的部分为**贲门部**。贲门平面左上方的膨出部称**胃底**。胃底与角切迹之间的部分称**胃体**。角切迹与幽门之间的部分为**幽门部**，幽门部的大弯侧有一不明显的浅沟称中间沟，其左侧为**幽门窦**，右侧为**幽门管**。幽门窦和附近的胃小弯处是胃溃疡和胃癌的好发部位。

胃的位置常因体型、体位和充盈程度不同而有较大变化。在中等度充盈时，胃的大部分位于左季肋区，小部分位于腹上区。

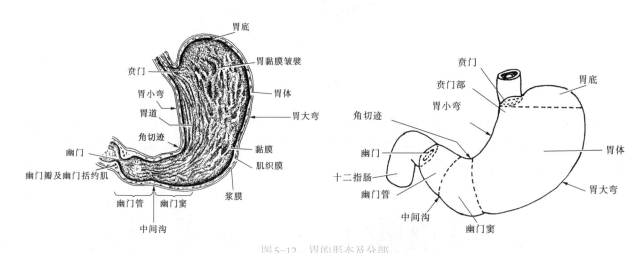

图5-12　胃的形态及分部

五、小　肠

小肠是消化管中最长的一段，是食物消化、吸收的主要场所，上起幽门，下续盲肠，长5～7 m。小肠自上而下依次分为十二指肠、空肠和回肠三部分。

1. 十二指肠　为小肠的起始部分，长约25 cm，呈"C"形包绕胰头，上接幽门，下续空肠，可分为上部、降部、水平部和升部四部分（图5-13）。上部又称球部，其壁薄，黏膜面光滑，是十二指肠溃疡和穿孔的好发部位。降部垂直下行于第1～第3腰椎体和胰头的右侧，在其后内侧壁的纵行黏膜皱襞下端，有**十二指肠大乳头**，距中切牙75 cm，是胆总管和胰管共同开口。水平部横过下腔静脉和第3腰椎体的前方。升部很短，斜向左上，至第2腰椎体左侧转向下移行为空肠。升部与空肠转折处形成的弯曲，称十二指肠空肠曲。此曲被十二指肠悬韧带（Treitz韧带）固定于腹后壁。十二指肠悬韧带是手术中确认空肠起始的标志。

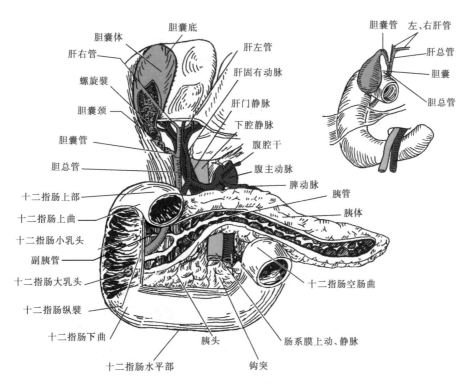

图5-13 十二指肠、胆道和胰

2. 空肠与回肠 空肠起自十二指肠空肠曲，回肠续接盲肠。空、回肠借小肠系膜固定于腹后壁。空、回肠之间无明显界限。近侧2/5为空肠，位于腹腔左上部，其管腔较大，管壁较厚，血运丰富，活体上呈淡红色；远侧3/5为回肠，位于腹腔右下部，其管腔较小，管壁较薄，颜色较浅。空肠黏膜环状皱襞高而密，有孤立淋巴滤泡。回黏膜皱襞低而疏，除有孤立淋巴滤泡外，还有集合淋巴滤泡（图5-14）。

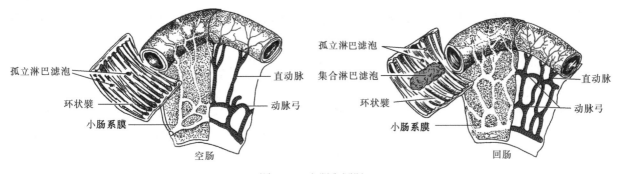

图5-14 空肠和回肠

六、大 肠

大肠是消化管的下段，全长1.5 m，包括盲肠、阑尾、结肠、直肠和肛管五部分。盲肠和结肠的特征性结构有（图5-15）：结肠带、结肠袋和肠脂垂。**结肠带**有三条，由肠壁的纵行肌增厚形成，沿大肠的纵轴平行排列,三条结肠带汇集于阑尾根部。**结肠袋**是因结肠带短于肠管的长度使肠管皱缩而形成的向外囊状膨出。**肠脂垂**是沿结肠带附近分布的许多含脂肪组织的浆膜突起。

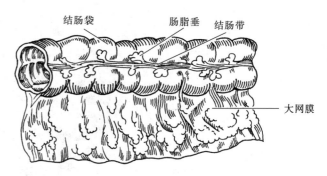

图5-15 结肠的特征性结构

1. **盲肠** 位于右髂窝内,是大肠的起始段,长6~8 cm,下端为盲端,上续为升结肠,左侧与回肠相连接(图5-16)。回肠末端向盲肠的开口,称**回盲口**。回盲口上、下方,各有一半月形的黏膜皱襞称**回盲瓣**,是由回肠末端的环形平滑肌增厚并覆有黏膜所构成。其作用:既可控制回肠内容物进入盲肠的速度,又可防止盲肠内容物逆流回小肠。

2. **阑尾** 为一蚓状盲管,长6~8 cm,阑尾根部较固定,连于盲肠后内侧壁(图5-16)。阑尾全部被腹膜包裹。阑尾与盲肠相连处是三条结肠带的汇聚点,故手术时沿结肠带追踪是寻找阑尾的可靠方法。阑尾多位于右髂窝内,其根部的体表投影位于右髂前上棘与脐连线的外、中1/3交界处,称**麦氏(McBurney)点**,急性阑尾炎时此处有明显的压痛。

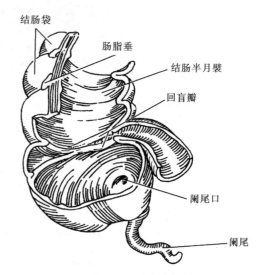

图5-16 盲肠和阑尾

3. **结肠** 介于盲肠与直肠之间,呈"M"形,环绕于空、回肠周围,结肠分为**升结肠**、**横结肠**、**降结肠**和**乙状结肠**四部分(图5-1)。

4. **直肠** 位于小骨盆腔下份的后部,全长10~14 cm。直肠在第3骶椎前方续于乙状结肠,沿骶、尾骨前面下行,穿盆膈移行于肛管(图5-17)。直肠并不直,在矢状面上有两个弯曲:骶曲凸向后,与骶骨的弯曲一致,距肛门7~9 cm;**会阴曲**绕过尾骨尖凸向前,距肛门3~5 cm。在冠状面上也有3个不甚恒定的侧曲,一般中间的较大,凸向左侧,而上、下两个凸向右侧。临床行直肠镜或乙状结肠镜检查时,应注意上述弯曲,以免伤及肠壁。

直肠上端与乙状结肠交接处的管径较细,向下肠腔显著扩大,至直肠下部膨大成腹。直肠内面有3个**直肠横襞**,又称Houston瓣,由黏膜及环行肌构成。中间的直肠横襞明显,位置较恒定,位于直肠右侧壁上,距肛门约7 cm,常作为直肠镜检时的定位标志,上方和下方的直肠横襞多位于直肠左侧壁上。

5. **肛管** 是消化管的末段,长3~4 cm,上端在盆膈平面接续直肠,下端止于肛门(图5-18)。肛管内面有6~10条纵行的黏膜皱襞称**肛柱**,其内有纵行肌和血管。各肛柱下端彼此借半月形黏膜皱襞相连,称**肛瓣**。每个肛瓣与两侧相邻的肛柱下端之间

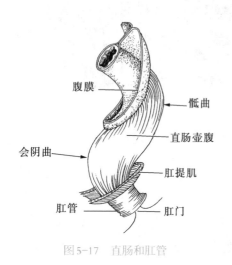

图5-17 直肠和肛管

所形成的隐窝称**肛窦**,窦口开向上,其底部有肛腺的开口。窦内往往积存粪屑,易于感染而引起肛窦炎。将各肛柱下端与各肛瓣边缘所连接成的锯齿状环行线称**齿状线**或**肛皮线**,是内、外胚层的分界线。齿状线上、下方所覆盖的上皮组织、动脉来源、静脉回流、淋巴引流及神经支配等方面均不尽相同,在临床上有一定的实际意义。在齿状线下方有宽约1 cm的环状光滑区域称**肛梳**或称**痔环**。肛梳下缘有一不明显的环行浅沟称**白线**或称Hilton**线**,其位置相当于肛门内、外括约肌的分界处。

　　肛管周围有肛门内、外括约肌和肛提肌。**肛门内括约肌**为平滑肌,是肠壁环行肌增厚而成,有协助排便的作用,但几乎无括约

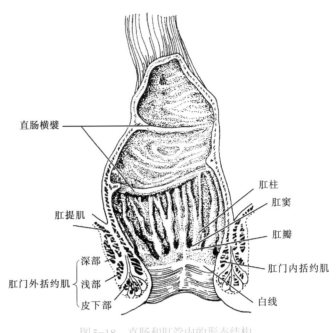

图5-18　直肠和肛管内的形态结构

肛门的功能。**肛门外括约肌**为骨骼肌,围绕在肛门内括约肌的外下方,有较强的控制排便作用。按肛门外括约肌所在部位,可分三部。皮下部是位于肛门周围皮下的环形肌束,若此部纤维被切断,不会引起大便失禁。浅部是围绕肛管下端的椭圆形肌束。深部是位于浅部上方较厚的环形肌束。肛门括约肌的浅部和深部对控制排便极为重要。

第二节　消　化　腺

　　人体大消化腺包括唾液腺(详见本章第一节"一、口腔"中的相关内容)、肝和胰。

一、肝

　　肝是人体最大的腺体,不仅分泌胆汁参与消化,还具有代谢、解毒、防御等功能。

　　1. **肝的形态**　　肝呈不规则的楔形,右端厚而圆,左端扁而薄。可分为上、下两面,前、后、左、右四缘。肝上面隆凸,与膈相贴称膈面(图5-19),被矢状位的镰状韧带分为左、右两叶。肝下面凹凸不平,与腹腔器官相邻故称脏面(图5-20)。脏面有左、右两条矢状位的纵沟和位于两纵沟之间的横沟,相互连成"H"形。其横沟称**肝门**,是肝固有动脉左、右支,肝门静脉左、右支,肝左、右管及神经和淋巴管等出入肝的部位。右纵沟的前部为一浅窝,称**胆囊窝**,容纳胆囊;后部有下腔静脉通过,称**腔静脉沟**。肝脏面被"H"形沟分为四叶:右纵沟的右侧为**右叶**,左纵沟的左侧为**左叶**,左、右纵沟之间,肝门的前方为**方叶**,肝门的后方为**尾状叶**。

　　肝的前缘(下缘)是肝的膈面与脏面之间的分界线,薄而锐利,在胆囊窝处有一胆囊切迹。肝后缘钝圆,朝向脊柱。肝的右缘是肝右叶的右下缘,亦钝圆。肝的左缘即肝左叶的左缘,薄而锐利。

　　2. **肝的位置**　　肝大部分位于右季肋区和腹上区,小部分位于左季肋区。肝的上界和膈穹隆一致,

可用下述三点的连线来表示：第一点，右锁骨中线与第5肋的交点；第二点，前正中线与剑胸结合线的交点；第三点，左锁骨中线与第5肋间隙的交点。肝的下界与肝前缘一致，右侧与右肋弓一致；中部超出剑突下约3 cm；左侧被肋弓掩盖。

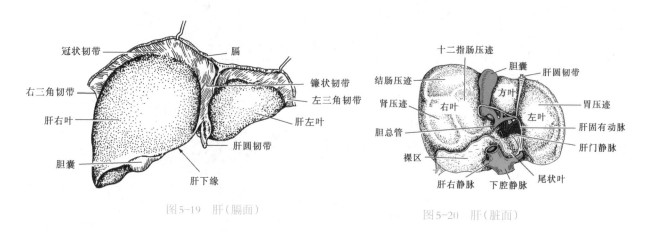

图5-19 肝（膈面）　　　　　　　　　　　图5-20 肝（脏面）

二、胆囊和输胆管道

1. **胆囊**　为储存和浓缩胆汁的囊状器官，位于肝下面的胆囊窝内。胆囊呈梨形，容量40～60 mL，由前向后分为**胆囊底**、**胆囊体**、**胆囊颈**和**胆囊管**四部分（图5-21）。胆囊底的体表投影在右锁骨中线与右肋弓交点的稍下方，胆囊炎时此处有压痛。

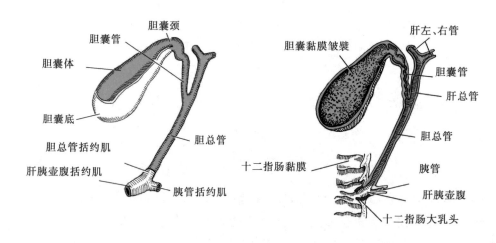

图5-21 胆囊及输胆管道

2. **输胆管道**　是将肝细胞分泌的胆汁输送到十二指肠肠腔内的管道（图5-21、图5-22）。肝内的胆小管汇入小叶间胆管，再逐步汇合成**左**、**右肝管**出肝门，合成**肝总管**。肝总管再与胆囊管合成**胆总管**，在肝十二指肠韧带内下降，经十二指肠上部的后方，在胰头和十二指肠降部之间下降，末端与胰管合并，形成**肝胰壶腹（Vater壶腹）**，开口于十二指肠大乳头。在胆总管和胰管末端及壶腹周围，有环形平滑肌增厚，形成**肝胰壶腹括约肌（Oddi括约肌）**。空腹时，该括约肌保持收缩状态，由肝细胞分泌的胆汁经肝左、右管，肝总管进入胆囊储存和浓缩。进食后，在神经体液因素的调节下，引起胆囊收缩和肝胰壶腹括约肌舒张，胆囊内的胆汁与肝总管来的胆汁一起经胆总管排入十二指肠。

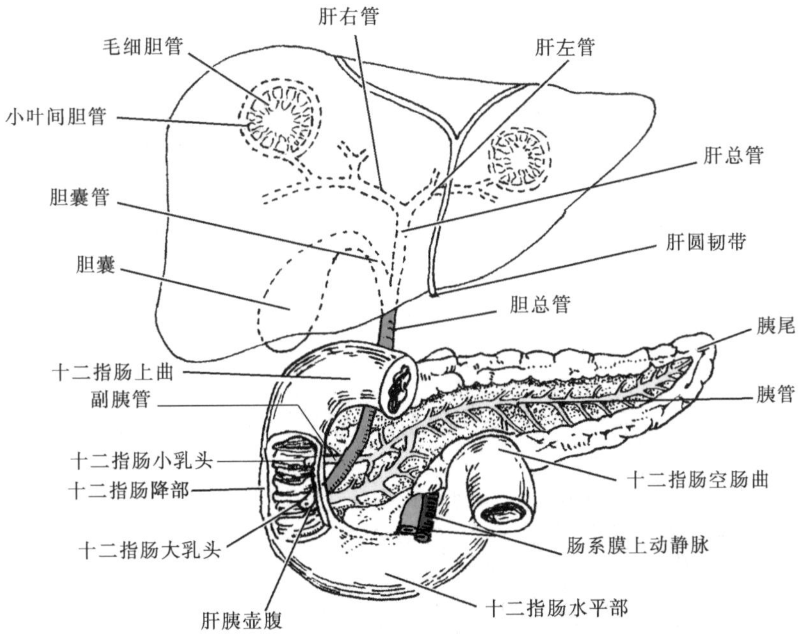

图5-22 输胆管道、十二指肠和胰

三、胰

1. 胰的位置 胰位于胃的后方,在第1、第2腰椎水平横卧于腹后壁,前面被覆腹膜。

2. 胰的分部 胰分为头、体、尾三部分,各部之间无明显界限(图5-22)。胰头为右端膨大部分,被十二指肠"C"形凹槽所包绕。在胰头后方与十二指肠降部之间常有胆总管经过,有时胆总管可部分或全部被胰头实质所包埋。当胰头肿大时(如胰头癌),可压迫胆总管影响胆汁排出,产生阻塞性黄疸。胰尾是左端较细部分,末端抵达脾门。

胰分外分泌部和内分泌部两部分。外分泌腺的排泄管称胰管,在胰腺实质内自胰尾走向胰头,末端与胆总管合并成肝胰壶腹,共同开口于十二指肠大乳头。

第六章 呼吸系统

呼吸系统包括呼吸道和肺两个部分(图6-1),其主要功能是通过呼吸进行气体交换。

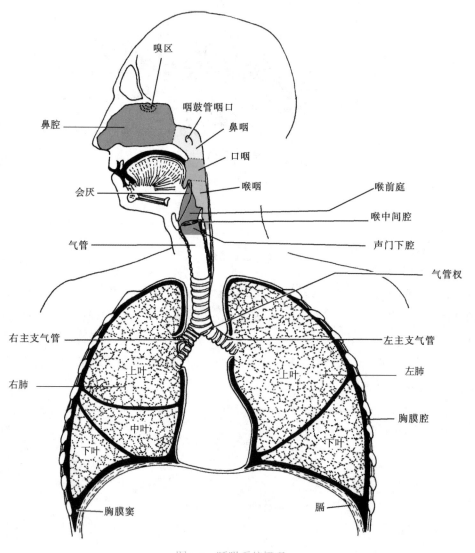

图6-1 呼吸系统概观

第一节 呼 吸 道

　　呼吸道是空气进出肺的通道,包括鼻、咽、喉、气管和各级支气管,其壁内有骨或软骨作为支架,以保障气体畅通。临床上,呼吸道分上呼吸道和下呼吸道。常把鼻、咽和喉合称**上呼吸道**,气管和各级支气管称**下呼吸道**。

一、鼻

鼻是呼吸道的起始部,既是气体的通道,又是嗅觉器官。鼻包括外鼻、鼻腔和鼻旁窦三部分。

1.外鼻 是位于面部中份的突出部分,由**鼻根**、**鼻背**、**鼻尖**和**鼻翼**组成,以鼻骨和鼻软骨为支架,表面覆以皮肤。鼻翼向外下方到口角之间的浅沟称**鼻唇沟**,两侧对称。外鼻向下有鼻孔通外界,两鼻孔之间为**鼻柱**。

2.鼻腔 位于颅前窝的下方,硬腭的上方,以骨和软骨为基础,内面覆以皮肤和黏膜构成。鼻腔被鼻中隔分为左、右两腔,向前借鼻孔通外界,向后经鼻后孔通鼻咽。每侧鼻腔以鼻阈为界,分为前部的鼻前庭和后部的固有鼻腔(图6-2)。

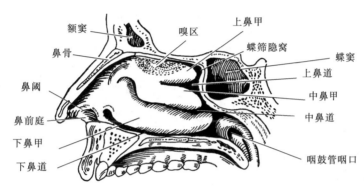

图6-2 鼻腔外侧壁

鼻中隔位于两侧鼻腔之间,由筛骨垂直板、犁骨、鼻中隔软骨覆以黏膜构成(图6-3)。其前下方有一区域,血管丰富且位置表浅,易受损出血,称**易出血区**(**Little 区**)。

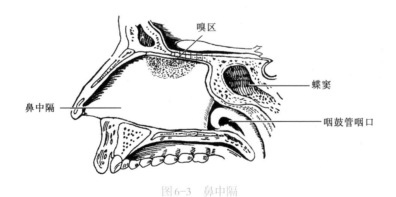

图6-3 鼻中隔

鼻前庭是鼻腔前下方鼻翼内面较宽大的部分,前界为鼻孔,后界为鼻阈。鼻阈是皮肤与鼻黏膜的分界处。鼻前庭内衬皮肤,生有鼻毛,借以过滤尘埃和净化空气。

固有鼻腔是鼻腔的主要部分,其内侧壁为鼻中隔,外侧壁有上鼻甲、中鼻甲和下鼻甲,各鼻甲下方的腔隙依次为上鼻道、中鼻道和下鼻道。鼻甲和鼻中隔之间的腔隙,称总鼻道。中鼻道中部有一凹向上的弧形裂隙,称半月裂孔。半月裂孔前端通向前上方的漏斗形管道为筛漏斗,裂孔上方的圆形隆起为筛泡。下鼻道的前上方有鼻泪管开口。上鼻甲后上方与鼻腔顶之间的凹陷为蝶筛隐窝。

鼻腔内表面衬以鼻黏膜,根据其生理功能分为嗅区和呼吸区。**嗅区**是位于上鼻甲的内面及与其相对的鼻中隔以上的黏膜,活体呈淡黄色,内含嗅细胞,具有嗅觉功能。嗅区以外的鼻腔黏膜称**呼吸区**,活体呈淡红色,与鼻旁窦黏膜相延续,内含丰富的血管和腺体,具有温暖、湿润和净化空气的作用。

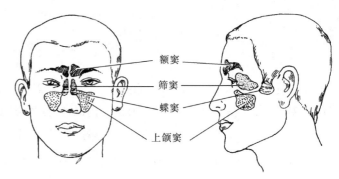

图6-4　鼻旁窦的体表投影

3. **鼻旁窦**　是鼻腔周围颅骨内的含气空腔,与鼻腔相通,能温暖与湿润空气,对发音起共鸣作用。鼻旁窦共有4对,即蝶窦、筛窦、额窦和上颌窦,分别位于同名的颅骨内(图6-4、图6-5)。其中筛窦又分为前、中、后三群。鼻旁窦均开口于鼻腔,上颌窦、额窦和筛窦前、中群均开口于中鼻道,筛窦后群开口于上鼻道,蝶窦开口于蝶筛隐窝。鼻旁窦内衬黏膜,与鼻黏膜相延续,故鼻腔炎症时常引发鼻旁窦炎。

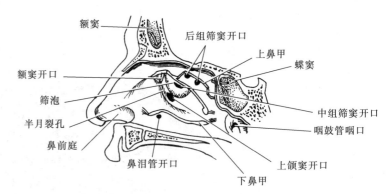

图6-5　鼻旁窦的开口

二、喉

喉既是呼吸道,又是发音器官。喉由喉软骨借骨连结构成支架,附有喉肌,内衬黏膜而成,位于颈前正中,上界为会厌上缘,下界达环状软骨下缘,相当于第3～第6颈椎高度。喉向上借喉口通喉咽部,向下以环气管韧带连接气管。

1. **喉软骨**　主要包括单块的甲状软骨、环状软骨、会厌软骨和成对的杓状软骨(图6-6)。

(1)**甲状软骨**:喉软骨中最大的一块,由两块方形的甲状软骨板的前缘在前正中线融合构成,融合处的夹角为前角,前角上端向前突出,称喉结,成年男性的喉结较女性的明显。甲状软骨板的后缘游离,向上、下发出突起,称上角和下角。

(2)**环状软骨**:位于甲状软骨的下方,是喉软骨中唯一完整的软骨环,对保证呼吸道的畅通起重要作用。其前部低窄,称环状软骨弓,平第6颈椎;后部高而宽,称环状软骨板,上有两环杓关节面。环状软骨弓与板交界处两侧各有一环甲关节面。

(3)**会厌软骨**:位于舌根的后方,呈上宽下窄的树叶状,上端游离,下端连于甲状软骨前角的内面。会厌软骨表面被覆黏膜构成会厌。吞咽时,喉上提,喉口即被会厌关闭,防止食物进入喉腔。

(4)**杓状软骨**:呈三角锥体形,有一尖、一底和两突。尖向上,底朝下,与环状软骨板的上缘构成关节。由底向前伸出的突起,称声带突,有声韧带附着。由底向外侧伸出的突起,称肌突,有喉肌附着。

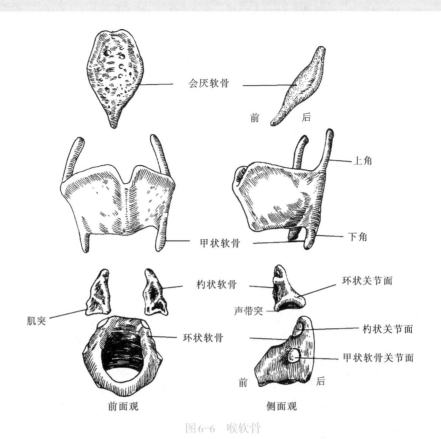

图6-6 喉软骨

2. 喉的连结 包括喉软骨间以及喉与舌骨、气管间的连结(图6-7)。

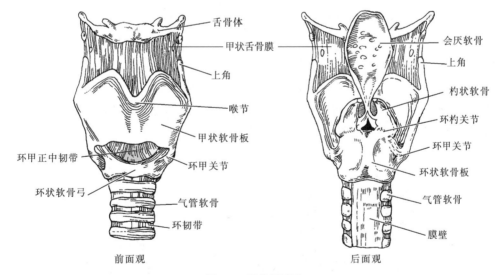

图6-7 喉软骨连结

(1) **环杓关节**：由杓状软骨底与环状软骨板上缘的关节面构成。杓状软骨在此关节上可沿垂直轴作旋转运动,使声带突向内、外侧移动,因而能开大及缩小声门,杓状软骨也可向左右滑行。

(2) **环甲关节**：由甲状软骨下角与环状软骨板侧部的关节面构成。属联合关节,主要在甲状软骨在冠状轴上作前倾和复位运动。前倾时,加大甲状软骨前角与杓状软骨间的距离,使声带紧张;复位时,两者间的距离缩小,声带松弛。

（3）**弹性圆锥**：是张于环状软骨弓上缘,甲状软骨前角后面和杓状软骨声带突之间的膜状结构(图6-8、图6-9)。主要由弹性纤维构成,又称环甲膜,整体形成上窄下宽的圆锥状。此膜的上缘游离,紧张于甲状软骨前角与杓状软骨声带突之间,称声韧带,位于声襞内,是发音的主要结构。弹性圆锥前份较厚,张于甲状软骨下缘与环状软骨弓上缘之间,称环甲正中韧带。当急性喉阻塞造成窒息来不及进行气管切开术时,可切开此韧带或在此作穿刺,以建立暂时的通气道,挽救患者的生命。

（4）**方形膜**：略呈斜方形,由会厌软骨的两侧缘和甲状软骨前角的后面向后连着于杓状软骨的前内侧缘(图6-9),左右各一,方形膜的下缘游离,形成大致与声带平行的前庭韧带,有支持杓会厌襞和前庭襞的作用。

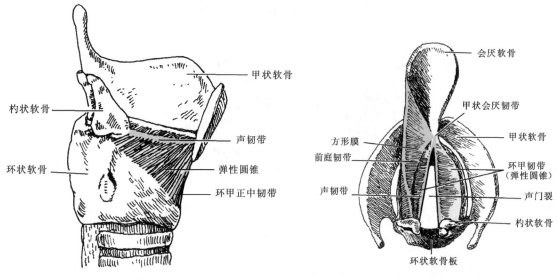

图6-8 弹性圆锥侧面观 　　图6-9 弹性圆锥和方形膜上面观

（5）**甲状舌骨膜**：连于甲状软骨上缘与舌骨之间。

（6）**环状软骨气管韧带**：连于环状软骨下缘与第1气管软骨环之间。

3. **喉肌**　　属横纹肌,根据位置可分为内群肌和外群肌(图6-10)。其作用是运动喉的软骨和关节,进而紧张或松弛声带,开大或缩小声门裂,并可缩小喉口。

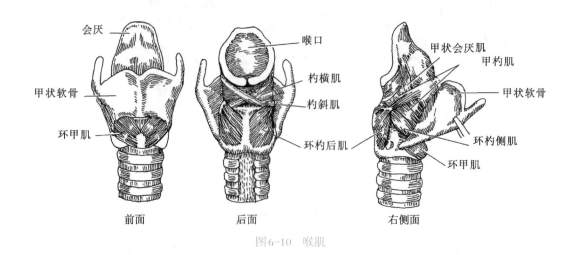

图6-10 喉肌

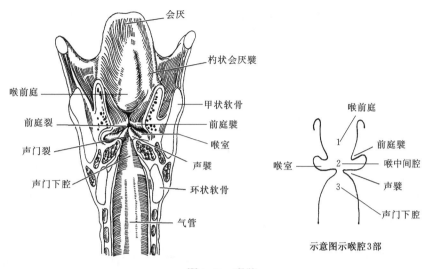

图6-11　喉腔

（1）**环甲肌**：起自环状软骨弓的前外侧面，止于甲状软骨下缘和下角。收缩时，使甲状软骨前倾，从而拉长并紧张声带。

（2）**环杓后肌**：起自环状软骨板后面，纤维行向外上，止于杓状软骨的肌突，收缩时，使杓状软骨肌突向后外侧，使杓状软骨在垂直轴上旋转、声带突外展、声门裂开大、声韧带紧张。

（3）**环杓侧肌**：起自环状软骨弓的上缘和外侧面，纤维斜向后上方，止于杓状软骨肌突。肌收缩时，牵拉肌突向前下；主要作用是使声带突转向内侧，声门裂变窄。

（4）**甲杓肌**：起自甲状软骨前角的后面内，循弹性圆锥并与声带平行向后，止于杓状软骨的外侧面和声带突。其中止于声带突的肌肉，紧贴声带，称**声带肌**，收缩时使声襞变短、松弛。

除上述各肌外，还有位于两侧杓状软骨之间的**杓横肌**与**杓斜肌**，可缩小喉口并使声门裂变窄。**杓会厌肌**，位于杓会厌襞内，收缩时牵拉会厌，使喉口缩小。

4. **喉腔**　是由喉壁（喉软骨、韧带、纤维膜和喉肌）内衬黏膜而成，在外侧壁上有上、下两对黏膜皱襞突入喉腔，上方一对称**前庭襞**，左、右前庭襞之间的裂隙称**前庭裂**；下方一对称**声襞**，左、右声襞之间的裂隙称**声门裂**。声门裂是喉腔中最狭窄的部位。喉腔借前庭裂和声门裂分成三部（图6-11）：前庭裂以上的部分称**喉前庭**；前庭裂与声门裂之间的部分称**喉中间腔**，该腔两侧延伸的隐窝称喉室；声门裂至环状软骨下缘之间称**声门下腔**，此部黏膜下层组织疏松，炎症时易发生喉水肿，尤以婴幼儿更易产生急性喉水肿而致喉梗塞，从而产生呼吸困难。

三、气管与主支气管

气管上平第6颈椎下缘起于环状软骨下缘，向下进入胸腔，至胸骨角平面分为左、右主支气管，分叉处称**气管杈**（图6-12）。

左、右主支气管自气管分出后，各自向外下

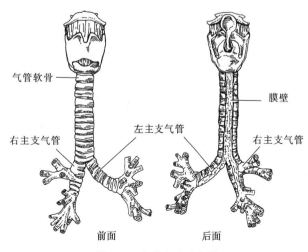

图6-12　气管与主支气管

方行走,经肺门入肺,再分出肺叶支气管。**右主支气管**短而粗,长2～3 cm,走行方向较垂;**左主支气管**长而细,长4～5 cm,走行方向较横平。故误入气管的异物多坠入右主支气管。

第二节 肺

肺由肺实质和肺间质组成。肺实质包括肺内各级支气管和肺泡;肺间质包括结缔组织、血管、淋巴管、淋巴结和神经等。

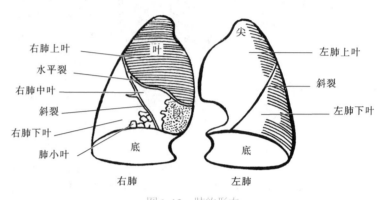

图6-13 肺的形态

1.肺的位置和形态 肺左、右各一,位于胸腔内,纵隔的两侧。两肺外形不同,右肺宽而短,左肺狭而长。肺呈圆锥形,分一尖、一底、三面(肋面、内侧面和膈面)、三缘(前缘、后缘和下缘)(图6-13)。肺上端钝圆称肺尖,突入颈根部,高出锁骨内侧部上方2～3 cm。肺底与膈相邻,又称膈面,向上凹陷。肋面与胸廓外侧壁和前、后壁相邻。内侧面邻纵隔,又称纵隔面(图6-14),此面中部凹陷,为**肺门**,是主支气管、肺动脉、肺静脉、神经和淋巴管出入肺的部位,这些结构被结缔组织膜包绕,称**肺根**。肺后缘圆钝,前缘和下缘都较锐利。左肺前缘下部有心切迹,下方有一突起称左肺小舌。

2.肺的分叶 两肺共分五叶,左肺被斜裂分为上、下两叶;右肺被水平裂和斜裂分为上、中、下三叶。

3.肺下界的体表投影 两肺下缘沿第6肋软骨下缘斜向外下方,在锁骨中线处与第6肋相交,在腋中线与第8肋相交,在肩胛线与第10肋相交,近后正中线处达第10胸椎棘突的高度。

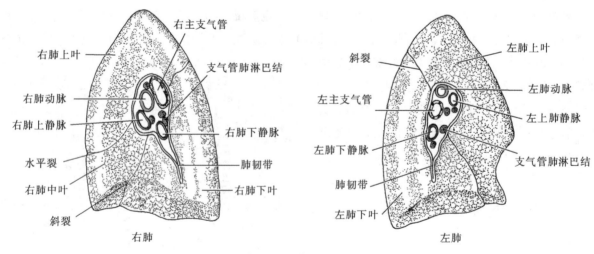

图6-14 肺的纵隔面

第三节　胸　　膜

1. **胸膜**　　是衬覆于胸腔内面、膈上面、纵隔侧面以及肺表面的一层浆膜（图6-15）。覆盖于肺表面的称脏胸膜；被覆于胸腔各壁内面的称壁胸膜。

2. **胸膜腔**　　是脏、壁两层胸膜在肺根处相互移行，共同围成潜在性的密闭腔隙（图6-15）。胸膜腔左、右各一，互不相通，腔内呈负压，含少量浆液，可减少呼吸时的摩擦。

3. **壁胸膜**　　依其衬覆的部位不同分为肋胸膜、膈胸膜、纵隔胸膜以及胸膜顶四部分（图6-15）。胸膜顶是肋胸膜和纵隔胸膜向上延续的部分，包被肺尖的上方。

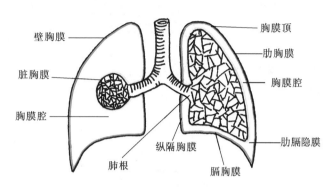

图6-15　胸膜与胸膜腔

4. **肋膈隐窝**　　是肋胸膜与膈胸膜相互移行处所形成的半环形潜在性腔隙（图6-15），当深吸气时，肺下缘也不能进入该隐窝。肋膈隐窝为胸膜腔的最低部位，当胸腔积液时，液体首先积聚于此，为临床胸膜腔穿刺抽液的部位。

5. **胸膜下界的体表投影**　　胸膜下界为肋胸膜与膈胸膜的反折线（图6-16）。内侧端右侧起于第6胸肋关节，左侧起于第6肋软骨。两侧都斜向外下，在锁骨中线处与第8肋相交，在腋中线与第10肋相交，在肩胛线与第11肋相交，终止于第12胸椎高度。

第四节　纵　　隔

纵隔是两侧纵隔胸膜之间所有器官和组织的总称。前界为胸骨，后界为脊柱胸段，上界是胸廓上口，下界是膈，两侧为纵隔胸膜。纵隔的分部通常为四分法（图6-17），即以胸骨角平面为界，将其分为**上纵隔**和**下纵隔**。下纵隔又以心包为界分为三部分：胸骨和心包之间的部分称**前纵隔**；心包、心脏及相连的大血管根部称**中纵隔**；心包与脊柱胸段之间的部分称**后纵隔**。

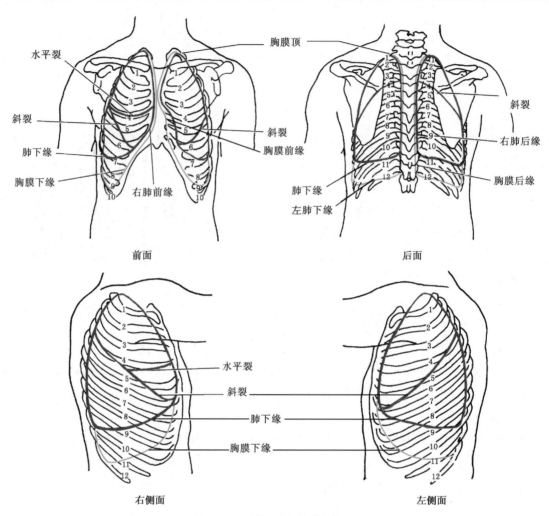

前面

后面

右侧面

左侧面

图6-16 胸膜与肺的体表投影

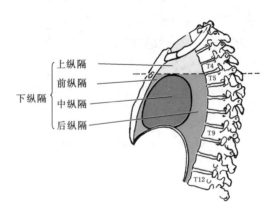

图6-17 纵隔的分区

第七章　泌尿系统

　　泌尿系统由两只肾、两条输尿管、一个膀胱和一条尿道组成(图7-1),主要功能是排出机体新陈代谢中产生的废物和多余的水,维持机体内环境的平衡和稳定。肾是产生尿液的器官,输尿管输送尿液到膀胱储存,由尿道将尿液排出体外。

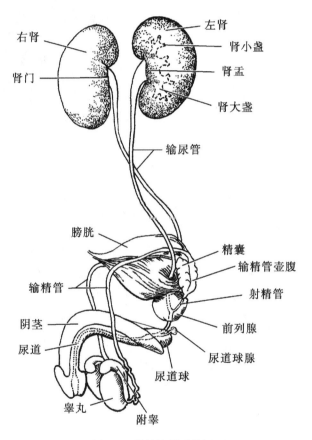

图7-1　男性泌尿系统概观

第一节　肾

一、肾 的 形 态

　　肾是成对的实质性器官,形似蚕豆。肾表面光滑,新鲜时呈红褐色。肾分内、外两缘,前、后两面和上、下两端。肾的外侧缘隆凸,内侧缘中部凹陷,称**肾门**,是肾动脉、肾静脉、肾盂、淋巴管和神经出入的门户。出入肾门的诸结构被结缔组织包绕形成**肾蒂**。肾门凹向肾内的腔隙,称**肾窦**,其内有肾小盏、肾大盏、肾盂、肾动脉的分支、肾静脉的属支、淋巴管、神经和脂肪等。

二、肾 的 结 构

肾实质可分为位于浅层的肾皮质和深层的肾髓质(图7-2)。**肾皮质**富含血管,新鲜时呈红褐色,约占肾实质浅层的1/3,由肾小体与肾小管组成。部分肾皮质伸入至深部肾髓质中的肾锥体之间,称**肾柱**。**肾髓质**呈浅红色,约占肾实质的2/3,由15～20个肾锥体组成。**肾锥体**呈圆锥形,底朝向肾皮质,尖端圆钝,朝向肾窦。2～3个肾锥体尖端合并成一个**肾乳头**,突入**肾小盏**。肾产生的终尿,经肾乳头顶端的乳头孔流入肾小盏内。每个肾含有7～8个肾小盏。在肾窦内,2～3个肾小盏汇合成一个**肾大盏**,2～3个肾大盏再汇合成一个**肾盂**。肾盂出肾门向下逐渐变细,移行为输尿管。

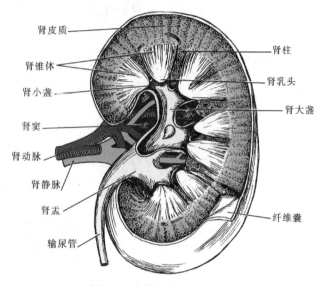

图7-2 右肾冠状切面后面观

三、肾 的 被 膜

肾的外面包有三层被膜,由内向外依次为:纤维囊、脂肪囊和肾筋膜(图7-3)。

纤维囊包裹于肾实质的表面,薄而坚韧,由致密的结缔组织和弹性纤维构成,对肾实质起保护作用。正常状态下,纤维囊与肾实质易于剥离,病理状态时则与肾实质粘连。

脂肪囊位于纤维囊的外面,包裹肾和肾上腺,对肾起缓冲外力的弹性垫作用。

肾筋膜由结缔组织构成,包在脂肪囊的外面,并发出一些结缔组织小梁穿脂肪囊与纤维囊相连,有肾起固定作用。肾筋膜分两层,在肾及肾上腺的上方和肾的外侧相互融合,在肾下方及内侧两层间形成开放的间隙,有输尿管通过。

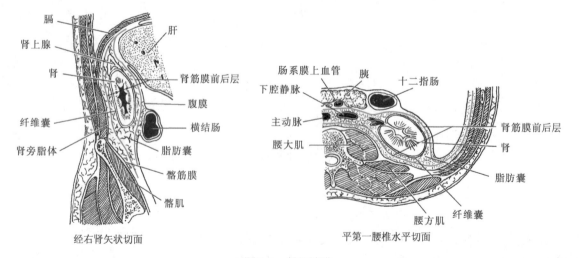

图7-3 肾的被膜

四、肾的位置

肾（图7-4、图7-5）位于脊柱两侧的腹膜后间隙内，两肾上端靠近，下端略分开。左肾比右肾略高。肾门约平第1腰椎，距后正中线约5 cm。临床上将竖脊肌外侧缘与第12肋之间的夹角，称**肾区**，肾有疾病时，肾区会有叩击痛。

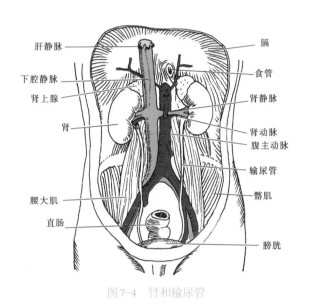

图7-4　肾和输尿管　　　　　　　　　　　　　　图7-5　肾的位置

第二节　输　尿　管

输尿管为成对的细长肌性管道，位于腹膜后间隙，长20～30 cm。按其行程可分为腹部、盆部和壁内部（图7-4）。从肾盂至骨盆上口之间为**输尿管腹部**；从骨盆上口至膀胱底之间为**输尿管盆部**。输尿管末端斜穿膀胱壁，开口于膀胱底，称**输尿管壁内部**。

输尿管自上而下有三处狭窄：第一狭窄位于肾盂与输尿管的移行处；第二狭窄位于骨盆上口，跨越髂血管处；第三狭窄位于输尿管壁内部。肾结石和输尿管结石易滞留在这些狭窄部位。

第三节　膀　　胱

膀胱为一肌性囊状储尿器官，其形状、大小、位置和壁的厚度可随尿液充盈程度而异。成人的容量为350～500 mL。

一、膀胱的形态

膀胱在空虚时近似三棱锥体形，分尖、体、底和颈四部，各部之间无明显的分界线（图7-6）。**膀胱尖**朝向前上方,**膀胱底**朝向后下方,呈倒置的三角形。尖与底之间为**膀胱体**。膀胱的最下部为**膀胱颈**,其下端有尿道口。男性膀胱颈邻前列腺;女性膀胱颈邻尿生殖膈。

二、膀胱的位置

膀胱的前方为耻骨联合。膀胱底的后方,男性有精囊、输精管壶腹和直肠;女性为子宫颈和阴道上部。膀胱颈的下方,男性与前列腺底相接;女性与尿生殖膈相接。膀胱空虚时完全位于盆腔内,充盈时膀胱上腹膜反折线可上移至耻骨联合上方(图7-7)。临床上利用这种解剖关系在耻骨联合上方行膀胱穿刺术或手术切口,可不伤及腹膜和污染腹膜腔。

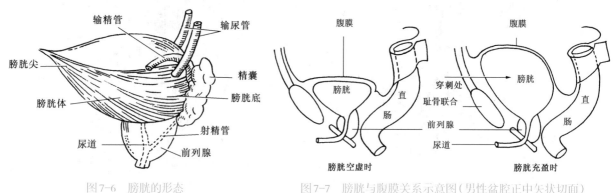

图7-6 膀胱的形态　　　　图7-7 膀胱与腹膜关系示意图(男性盆腔正中矢状切面)

三、膀胱壁的结构

膀胱内面被覆黏膜,当膀胱空虚时,黏膜聚集成皱襞,充盈时皱襞消失。在膀胱底的内面,两侧输尿管口与尿道内口之间的三角形区域,称**膀胱三角**(图7-8)。此处膀胱黏膜与肌层紧密连接,缺少黏膜下层组织,无论膀胱扩张或收缩,始终保持光滑。膀胱三角是肿瘤、结核和炎症的好发部位。在膀胱三角内,两侧输尿管口之间有一条横行的黏膜皱襞,称**输尿管间襞**。

第四节　尿　　道

尿道是排尿的管道。男性尿道兼具排精功能,详见男性生殖系统。

女性尿道长3～5 cm,较男性尿道短、直、宽,易于扩张。女性尿道约平耻骨联合下缘起自膀胱的尿道内口,走向前下方,穿过尿生殖膈,止于阴道前庭内前方的尿道外口。

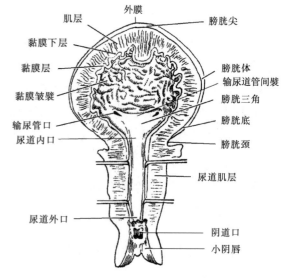

图7-8 女性膀胱与尿道冠状切面

第八章 生 殖 系 统

生殖系统是人体产生生殖细胞用来繁殖后代的系统,包括男性生殖系统和女性生殖系统,其主要功能是产生生殖细胞、繁殖后代、分泌性激素、形成并维持第二性征。男女生殖系统的器官均分为内生殖器和外生殖器两部分。内生殖器由生殖腺、生殖管道和附属腺组成,外生殖器则以两性交接器官为主。会阴与生殖系统关系密切,也在本章叙述。

第一节 男性生殖系统

男性生殖系统包括男性内生殖器和男性外生殖器(图8-1)。男性内生殖器由生殖腺(睾丸)、输精管道(附睾、输精管、射精管、男性尿道)和附属腺体(精囊、前列腺、尿道球腺)组成。睾丸产生精子和分泌雄性激素。精子先储存于附睾内,当射精时,精子经附睾管、输精管、射精管和尿道排出体外。前列腺、精囊和尿道球腺的分泌液参与组成精液,供给精子营养并有利于精子的活动。男性外生殖器为阴茎和阴囊,阴茎是男性的交接器官,阴囊容纳睾丸和附睾。

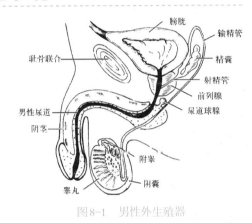

图8-1 男性外生殖器

一、男性内生殖器

(一) 生 殖 腺

男性生殖腺是睾丸。**睾丸**是产生男性生殖细胞——精子以及分泌雄性激素的器官。睾丸(图8-2、图8-3)位于阴囊内,左、右各一,呈扁椭圆形,分上、下两端,内侧、外侧两面和前、后两缘。上端和后缘与附

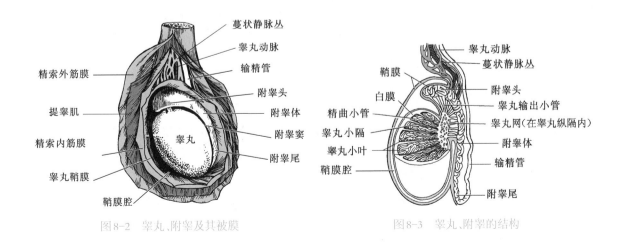

图8-2 睾丸、附睾及其被膜　　　　　　　图8-3 睾丸、附睾的结构

睾相连,后缘为**系膜缘**,是血管、神经和淋巴管出入睾丸之处。

睾丸表面有一层坚厚而致密的纤维膜,称**白膜**,包被整个睾丸。白膜在睾丸的后缘增厚,并突入睾丸内形成**睾丸纵隔**。从纵隔发出许多睾丸小隔,呈放射状将睾丸实质分成100～200个**睾丸小叶**。每一小叶内含有2～4条盘曲的精曲小管。精子由精曲小管产生。小管之间的结缔组织内有分泌男性激素的间质细胞。精曲小管汇合成精直小管。精直小管进入睾丸纵隔后交织成**睾丸网**。由睾丸网发出12～15条睾丸输出小管,经睾丸后缘上部进入附睾头。

（二）输 精 管 道

输精管道包括附睾、输精管、射精管、男性尿道。男性尿道在男性外生殖器部分叙述。

1. 附睾　　呈新月形,贴附于睾丸的上端和后缘(图8-2、图8-3)。上端膨大为**附睾头**,中部为**附睾体**,下端为**附睾尾**。睾丸输出小管进入附睾后,弯曲盘绕形成膨大的附睾头,末端汇合成一附睾管。**附睾管**迂回盘曲构成附睾体和附睾尾。附睾尾向上弯曲移行为输精管。附睾的功能是储存精子,分泌附睾液供精子营养,促进精子成熟。

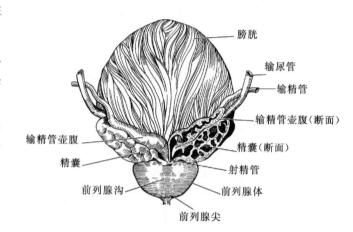

图8-4　膀胱、前列腺及精囊后面观

2. 输精管　　是附睾管的末端直接延续形成的细长管道,壁厚腔小,呈圆索状,全长约50 cm。依其行程可分为睾丸部、精索部、腹股沟管部和盆部四部(图8-1、图8-4)。

(1)睾丸部:起于附睾尾,沿睾丸后缘上升至睾丸上端。

(2)精索部:介于睾丸上端与腹股沟管皮下环之间的一段,包被于精索内。此部位于皮下,位置表浅,是临床施行输精管结扎的常用部位。

(3)腹股沟管部:位于腹股沟管内。

(4)盆部:始于腹股沟管腹环,沿盆腔侧壁行向后下方,经输尿管末端前方转至膀胱底的后面,并膨大形成输精管壶腹,末端变细,与精囊的排泄管汇合成射精管。

精索(图8-2)是一对柔软的圆索状结构,介于睾丸上端至腹股沟管腹环之间,内含输精管、睾丸动脉、蔓状静脉丛、神经和淋巴管等。由外向内包有精索外筋膜、提睾肌、精索内筋膜三层被膜。

3. 射精管　　由输精管的末端与精囊的排泄管汇合而成(图8-5)。射精管很短,长约2 cm,从后方斜穿入前列腺,开口于尿道的前列腺部。

（三）附 属 腺 体

附属腺体包括前列腺、精囊和尿道球腺。这些腺体分泌嗜碱性液体,有营养和稀释精子的作用,与精子混合成精液。精液为乳白色液体,正常一次排出量为2～5 mL,含精子3亿～5亿个。

1. 前列腺　　是不成对的实质性器官,由腺组织和平滑肌组成,外面包有筋膜鞘。呈前、后稍扁的栗子形,上端宽大称前列腺底,邻接膀胱颈;下端尖细称前列腺尖,位于尿生殖膈上;底与尖之间的部分为前列腺体。

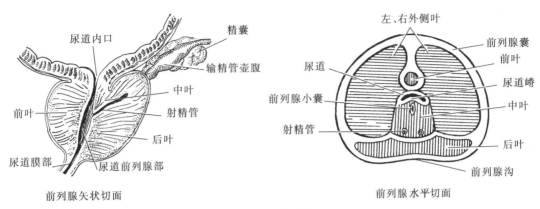

图8-5　前列腺

前列腺（图8-4、图8-5）可分为五叶，即前、中、后和两侧叶。前叶很小，位于尿道前方，左、右侧叶之间。中叶又名前列腺峡，呈楔形，位于尿道后方，左、右射精管和两侧叶之间。后叶位于射精管的后下方，并向上包在中叶和两侧叶的后面。两个侧叶紧贴尿道的侧壁，位于后叶的前面。

前列腺位于膀胱与尿生殖膈之间，前列腺底与膀胱颈相邻，前列腺的前方为耻骨联合，后方为直肠（图8-6）。直肠指诊时可触及前列腺后面的前列腺沟。

2. 精囊　为一对椭圆形囊状器官，表面凹凸不平。精囊位于膀胱底的后方，输精管壶腹的外侧。其排泄管与输精管末端汇合成射精管（图8-5）。

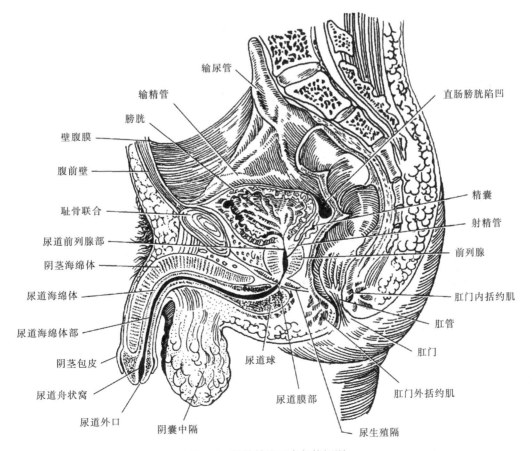

图8-6　男性骨盆正中矢状切面

3. 尿道球腺 是一对豌豆大的球形腺体,位于尿道膜部的后外侧,包藏在会阴深横肌内。尿道球腺的排泄管细长,开口于尿道球部。其分泌物参与精液的组成。

二、男性外生殖器

(一)阴 囊

为位于阴茎后下方的囊袋状结构。**阴囊壁**由皮肤和肉膜组成(图8-7)。阴囊皮肤薄而柔软,有少量阴毛,富有伸缩性,呈黑褐色,含有大量皮脂腺和汗腺。肉膜为浅筋膜,含有平滑肌,可调节阴囊内的温度,有利于精子的发育与生存。肉膜在正中线处向深处发出阴囊中隔,将阴囊分为左、右两腔,容纳睾丸、附睾和精索等。

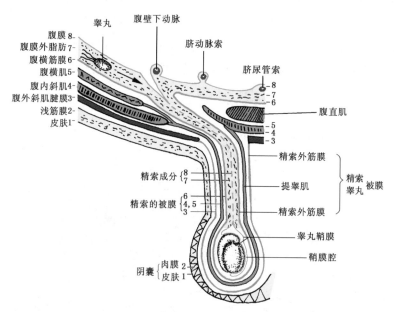

图8-7 睾丸的被膜及阴囊结构示意图

(二)阴 茎

为男性的性交器官,可分为头、体和根三部(图8-8)。阴茎主要由两条**阴茎海绵体**和一条**尿道海绵体**组成,外包筋膜和皮肤(图8-9、图8-10)。两条阴茎海绵体位于阴茎的背侧;尿道海绵体位于阴茎海绵体的腹侧,前端膨大为阴茎头,后端膨大为尿道球。尿道贯穿尿道海绵体全长。**海绵体**由许多海绵体小梁和腔隙组成,外面都包有坚厚的海绵体白膜。三个海绵体外面共同包有浅、深筋膜和皮肤。阴茎皮肤薄而柔软,富有伸展性。皮肤在阴茎颈处折叠形成双层游离的环形皱襞,包绕阴茎头,称**阴茎包皮**。包皮与阴茎头之间的腔隙,称**包皮腔**。包皮前端游离缘围成的口,称**包皮口**。在阴茎头腹侧中线上,包皮与尿道外口相连的皮肤皱襞,称**包皮系带**。

(三)男性尿道

兼有排尿和排精的功能。起于膀胱的尿道内口,终于阴茎头的尿道外口。成人尿道长16～22 cm。

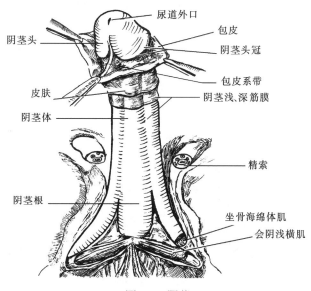

图 8-8 阴茎

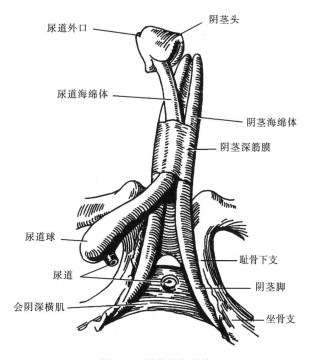

图 8-9 阴茎的海绵体

根据行程,男性尿道可分为三部,即前列腺部、膜部和海绵体部。临床上将前列腺部和膜部称**后尿道**,海绵体部称**前尿道**。

1. **前列腺部**　为纵贯前列腺的一段尿道,其管腔呈梭形,后壁有射精管及前列腺管的开口。

2. **膜部**　是穿过尿生殖膈的部分,管径较细,其周围有骨骼肌形成的控制排尿的尿道膜部括约肌。

3. **海绵体部**　位于尿道海绵体内,其近侧行于尿道球内的一段,管腔扩大,称**尿道球部**,有尿道球腺导管的开口;在阴茎头内,近尿道外口处,尿道扩大,称尿道舟状窝。

男尿道全程粗细不等,有三个狭窄、三个扩大和两个弯曲。三个狭窄是在尿道内口、膜部和尿道外口,以尿道外口最窄。三个扩大是在尿道前列腺部、尿道球部和尿道舟状窝。两个弯曲是耻骨下弯和耻骨前弯(图8-6)。**耻骨前弯**位于耻骨联合的前下方,凹向后下方,可随阴茎上举而消失;**耻骨下弯**位于耻骨联合后下方,凹向前上方,恒定不变。临床上行膀胱镜检查或导尿时应注意这些解剖特点,以免损伤尿道。

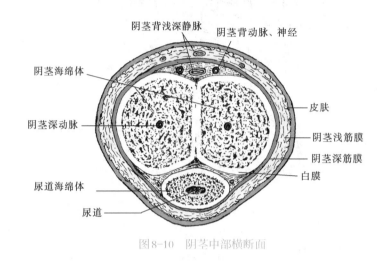

图8-10 阴茎中部横断面

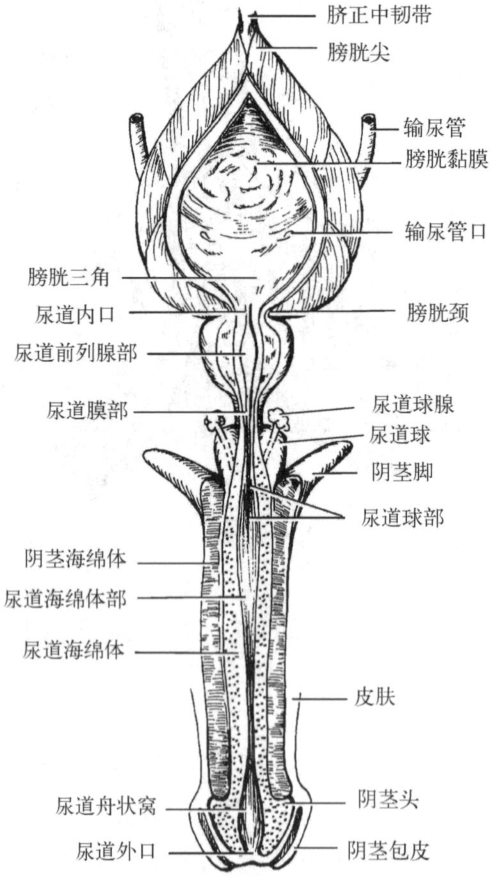

图8-11 男性尿道(前面)

第二节 **女性生殖系统**

女性生殖系统包括女性内生殖器和女性外生殖器(图8-12)。女性内生殖器由生殖腺(卵巢)、**输卵管道**(输卵管、子宫和阴道)以及附属腺体(前庭大腺)组成。女性外生殖器即女阴。卵巢产生卵子和分泌女性激素。卵巢产生的卵子成熟后,以破溃卵巢表面的生殖上皮的方式排至腹膜腔,再经生殖管腹腔口进入输卵管,在输卵管壶腹内受精后移至子宫腔,植入子宫内膜发育成胎儿。分娩时,子宫收缩,胎儿出子宫口,经阴道娩出。女性乳房是授乳器官,也附在本节叙述。

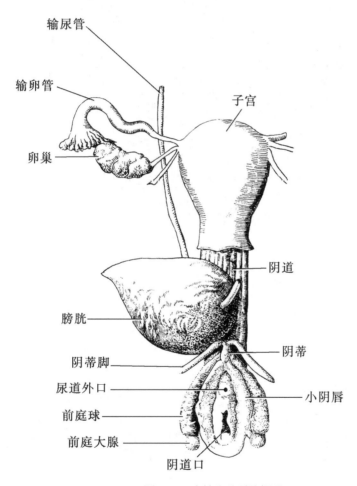

图8-12 女性生殖系统概观

一、女性内生殖器

(一)生 殖 腺

女性的生殖腺是卵巢。**卵巢**为成对的实质性器官,具有产生卵子和分泌雌激素的作用。卵巢(图8-

12、图 8-13、图 8-14、图 8-15)呈扁椭圆形,灰红色,分上、下两端,前、后两缘和内、外两面。卵巢的后缘游离,前缘借系膜连于子宫阔韧带,其中部有血管、神经、淋巴管出入,称**卵巢门**。外侧面紧贴盆腔侧壁;内侧面朝向骨盆腔,与小肠相邻;上端与输卵管伞接触,称输卵管端,借卵巢悬韧带连于骨盆上口侧缘;下端借卵巢固有韧带连于子宫底,称子宫端。卵巢位于盆腔侧壁髂内、外动脉形成的夹角内,外被腹膜,为腹膜内位器官。

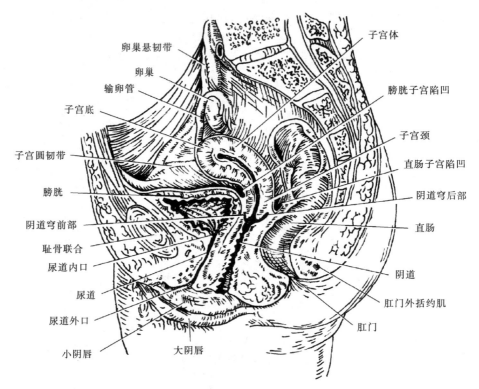

图 8-13　女性骨盆正中矢状切面

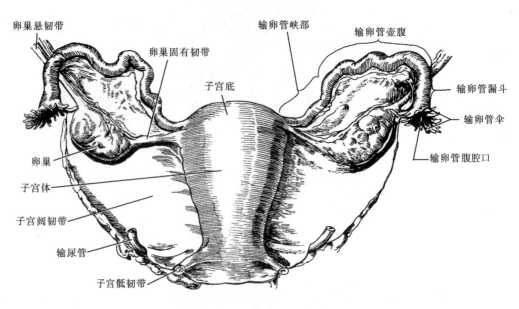

图 8-14　女性内生殖器(后面观)

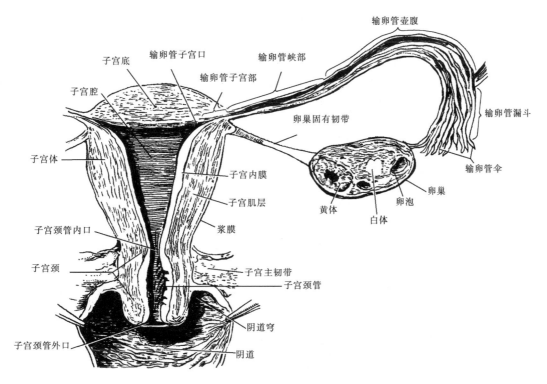

图8-15 女性内生殖器(冠状切面)

（二）生 殖 管 道

包括输卵管、子宫和阴道。

1. 输卵管　是输送卵子的肌性管道(图8-12、图8-13、图8-14、图8-15),位于子宫阔韧带的上缘内。其内侧端穿子宫角开口于子宫腔,称**输卵管子宫口**,外侧端在卵巢上端以**输卵管腹腔口**开口于腹膜腔,故女性腹膜腔借输卵管、子宫和阴道与外界相通。

输卵管较为弯曲,长10～12cm,各段形态不同,由内侧向外侧可分为四部。

（1）**输卵管子宫部**：为输卵管穿过子宫壁的部分,管腔狭窄,以输卵管子宫口通子宫腔。

（2）**输卵管峡部**：占输卵管游离部的内侧1/3,短直而狭窄,壁较厚,血管较少,是输卵管结扎术的常选部位。

（3）**输卵管壶腹部**：约占输卵管游离部的外侧2/3,管腔膨大而弯曲,血管丰富,是精子与卵子受精之处。

（4）**输卵管漏斗**：为输卵管外侧端呈漏斗状膨大的部分,向后下弯曲覆盖于卵巢的后缘和内侧面。漏斗末端的中央是输卵管腹腔口,开口于腹膜腔。卵巢排出的卵细胞由此进入输卵管。输卵管漏斗的游离缘伸出许多指状突起,称**输卵管伞**,覆盖于卵巢的表面,是临床手术中识别输卵管的标志。其中一条较大的突起连于卵巢,称**卵巢伞**。有人认为卵巢伞有引导卵子进入输卵管漏斗的作用。

临床上常将卵巢和输卵管称**子宫附件**。

2. 子宫　是中空的肌性器官(图8-12、图8-13、图8-14、图8-15),是孕育胎儿和产生经血之处。成人未孕子宫呈前、后稍扁倒置的梨形,长7～9cm,宽4～5cm,厚2～3cm,可分为底、体和颈三部分。

（1）**子宫底**：为两侧输卵管子宫口以上的部分,宽而圆凸。与输卵管相连处称子宫角。

（2）**子宫体**：是子宫底与子宫颈之间的部分,前、后略扁。

（3）**子宫颈**：是子宫下段较窄而呈圆柱状的部分。子宫颈又可分为两部分，其中位于阴道上方的部分，称**子宫颈阴道上部**，占子宫颈全长的上2/3；子宫颈突入阴道内的一段，称**子宫颈阴道部**，占子宫颈全长的下1/3。子宫体与子宫颈阴道上部的上端之间较为狭细的部分，称**子宫峡**。

子宫内腔较为狭窄，分为上、下两部。位于子宫体内的腔，称**子宫体腔**，呈前、后略扁的倒置三角形。底的两端为输卵管子宫口。位于子宫颈内的腔，称**子宫颈管**，呈梭形，向上经子宫颈管内口通子宫体腔，向下经**子宫颈管外口**（即子宫口）通阴道。子宫口，未经产妇为圆形，边缘光滑整齐，经产妇则为横裂状。

子宫位于盆腔的中央，膀胱与直肠之间（图8-13）。下端接阴道，两侧有输卵管和卵巢。未妊娠时，子宫底位于小骨盆入口平面以下，子宫颈的下端在坐骨棘平面稍上方。正常成年未孕女子的子宫呈**前倾前屈位**。**前倾**指整个子宫向前倾斜，子宫的长轴与阴道的长轴形成一个向前开放的钝角，稍大于90°。**前屈**指子宫体与子宫颈之间形成的一个向前开放的钝角，约为170°。子宫有较大的活动性，膀胱和直肠的充盈程度可影响子宫的位置。

子宫的正常位置依赖尿生殖膈和盆底肌的承托以及韧带的固定牵引。这些结构的松弛或损伤，都可引起子宫位置的改变。子宫的韧带（图8-16）有以下4对。

（1）**子宫阔韧带**：是连于子宫体两侧的双层腹膜皱襞，呈冠状位，将子宫固定于盆腔侧壁，可限制子宫向两侧移位。

（2）**子宫圆韧带**：为平滑肌和结缔组织构成的圆索状结构，起于子宫角、输卵管子宫口的下方，在子宫阔韧带的两层腹膜间向前外侧弯行，穿经腹股沟管出皮下环，止于阴阜和大阴唇皮下，是维持子宫前倾的主要韧带。

（3）**子宫主韧带**：由平滑肌和结缔组织构成，位于子宫阔韧带的基部，连于子宫颈阴道上部的两侧与盆腔侧壁之间，是防止子宫下垂的主要韧带。

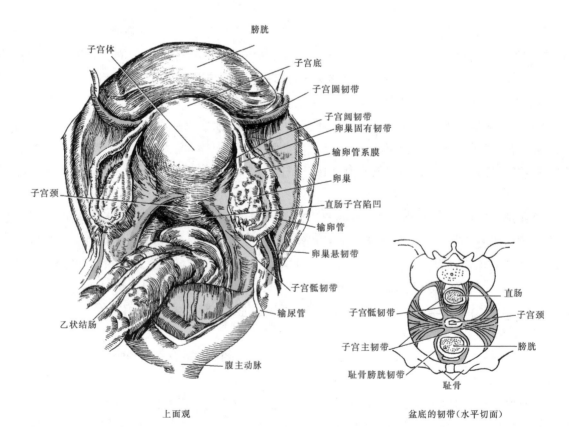

上面观　　　　　　　　　　　　　　　　盆底的韧带（水平切面）

图8-16　子宫固定装置示意图

（4）**骶子宫韧带**：由平滑肌和结缔组织构成，从子宫颈后面的上外侧向后弯行，绕过直肠的两侧，止于骶骨前面的筋膜。此韧带向后上方牵引并固定子宫颈，与子宫圆韧带一起维持子宫的前倾前屈位。

3. **阴道**　　为连接子宫和外生殖器的肌性管道，是女性的交接器官，也是排出月经和分娩胎儿的管道（图8-13）。阴道的下端较窄，以阴道口开口于阴道前庭；上端宽阔，包绕子宫颈的阴道部，两者之间的环形凹陷，称**阴道穹**，分为前穹、后穹和侧穹。其中以阴道后穹最深，其后上方即为直肠子宫陷凹，两者间仅隔以阴道后壁和覆盖其上的腹膜。临床上可经阴道后穹行腹膜腔穿刺抽液，以协助诊断和治疗。阴道位于盆腔内，前邻膀胱底和尿道，后邻直肠。阴道下部穿过尿生殖膈处，有肛提肌和尿道阴道括约肌列于阴道两侧，对阴道下部有括约作用。

二、女性外生殖器

女性外生殖器（图8-16、图8-17），即女阴，包括阴阜、大阴唇、小阴唇、阴道前庭、阴蒂、前庭球和前庭大腺等。

阴道前庭是两侧小阴唇之间的裂隙。前部有尿道外口，后部有较大的阴道口。在小阴唇与阴道口之间的沟内，左、右各有一前庭大腺导管的开口。

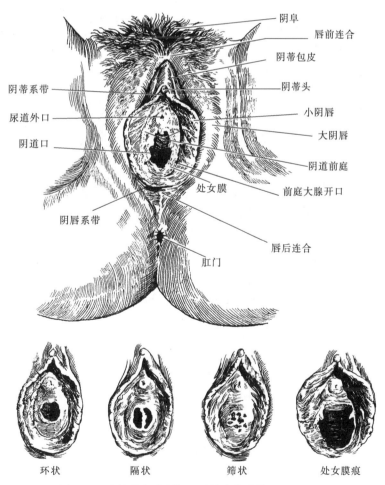

图8-17　女性外生殖器概观及处女膜形状

前庭大腺又称 Bartholin 腺，形如豌豆，位于阴道口两侧，前庭球的后方，阴道括约肌的深面。以细小导管开口于阴道口的两侧，其分泌物有润滑阴道口的作用。

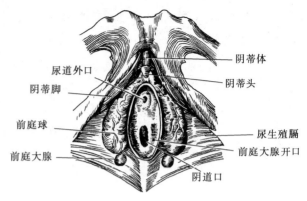

图8-18　阴蒂、前庭球和前庭大腺

［附］女 性 乳 房

乳房为人类和哺乳动物特有的腺体，是最大的皮肤腺。男性乳房不发达，女性乳房于青春期后开始显著发育生长，在妊娠和哺乳期有分泌活动。

（一）女性乳房的形态和位置（图8-19）

成年未产妇的乳房呈半球形，紧张而富有弹性。乳房中心有**乳头**，平第4肋间隙或第5肋。乳头表面有许多裂隙状陷窝，窝内有输乳管开口，称**输乳孔**。乳头的周围有色泽较深的环形皮肤区，称**乳晕**，其表面有许多小结节，深面为**乳晕腺**，可分泌脂状物滑润乳头。乳头和乳晕的皮肤较薄，易受损伤而感染。女性乳房位于胸大肌和胸筋膜表面，在第3肋至第6肋之间，内侧至胸骨旁线，外侧至腋中线。

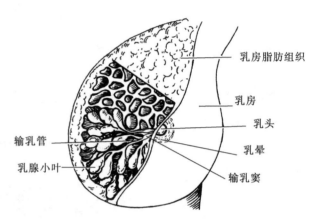

图8-19　成年女性乳房示意图

（二）女性乳房的构造

乳房主要由皮肤、皮下脂肪、纤维组织和乳腺构成（图8-20）。纤维组织主要包绕乳腺，并嵌入乳腺，将乳腺分成15～20个乳腺叶。**乳腺叶**以乳头为中心呈放射状排列。每叶有一排泄管，称**输乳管**。输乳管在近乳头处扩大成**输乳管窦**，其末端变细，开口于乳头。乳房手术时，应采用放射状切口，以减少对输乳管和乳腺的损伤。乳房表面的皮肤与乳腺深面的深筋膜之间，连有许多结缔组织小束，称**乳房悬韧带**或Cooper韧带，对乳房有支持和固定作用。

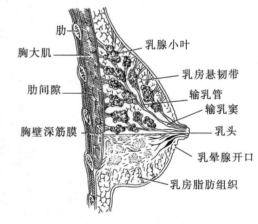

图8-20　女性乳房构造

第三节　会　阴

一、会阴的境界和分区

会阴有狭义和广义之分。**狭义会阴**即**产科会阴**，指肛门与外生殖器之间狭小区域的软组织。**广义**

会阴(图8-21)指封闭小骨盆下口的所有软组织,呈菱形,其前界为耻骨联合下缘;后界为尾骨尖;两侧为耻骨下支、坐骨支、坐骨结节和骶结节韧带。以两侧坐骨结节的连线为界,将会阴分为:前方的**尿生殖(三角)区**和后方的**肛(三角)区**。

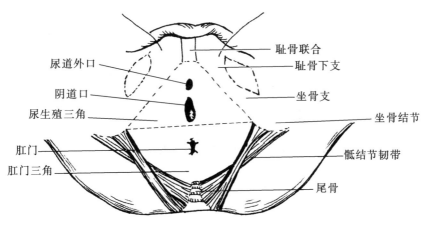

图8-21 会阴的境界和分区

二、盆膈的构成

肛三角的肌群包括肛提肌、尾骨肌和肛门外括约肌等。两侧肛提肌会合后封闭骨盆下口大部分,中央有直肠通过(图8-22)。两侧肛提肌前内侧之间留有一个三角形的裂隙,称**盆膈裂孔**,下方被尿生殖膈封闭。肛三角的深筋膜分为两层,衬覆于肛提肌和尾骨肌的上、下面,称盆膈上筋膜和盆膈下筋膜。盆膈上、下筋膜及其间的肛提肌和尾骨肌共同组成**盆膈**(图8-23、图8-24),封闭肛三角。其中央有肛管通过,对承托盆腔脏器有重要作用。

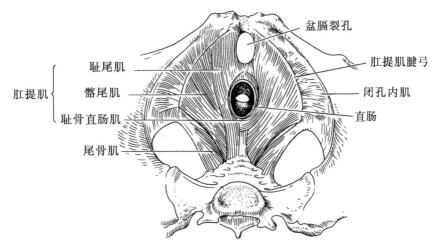

图8-22 肛提肌和尾骨肌上面观

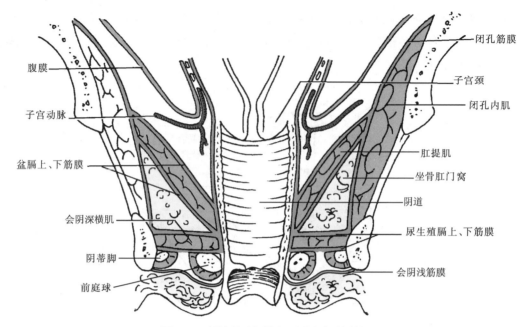

图8-23　男性骨盆冠状切面（通过后尿道）

腹膜

子宫动脉

盆膈上、下筋膜

会阴深横肌

阴蒂脚

前庭球

闭孔筋膜

子宫颈

闭孔内肌

肛提肌

坐骨肛门窝

阴道

尿生殖膈上、下筋膜

会阴浅筋膜

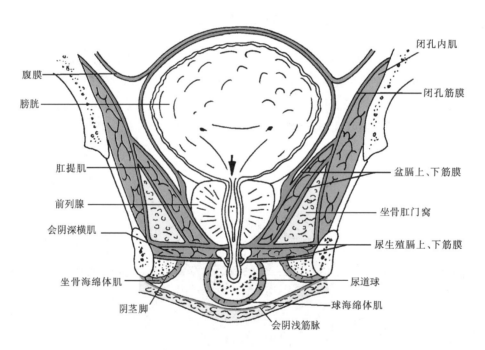

图8-24　女性盆腔冠状切面（通过阴道）

腹膜

膀胱

肛提肌

前列腺

会阴深横肌

坐骨海绵体肌

阴茎脚

闭孔内肌

闭孔筋膜

盆膈上、下筋膜

坐骨肛门窝

尿生殖膈上、下筋膜

尿道球

球海绵体肌

会阴浅筋脉

三、尿生殖膈的构成

尿生殖三角的肌群分浅、深两层（图8-25、图8-26）。浅层肌包括会阴浅横肌、坐骨海绵体肌和球海绵体肌。深层肌包括会阴深横肌、尿道括约肌（女性为尿道阴道括约肌）。尿生殖三角的深筋膜分两层，分别覆盖于会阴深横肌和尿道括约肌的上、下面，称尿生殖膈上筋膜和尿生殖膈下筋膜。尿生殖膈上、下筋膜及其间的会阴深横肌和尿道括约肌共同构成**尿生殖膈**（图8-23、图8-24），封闭尿生殖三角。男性有尿道、女性有尿道及阴道穿过尿生殖膈。

四、坐骨肛门窝

在肛提肌与臀大肌及坐骨结节之间有一深的凹陷,称**坐骨肛门窝(坐骨直肠窝)**(图8-23 ~ 图8-26),此窝呈尖向上、底向下的楔形。窝内有大量的脂肪及血管、神经,是肛门周围脓肿常发生的部位。

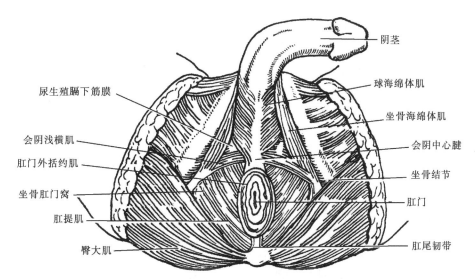

图8-25　男性会阴肌(浅层)

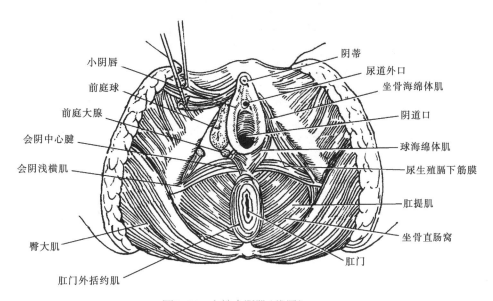

图8-26　女性会阴肌(浅层)

第九章　腹　　膜

　　腹膜（图9-1）是覆盖于腹、盆腔壁内面和腹、盆腔脏器表面的一层薄而光滑的浆膜，呈半透明状。根据覆盖部位不同，腹膜可分为壁腹膜和脏腹膜。**壁腹膜**贴衬于腹、盆腔壁的内表面。壁腹膜与腹、盆腔壁之间还有一层薄而不均匀的疏松结缔组织，内含脂肪，称腹膜外筋膜。**脏腹膜**覆盖于腹、盆腔各脏器的表面，与其所覆盖的器官紧密相连，构成各脏器的浆膜。壁腹膜和脏腹膜互相移行、延续，共同形成一个不规则的潜在囊状间隙，称**腹膜腔**，内含少量浆液。男性腹膜腔完全封闭；女性腹膜腔则经输卵管腹腔口、输卵管、子宫和阴道与外界相通。腹膜正常分泌少许浆液至腹膜腔内，起润滑作用。腹膜具有分泌、吸收、保护、支持、修复等功能。

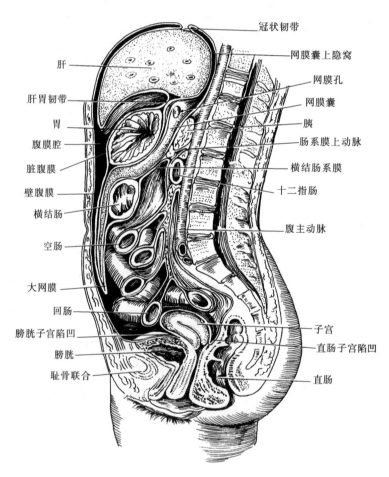

图9-1　女性腹腔正中矢状切面（示腹膜垂直配布）

第一节　腹膜与所覆被脏器的关系

按照脏腹膜覆被各脏器的范围大小,可将腹腔和盆腔内的脏器分为三类(图9-2)。

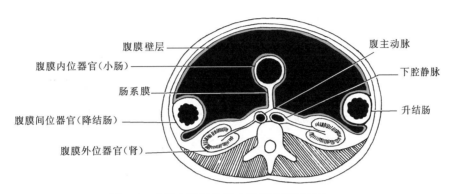

图9-2　腹膜与脏器的关系示意图(横断面)

一、腹膜内位器官

凡腹盆腔器官的表面几乎全被腹膜覆被者,称腹膜内位器官。如胃、空肠、回肠、阑尾、横结肠、乙状结肠、脾、卵巢和输卵管等。

二、腹膜间位器官

凡腹盆腔器官的三面或表面大部分被腹膜覆被者,称腹膜间位器官。如肝、胆囊、升结肠、降结肠、直肠上段、膀胱和子宫等。

三、腹膜外位器官

凡腹盆腔器官仅有一面(多为前面)被腹膜覆被者,称腹膜外位器官。如十二指肠降部和水平部、直肠中段、胰、肾、肾上腺、输尿管等。

了解器官与腹膜的覆被关系有重要临床意义。部分腹膜间位器官和腹膜外位器官(如肾、肾上腺、输尿管、膀胱等)的手术,常可在腹膜腔外进行,不需打开腹膜通过腹膜腔,以避免腹膜腔的感染和术后器官的粘连。

第二节　腹膜形成的结构

腹膜从腹腔和盆腔壁移行于脏器或者从一个器官移行到另一个器官的过程中,形成了许多腹膜结构,包括网膜、系膜和韧带等,对器官起支持和固定作用。

一、网 膜

网膜薄而透明，是与胃大弯和胃小弯相连的双层腹膜皱襞，包括小网膜和大网膜（图9-3）。

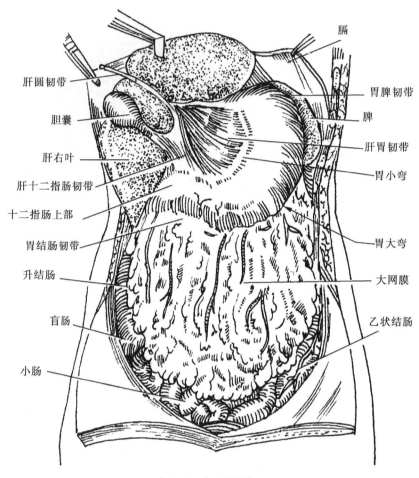

图9-3 大、小网膜

1. 小网膜　　是由肝门向下移行于胃小弯和十二指肠上部之间的双层腹膜结构。左侧从肝门连于胃小弯的部分称**肝胃韧带**；右侧从肝门连于十二指肠上部之间的部分称**肝十二指肠韧带**，内含有出入肝门的肝固有动脉（左前方）、胆总管（右前方）、肝门静脉（后方）等。肝十二指肠韧带右缘游离，其后方为网膜孔。

2. 大网膜　　是连于胃大弯和横结肠之间的四层腹膜结构，形似围裙覆盖于小肠和结肠前面。前两层的腹膜是由胃前、后壁的脏腹膜沿胃大弯下垂而成，下垂至腹下部后又反折向上，构成大网膜的后两层，上行至横结肠，再分别包绕横结肠前、后面并向上方延续为横结肠系膜。大网膜的前两层经横结肠前面下垂时常与横结肠前壁愈着，此时自胃大弯至横结肠之间的大网膜前两层称**胃结肠韧带**。成人大网膜的四层常融合为一体。大网膜中含有丰富的脂肪组织和巨噬细胞，具有保护腹腔脏器、包围炎性病灶、限制炎症蔓延等功能。

3. 网膜囊　　是位于小网膜和胃后壁与腹后壁之间的一个扁窄的腹膜间隙，属于腹膜腔的一部分，又称小腹膜腔。区别于网膜囊以外的大腹膜腔,二者间借网膜孔相通。

　　4. 网膜孔　　又称 Winslow孔,孔径仅可容纳1～2指。网膜孔(图9-4)的上界为肝尾状叶,下界为十二指肠上部,前界为肝十二指肠韧带,后界为覆盖于下腔静脉前面的腹膜。

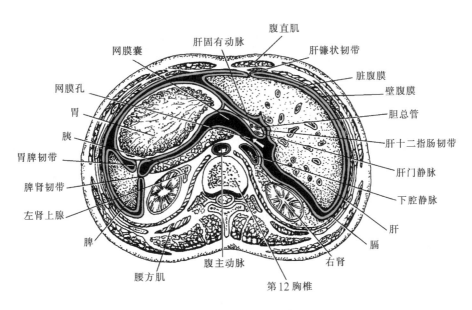

图9-4　腹腔横断面(平网膜孔)

二、系　　膜

　　系膜是将器官连于腹后壁或其他结构上的双层腹膜结构,其内含有出入该器官的血管、神经及淋巴管和淋巴结等(图9-5)。主要的系膜有**肠系膜**、**阑尾系膜**、**横结肠系膜**和**乙状结肠系膜**等。**肠系膜**是将空、回肠系连于腹后壁的双层腹膜。肠系膜附着于腹后壁的部分称**肠系膜根**,起自第二腰椎体左侧,斜向右下,止于右侧骶髂关节前方。肠系膜内含有肠系膜上动、静脉及其分支、属支,以及淋巴管、淋巴结、神经和脂肪等。由于肠系膜根仅长15 cm,而其小肠缘长达5～7 m,故肠系膜形成扇形,并折叠成许多皱褶。

三、韧　　带

　　腹膜形成的韧带不同于运动系统中的韧带,由壁腹膜移行于脏腹膜或系连于各器官之间的腹膜构成,多数为双层,少数为单层,对脏器有固定作用。如肝胃韧带、肝十二指肠韧带、镰状韧带、冠状韧带、胃脾韧带、脾肾韧带、膈脾韧带、胃结肠韧带和胃膈韧带等。

四、腹膜皱襞、隐窝和陷凹

　　1. 腹膜皱襞　　是腹、盆壁与脏器之间或脏器与脏器之间腹膜形成的隆起,其深部常有血管走行。在腹前外侧壁脐以下的内面有五条腹膜皱襞,即位于正中的一条**脐正中襞**、一对**脐内侧襞**和一对**脐外侧襞**。

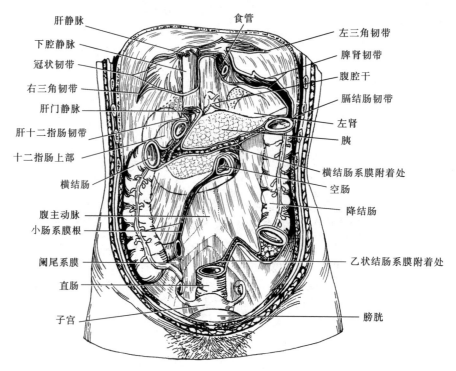

肝静脉
下腔静脉
冠状韧带
右三角韧带
肝门静脉
肝十二指肠韧带
十二指肠上部
横结肠
腹主动脉
小肠系膜根
阑尾系膜
直肠
子宫

食管
左三角韧带
脾肾韧带
腹腔干
膈结肠韧带
左肾
胰
横结肠系膜附着处
空肠
降结肠
乙状结肠系膜附着处
膀胱

图9-5 腹后壁腹膜的配布

2. 腹膜隐窝 是指腹膜形成的皱襞与皱襞之间或皱襞与壁腹膜之间围成的小间隙。如**肝肾隐窝**、**盲肠后隐窝**、**乙状结肠间隐窝**等。

3. 陷凹 是位于盆腔脏器之间较大而恒定的腹膜间隙。男性在膀胱与直肠之间有**直肠膀胱陷凹**（图8-5）。女性在膀胱与子宫之间有**膀胱子宫陷凹**，在子宫与直肠之间有**直肠子宫陷凹**（Douglas腔）（图8-14）。直立或半卧位时，男性的直肠膀胱陷凹和女性的直肠子宫陷凹为腹膜腔的最低处，腹腔有积液或积血时，易在此处积存。临床上可进行直肠穿刺和阴道后穹穿刺以进行诊断和治疗。

第三篇

脉管系统

　　脉管系统是分布于人体各部的一套连续封闭的管道系统,包括心血管系统和淋巴系统。心血管系统由心、动脉、毛细血管和静脉组成,血液在其中循环流动。淋巴系统包括各级淋巴管道、淋巴器官和淋巴组织。淋巴液沿淋巴管道向心流动,最终汇入心血管系统。

第十章　心血管系统

第一节　心血管系统总论

一、心血管系统的组成

心血管系统由心、动脉、毛细血管和静脉组成。

1. **心**　　主要由心肌构成,是连接动脉、静脉的枢纽和心血管系统的动力器官。心被房间隔和室间隔分为互不相通的左、右两半心,每半心又分为心房和心室,心房和心室借房室口相通,故心有四个室腔,即左心房、左心室、右心房和右心室。心房接受静脉,心室发出动脉。

2. **动脉**　　是运送血液离心的血管。动脉由心室发出后,反复分支,越分越细,依管腔大小分为大、中、小动脉,最后移行于毛细血管。

3. **毛细血管**　　是连接小动脉和小静脉末梢间的细小血管,相互交织成网状,形成毛细血管网。毛细血管是血液与血管外组织进行物质交换的场所。

4. **静脉**　　是起于毛细血管的静脉端引导血液回心的血管。毛细血管汇合成小静脉,在向心回流过程中不断接受属支,逐渐汇合成中静脉和大静脉,最后注入心房。

二、血液循环

血液从心室射出,经动脉、毛细血管和静脉返回心房。这种周而复始的循环流动,称血液循环。血液循环可分为相互连续的体循环和肺循环两部分(图10-1)。

1. **体循环**　　左心室收缩时,将富含氧和营养的血液由左心室射入主动脉,经主动脉及其各级分支到达全身的毛细血管,血液在此与周围组织和细胞进行物质交换,将代谢产物和二氧化碳等带回血液,通过各级静脉属支,最后经上、下腔静脉及冠状窦汇入右心房,这一循环途径称**体循环**。其特点是途径长,流经范围广,也称**大循环**。

2. **肺循环**　　右心室收缩时将富含二氧化碳的静脉血从右心室射出,经肺动脉主干及其各级分支,到达肺泡的毛细血管网,血液在肺泡内进行气体交换,排出二氧化碳,吸进新鲜氧气,将富含氧的血液经肺静脉汇入左心房,再从左心房进入左心室,这一循环途径称**肺循环**。其特点是路程较短,流经范围小,主要是经肺进行气体交换,故又称**小循环**。

三、血管吻合

血管吻合是指在动脉与动脉之间、静脉与静脉之间以及动脉与静脉之间,借血管吻合支、交通支、侧副支彼此相连而形成的广泛吻合(图10-2、图10-3)。

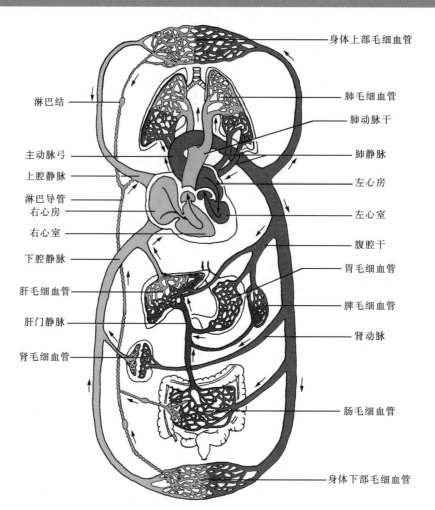

身体上部毛细血管

淋巴结

肺毛细血管

肺动脉干

肺静脉

主动脉弓

上腔静脉

左心房

淋巴导管
右心房

左心室

右心室

腹腔干

下腔静脉

胃毛细血管

肝毛细血管

脾毛细血管

肝门静脉

肾动脉

肾毛细血管

肠毛细血管

身体下部毛细血管

图10-1 血液循环示意图

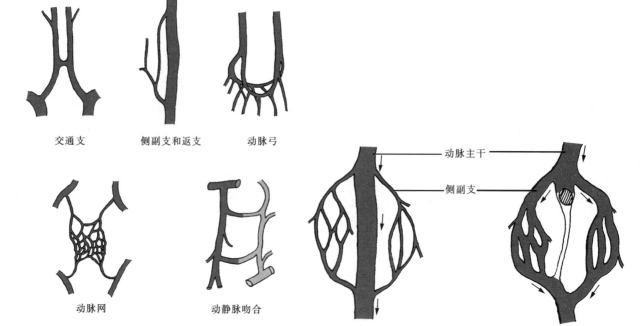

交通支　　　　侧副支和返支　　　动脉弓

动脉网　　　　　动静脉吻合

动脉主干

侧副支

图10-2 血管吻合形式　　　　　　　　图10-3 侧支吻合和侧支循环

第二节　心

心是血液循环的动力器官,为中空的肌性器官,周围裹以心包。

一、心的位置

心(图10-4)位于胸腔的中纵隔内,约2/3位于身体正中线的左侧,1/3位于正中线的右侧。心的前方平对胸骨体及第2～第6肋软骨;后方平对第5～第8胸椎,与左主支气管、食管、左迷走神经、主动脉胸部相邻;两侧借纵隔胸膜与肺相邻;上方连有出入心的大血管;下方邻膈。心的长轴与前正中线构成约45°角。

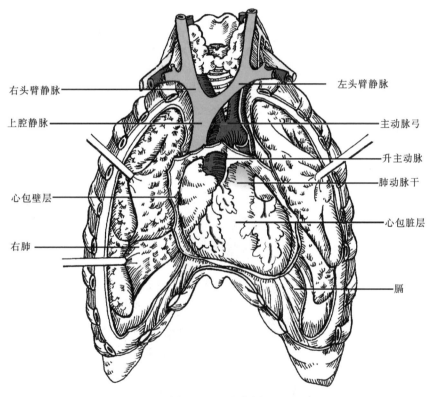

图10-4　心的位置

二、心的外形

心略呈倒置的圆锥体,大小似本人拳头。心的外形(图10-5,图10-6)可分为一尖、一底、二面、三缘和四条沟。

1. 心尖　钝圆、游离,由左心室构成,朝向左前下方,与左胸前壁贴近,故其在胸骨左侧第5肋间隙锁骨中线内侧1～2 cm处,可扪及心尖搏动。

2. 心底　朝向右后上方,大部分由左心房,小部分由右心房构成。上、下腔静脉分别从上、下方开口于右心房;左、右两对肺静脉分别从两侧注入左心房。心底后面隔心包后壁与食管、左迷走神经和主动脉胸部等相邻。

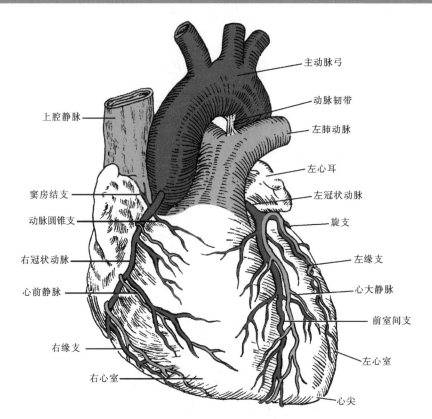

图10-5　心的外形和血管（1）

主动脉弓
动脉韧带
左肺动脉
左心耳
左冠状动脉
旋支
左缘支
心大静脉
前室间支
左心室
心尖

上腔静脉
窦房结支
动脉圆锥支
右冠状动脉
心前静脉
右缘支
右心室

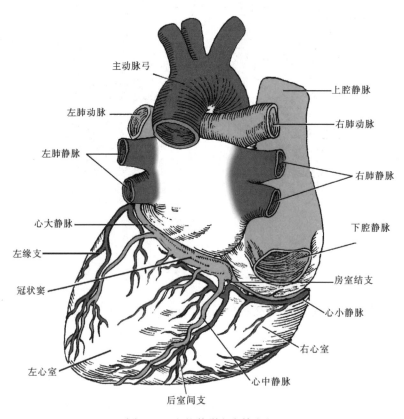

图10-6　心的外形和血管（2）

主动脉弓
左肺动脉
左肺静脉
心大静脉
左缘支
冠状窦
左心室
后室间支

上腔静脉
右肺动脉
右肺静脉
下腔静脉
房室结支
心小静脉
右心室
心中静脉

3. **两面** 即朝向前方的胸肋面和朝向下后的膈面。

（1）胸肋面或前面：朝向前方，大部分由右心房和右心室构成，小部分由左心耳和左心室构成。胸肋面上部可见起于右心室的肺动脉干，行向左上方，起于左心室的升主动脉在肺动脉干后方向右上方行走。心的前方大部分被肺和胸膜所覆盖，只有左肺心切迹内侧部分与胸骨体下部左半及左侧第4～第6肋软骨相邻。

（2）膈面或下面：大部分由左心室构成，小部分由右心室构成，朝向下后，近乎水平位，隔心包与膈相邻。

4. **三缘** 下缘较锐利，近水平位，略向左下方倾斜，大部分由右心室和心尖构成。右缘垂直向下，由右心房构成。左缘斜向左下，钝圆，绝大部分由左心室构成，仅上方小部分有左心耳参与。

5. **四条沟**

（1）**冠状沟**：靠近心底处近似冠状位，前方被肺动脉干所中断，它是心房和心室在心表面的分界标志。

（2）**前室间沟**和**后室间沟**：在心室的胸肋面和膈面各有一条自冠状沟向心尖右侧延伸的浅沟，分别称前室间沟和后室间沟，是左、右心室在心表面的分界。前、后室间沟在心尖右侧的会合处稍凹陷，称**心尖切迹**。

（3）**房间沟**：在心底，右心房与右上、下肺静脉交界处的浅沟，与房间隔后缘一致，是左、右心房在心表面的分界。后房间沟、后室间沟与冠状沟的相交处称**房室交点**，是心表面的一个重要标志。

三、心 腔 结 构

心被房间隔和室间隔分为左、右两半心，左、右半心又被分成左、右心房和左、右心室4个腔，同侧心房和心室借房室口相通。

1. **右心房** 位于心的右上部，壁薄而腔大。右心房（图10-7）可分为前方的固有心房和后方的腔静脉窦两部分。右心房表面有一位于上、下腔静脉前缘间的浅沟，称**界沟**，在右心房腔面有与界沟相对应的一条纵行肌性隆起，称**界嵴**。**固有心房**前部向左突出的部分，称**右心耳**。腔面有许多大致平行的肌束，称**梳状肌**，它们起自界嵴，止于右房室口。右心房的**腔静脉窦**内壁光滑，上方有**上腔静脉开口**，下方有**下腔静脉开口**，后者开口的前缘有胚胎时残留的下腔静脉瓣。位于下腔静脉口和右房室口之间，有**冠状窦口**，窦口下部有半月形的冠状窦瓣。

右心房的后内侧壁为房间隔，其下部有一卵圆形凹陷，称**卵圆窝**，为胎儿时期卵圆孔闭合后的遗迹，此处缺乏心肌，心壁较薄弱，是房间隔缺损的好发部位。右心房的出口为右房室口。

2. **右心室** 位于右心房的前下方，构成胸肋面的大部分。右心室（图10-8）室腔略呈锥体形，壁较薄，约是左心室厚度的1/3。室腔底部有右房室口和肺动脉口，两口之间的室壁上有一条弓状肌性隆起，称**室上嵴**，将右心室分为流入道（窦部）和流出道（漏斗部）两部分。

（1）右心室流入道：从右房室口至心尖，室壁有许多纵横交错的肌性隆起，称**肉柱**，其中基部附于心室壁，尖端突入心室腔，呈锥形肌肉隆起，称**乳头肌**，分为前乳头肌、后乳头肌和隔侧乳头肌。在前乳头肌根部有一条肌束横过室腔到室间隔，称**隔缘肉柱（节制索）**，其内含心的传导束，有防止心室过度扩张的功能。右心室流入道的入口为**右房室口**，呈卵圆形。口周围有纤维环，称**三尖瓣环**，环上附有3个近似三角形的瓣叶，称**三尖瓣**，分为前尖、后尖和隔侧尖。两个相邻瓣膜之间的瓣膜组织称连合，因此有3个瓣连合即前内侧连合、后内侧连合和外侧连合。各个瓣膜的边缘与其心室面连有多条**腱索**，腱索向下连于室壁上的乳头肌。心室的纤维环、瓣膜、腱索和乳头肌在功能上是一个整体，称**三尖瓣复合体**。它们共同保证血液的单向流动。

（2）右心室流出道：又称**动脉圆锥**或漏斗部，位于右心室前上方，内壁光滑无肉柱，呈锥体状，其上端借肺动脉口通肺动脉干。**肺动脉口**周缘附有3个半月形的**肺动脉瓣**，瓣膜游离缘中点增厚部分称半月瓣

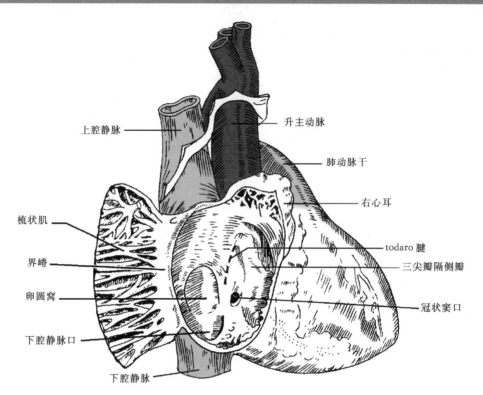

上腔静脉

升主动脉

肺动脉干

右心耳

梳状肌

界嵴

卵圆窝

下腔静脉口

下腔静脉

todaro 腱

三尖瓣隔侧瓣

冠状窦口

图10-7 右心房

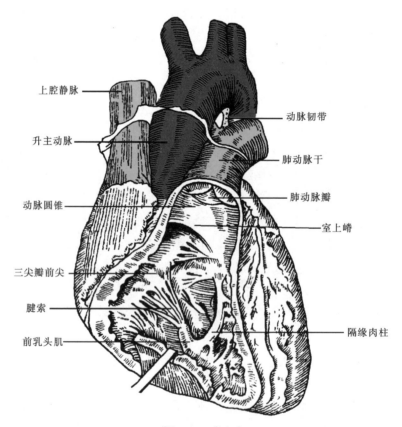

上腔静脉

升主动脉

动脉圆锥

三尖瓣前尖

腱索

前乳头肌

动脉韧带

肺动脉干

肺动脉瓣

室上嵴

隔缘肉柱

图10-8 右心室

小结。当心室收缩时,肺动脉瓣开放血液流入肺动脉;当心室舒张时,3个袋状瓣膜被倒流的血液充盈,使瓣膜相互靠拢,肺动脉口关闭,半月瓣小结互相紧贴,阻止血液反流入心室。动脉圆锥的下界为室上嵴,前壁为右心室前壁,内侧壁为室间隔。

3. 左心房 位于右心房的左后方,构成心底的大部,是4个心腔最靠后的部分,其前方有升主动脉和肺动脉,后方隔着心包与食管相毗邻。左心房(图10-9)前部向右前突出的部分,称**左心耳**,内壁有梳状肌,凹凸不平呈海绵状。左心房后部腔面光滑,后部两侧各有上、下肺静脉的开口,将肺循环内富含氧的血经肺静脉注入左心房,左心房出口为左房室口。

4. 左心室 位于右心室的左后方,室腔近似圆锥形,心室壁厚9～12mm,约为右心室的3倍,左心室腔(图10-9、图10-10)以二尖瓣前尖为界可分为流入道(窦部)和流出道(主动脉前庭)两部分。

(1)左心室流入道:是左心室左下较大区域,又称左心室窦部,内壁粗糙不平,入口是**左房室口**,口周围有纤维环,称**二尖瓣环**。环上有两片近似三角形的瓣膜,称**二尖瓣**,分成前尖和后尖两个瓣。各瓣都通过腱索连于前、后壁上的前、后乳头肌。左心室乳头肌较右心室的强大。同样,二尖瓣环、二尖瓣、腱索和乳头肌在功能上作为一个整体,故称**二尖瓣复合体**,是防止血液逆流的装置。

(2)左心室流出道:是左心室前内侧的部分,又称**主动脉前庭**,壁光滑无肉柱,缺乏伸展性和收缩性,其出口是**主动脉口**,口周围有附有3个袋口向上的半月形瓣膜,称**主动脉瓣**,大而坚韧,按瓣的方位可分为主动脉瓣左、右和后半月瓣,每瓣游离缘中央的半月瓣小结明显。每个瓣膜与主动脉壁之间形成袋状的内腔称**主动脉窦**,分别为左、右、后3个窦。左、右窦内分别有左、右冠状动脉的开口。当心室收缩时,主动脉瓣开放,血液射入动脉;当心室舒张时,二尖瓣和两侧的心房和心室的收缩和舒张是同步的。当尖瓣开放,主动脉瓣和肺动脉瓣关闭,血液由心房射心室收缩时,二尖瓣和三尖瓣关闭,主动脉瓣和肺动脉瓣关闭,血液由心房射入心室。

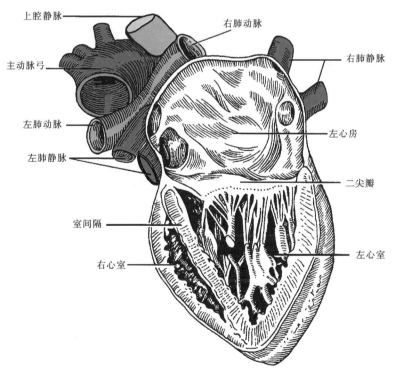

图10-9 左心房和左心室

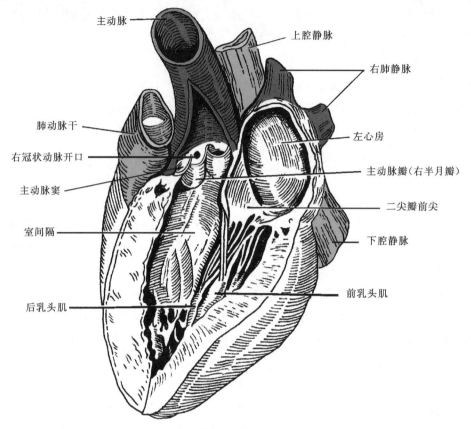

图10-10　左心室

四、心 的 构 造

（一）心　　壁

心壁由心内膜、心肌层和心外膜构成。

1. 心内膜　是衬在心腔内面的一层光滑的薄膜，由内皮和内皮下层构成，心内膜的内皮与血管内皮相连续。内皮下层位于基膜外，以结缔组织为主，此层有小血管、淋巴管、神经及心传导系分支，心的各瓣膜就是由心内膜折叠并夹一层致密的结缔组织而构成的。

2. 心肌层　是构成心壁的主体，由心肌和心肌间质组成。心肌（图10-11）包括心房肌和心室肌。心房肌较薄，由浅、深两层组成，浅层横行，深层呈襻形或环状。位于腔静脉口、肺静脉口及卵圆窝周围的心肌有括约作用，可防止血液逆流。心室肌肥厚，左心室肌最发达，分为浅、中、深3层。浅层斜行，在心尖处肌捻成心涡，然后进入深部移行为深层的乳头肌和肉柱。

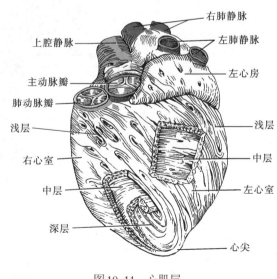

图10-11　心肌层

中层的环行位于浅、深两层之间,环绕左、右心室。深层纵行,位于中层的深面。在心房肌与心室肌之间有结缔组织形成的支持性结构,称**心纤维骨骼**。心房肌、心室肌都附着于心纤维骨骼,并将心房肌与心室肌分开而不延续,故心房和心室可分别收缩。心肌间质包括心肌胶原纤维、弹性纤维、血管、淋巴管、神经及一些非心肌细胞成分等,充填于心肌纤维之间。

3. **心外膜** 被覆于心肌层和大血管根部的表面,即浆膜性心包的脏层,表面为间皮,间皮下为薄层疏松结缔组织,含较多的脂肪组织。

(二)心纤维性支架

又称心纤维骨骼(图10-12),位于左、右房室口、肺动脉口和主动脉口的周围,由致密结缔组织构成,包括左、右纤维三角、4个瓣纤维环(肺动脉瓣环、主动脉瓣环、二尖瓣环和三尖瓣环)、圆锥韧带和室间隔膜部等。心纤维性支架质地坚韧而富有弹性,提供了心肌纤维和心瓣膜的附着处,在心肌运动中起支持和稳定作用。

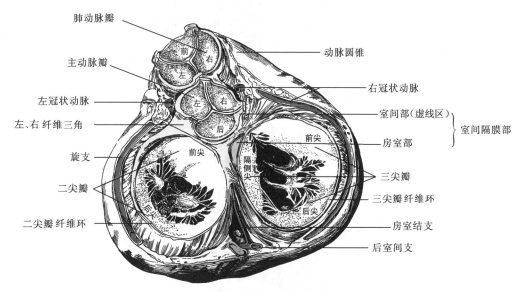

图10-12 心的纤维支架

(三)房间隔和室间隔(图10-13)

1. **房间隔** 位于左、右心房之间,由两层心内膜中间夹心房肌纤维和结缔组织构成。房间隔右侧面中下部有卵圆窝,是房间隔最薄弱处。

2. **室间隔** 位于左、右心室之间,与正中矢状面成45°角,可分为肌部和膜部两部分。室间隔膜部为室间隔缺损的好发部位。

五、心的传导系

心的传导系是由特殊分化的心肌细胞构成,具有自律性和传导性,主要功能是产生和传导兴奋,控制心的节律性活动。心传导系(图10-14)包括:窦房结、结间束、房室结、房室束、左、右束支和Purkinje纤维网。

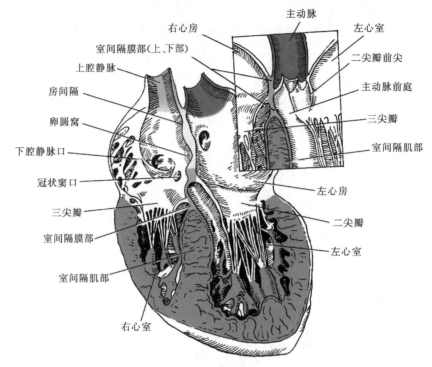

图10-13　房间隔和室间隔

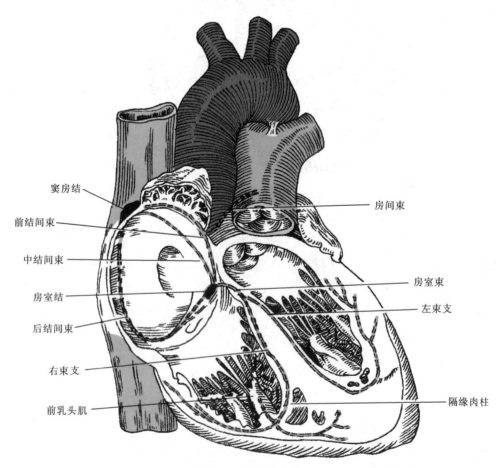

图10-14　心的传导系

1. **窦房结** 是心的正常起搏点,呈长梭形,位于上腔静脉与右心房交界处,在界沟上端的心外膜下。窦房结能自动地发出节律性兴奋,传至心房肌,使心房收缩,同时经结间束向下传至房室结。

2. **房室结** 呈扁椭圆形,位于冠状窦口与右房室口之间。房室结将来自窦房结的兴奋延搁并下穿至心室,使心房和心室肌依次先后顺序分开收缩。

3. **房室束** 又称His束,起于房室结前端,穿右纤维三角前行,沿室间隔膜部后下缘至室间隔肌部上缘分为左、右束支。

4. **左、右束支**

(1) 右束支细长,呈圆索状,沿室间隔膜部下缘,在右侧心内膜深面下行,经右室圆锥乳头肌的后方,向下沿隔缘肉柱至右心室前乳头肌根部,分散成浦肯野纤维(Purkinje纤维),并吻合成网,分布于右心室乳头肌和右室心肌细胞。

(2) 左束支呈扁带状,沿室间隔左侧心内膜深面下行,在肌性室间隔上、中1/3交界水平分前、后两支或前、中、后3支分别到前、后乳头肌根部和室间隔,分散交织成浦肯野纤维网,最后与心肌纤维相连,支配心肌纤维收缩。

5. **Purkinje纤维网** 左、右束支的分支在心内膜下交织成心内膜下Purkinje纤维网,主要分布在室间隔中下部,乳头肌的下部和游离室壁的下部,由该网发出的纤维进入心肌,在心肌内形成肌内Purkinje纤维网。

心的节律性收缩始于窦房结,它产生的兴奋借纤维传到左、右心房,使心房收缩,同时兴奋又借结间束传到房室结。在房室结内兴奋传导缓慢(约延搁0.04 s),再沿房室束、左、右束支及浦肯野纤维网传至心室肌,使心室肌开始收缩。

六、心 的 血 管

心的血液供应来自左、右冠状动脉;心的静脉血绝大部分经冠状窦回流到右心房,小部分直接汇入右心房。心本身的循环称**冠状循环**。

(一) 心 的 动 脉

包括左、右冠状动脉(图10-5、图10-6、图10-15)。

1. **左冠状动脉** 起于主动脉左窦,一般较右冠状动脉粗,长5 ～ 10 mm,经左心耳与肺动脉根部之间向左行,随即分为前室间支和旋支。**前室间支**沿前室间沟下行,绕过心尖切迹终于后室间沟下1/3部。前室间支分支分布于左室前壁、右室前壁一小部分、室间隔的前2/3及心传导系的右束支和左束支的前半。此外,从前室间支与旋支起端夹角处,还常发出对角支,斜向左下分布于左室前壁的一部分。**旋支**起始后沿冠状沟向左行,绕过心左缘至心膈面,发出**左缘支**分布于左室侧壁,发出**左室后支**分布于左室膈面,有时还发出窦房结支和房室结支。

2. **右冠状动脉** 起于主动脉右窦,经右心耳和肺动脉根部之间入冠状沟,向右行绕过心右缘经冠状沟后部至房室交点处常分为两支。一支较粗,为主干的延续,向下弯行,移行为**后室间支**,沿后室间沟下行,终于后室间沟下部,或与前室间支末梢吻合,分支分布于后室间沟两侧心室壁及室间隔后1/3部。另一支较细,为**左室后支**,向左,然后向下分布于左室后壁。右冠状动脉的其他分支有**动脉圆锥支**、**右缘支**、**窦房结支**和**房室结支**等。

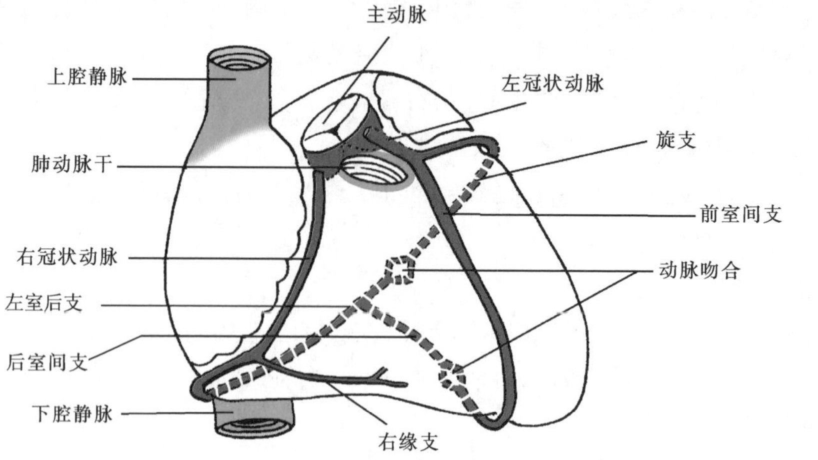

上腔静脉

肺动脉干

右冠状动脉

左室后支

后室间支

下腔静脉

主动脉

左冠状动脉

旋支

前室间支

动脉吻合

右缘支

图 10-15 心的动脉示意图

（二）心 的 静 脉

心壁的静脉最后大部分汇入冠状窦,然后注入右心房。**冠状窦**(图 10-6)的主要属支有心大静脉、心中静脉和心小静脉。此外,还有起于右心室前壁的心前静脉越过冠状沟直接注入右心房,位于心壁内的心最小静脉直接注入各心腔。

七、心 包

心包为包裹心和出入心大血管根部的锥体形纤维浆膜囊,分纤维心包和浆膜心包两层(图 10-16)。

1. 纤维心包　是坚韧的结缔组织囊,上方与大血管的外膜相连,下方与膈的中心腱愈着。

2. 浆膜心包　薄而光滑,分脏、壁两层。脏层紧贴心肌层表面,即心外膜,壁层居于纤维心包内面,脏、壁两层之间的潜在腔隙称**心包腔**,内含少量浆液,起润滑作用。

3. 心包窦　心包腔内位于升主动脉、肺动脉干后壁与上腔静脉、左心房前壁之间的间隙称**心包横窦**。在左心房后壁,左、右肺静脉,下腔静脉与心包后壁之间的间隙称**心包斜窦**。位于心包腔前大部,即心包前壁与膈之间的转折间隙,称**心包前下窦**。

心包的主要功能:一是可减少心脏跳动时的摩擦。二是防止心过度扩张,以保持血容量的相对恒定。同时作为一种屏障,可有效防止邻近部位的感染波及心。

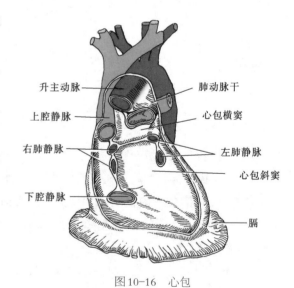

升主动脉

上腔静脉

右肺静脉

下腔静脉

肺动脉干

心包横窦

左肺静脉

心包斜窦

膈

图 10-16 心包

第三节 动 脉

动脉是运送血液离心的血管,从心室发出后,反复分支,越分越细,最后移行于毛细血管。由左心室发出的主动脉及各级分支运送动脉血;而由右心室发出的肺动脉干及其分支则运送静脉血。

一、肺循环的动脉

肺循环的动脉主干是肺动脉(图10-5),由右心室发出,是一粗短的动脉干,在升主动脉前方行向左后上方,于主动脉弓下方分为左、右两支:左肺动脉短而细,于左主支气管前方横行至左肺门处分2支进入左肺上、下叶;右肺动脉长而粗,于升主动脉和上腔静脉后方行向右至右肺门处分3支进入右肺上、中、下叶。

动脉韧带是连于肺动脉干分叉处偏左侧与主动脉弓凹侧的一条纤维性条索状韧带,由胚胎时期的动脉导管闭锁而形成。动脉导管若在出生后6个月仍未闭锁,即为先天性心脏病,称**动脉导管未闭**。

二、体循环的动脉

体循环的动脉主干是**主动脉**(图10-17),发自左心室,沿上腔静脉左侧向右前上方斜行称**升主动脉**,上行至右侧第2胸肋关节后方移行为**主动脉弓**,然后呈弓形转向左后至脊柱左前方,于第4胸椎体下缘水平,向下移行为**降主动脉**。

升主动脉在起始处,即主动脉左、右窦处,发出左、右冠状动脉至心。

主动脉弓凸侧自右向左依次发出3大分支:头臂干、左颈总动脉和左锁骨下动脉。**头臂干**为一较粗的短干,发出后向右上方行至右胸锁关节的后方,分为右颈总动脉和右锁骨下动脉。在主动脉弓壁外膜下分布有丰富的游离神经末梢,为压力感受器,可以感受血压的变化,参与血压的调节;主动脉弓下方,靠近动脉韧带处有2～3个粟粒状小体,称主动脉小球,为化学感受器。

降主动脉根据其行程可分为胸主动脉和腹主动脉。**胸主动脉**由第4胸椎体下缘处,沿

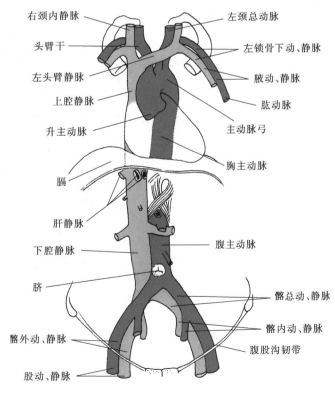

图10-17 主动脉分部

脊柱左前方下行,至第12胸椎前方,穿膈肌的主动脉裂孔进入腹腔,移行为腹主动脉。**腹主动脉**在腹后壁沿脊柱左前方下行至第4腰椎下缘处分为左、右髂总动脉。髂总动脉沿腰大肌内侧下行至盆腔,在骶髂关节处分为髂内动脉和髂外动脉。

体循环的动脉在全身各部的动脉主干分布可概括为:颈总动脉至头颈部,锁骨下动脉至上肢,胸主动脉至胸部,腹主动脉至腹部,髂内动脉至盆部,髂外动脉至下肢。

(一)头颈部的动脉

1. 颈总动脉　　　是分布至头颈部的主要动脉干(图10-18、图10-19),左侧起自主动脉弓,右侧起自头臂干。两侧的颈总动脉均经胸锁关节的后方,沿食管、气管和喉的外侧上行,至甲状软骨上缘处,分为颈内动脉和颈外动脉。颈总动脉分叉处有颈动脉窦和颈动脉小球两个重要结构(图10-20)。

(1)颈动脉窦:是颈总动脉末段与颈内动脉起始处的膨大部分,窦壁外膜中分布有丰富的游离神经末梢,为压力感觉器,可以感受血压的变化,参与血压的调节。

(2)颈动脉小球:是米粒大小的扁椭圆形小体,借结缔组织连于颈动脉权的后壁,为化学感受器,能感受血液中二氧化碳浓度的变化。

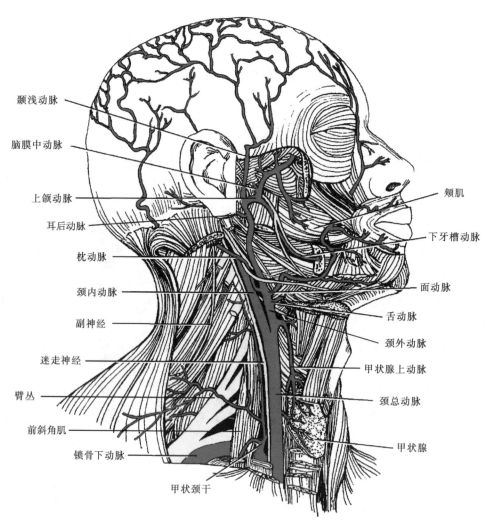

颞浅动脉
脑膜中动脉
上颌动脉
耳后动脉
枕动脉
颈内动脉
副神经
迷走神经
臂丛
前斜角肌
锁骨下动脉
甲状颈干

颊肌
下牙槽动脉
面动脉
舌动脉
颈外动脉
甲状腺上动脉
颈总动脉
甲状腺

图10-18　颈部的动脉

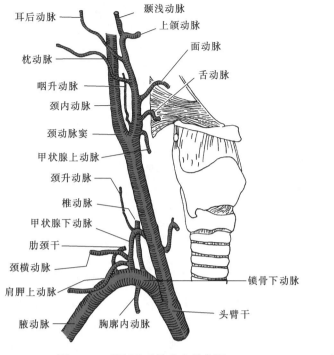

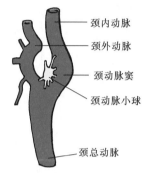

图 10-19　颈部的动脉分支示意图　　　图 10-20　颈动脉窦和颈动脉小球

（3）**颈外动脉**：由颈总动脉发出后行于颈内动脉前内侧，逐渐上行至其外侧，上行穿腮腺，至下颌颈水平分为颞浅动脉和上颌动脉两条终支。主要分支有：

1）**甲状腺上动脉**：由颈外动脉的起始处发出，行向前下方，至甲状腺侧叶上端附近时分为前后两支，进入甲状腺，并在腺体中部与甲状腺下动脉相吻合。

2）**舌动脉**：在平舌骨大角处发出，行向前内上方，经舌骨舌肌深面布于舌、舌下腺、腭扁桃体和口腔底等处。

3）**面动脉**：在平下颌角处发出，向前经咬肌前缘处浅出，绕下颌骨下缘上升至面部，沿口角及鼻翼外侧，迂回行向上内，至眼内眦部变细，改称内眦动脉。沿途分支营养下颌下腺、腭扁桃体及面侧区软组织。在咬肌前缘与下颌骨下缘交汇处可触摸到面动脉的搏动，当一侧面部出血时，可在此压迫面动脉进行止血。

4）**上颌动脉**：经下颌颈深面入颞下窝，在翼内、外肌之间行向前内至翼腭窝，沿途分支营养外耳道、鼓室、牙及牙龈、鼻腔、腭、颊、咀嚼肌、硬脑膜等结构。在下颌颈深面发出的脑膜中动脉，向上穿棘孔入颅腔后分为前、后两支，紧贴颅骨内面走行，分布于硬脑膜。前支经过颅侧面翼点内面，颞部骨折时易受损伤，导致硬脑膜外血肿。上颌动脉在下颌颈深面向下发出下牙槽动脉，经下颌孔入下颌管分布于下颌骨、牙龈等处，自颏孔穿出后，改名为**颏动脉**。

5）**颞浅动脉**：在外耳门前方上行至颞部浅出达皮下，沿途分支营养腮腺及额、颞、顶部软组织。在外耳门前上方颧弓根部可摸到其搏动，当头前外侧部外伤出血时，可在此处压迫止血。

此外，颈外动脉向后还发出枕动脉、耳后动脉及咽升动脉等。

（4）**颈内动脉**：由颈总动脉发出后，行向后内侧，在颅外无分支，垂直上升至颅底，穿颈动脉管入颅腔后，分支营养脑及视器（详见视器及中枢神经系统）。

2．锁骨下动脉　　左侧起自主动脉弓，右侧起自头臂干。锁骨下动脉（图10-19）在胸锁关节后方斜向外上至颈根部，呈弓形经胸膜顶前方，穿斜角肌间隙，至第1肋外侧缘延续为腋动脉。主要分支有：

（1）**椎动脉**：在前斜角肌的内侧由锁骨下动脉的起始段发出，向上穿第1～第6颈椎横突孔达颅底，沿寰椎椎动脉沟向内弯行，再经枕骨大孔入颅腔。在枕骨大孔前方斜坡处，两侧椎动脉汇合成一条基底动脉。椎动脉主要营养脑和脊髓。

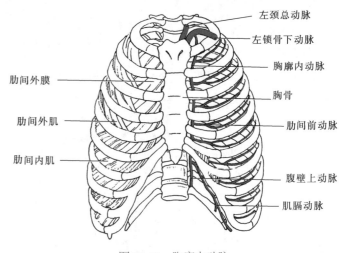

图10-21　胸廓内动脉

（2）**胸廓内动脉**：在椎动脉起始处的对侧发出，向下进入胸腔，距胸骨外侧缘约1 cm处，经第1～第6肋软骨后方下行，至第6肋软骨下缘处，分为**肌膈动脉**和**腹壁上动脉**（图10-21）。肌膈动脉沿肋弓行向外下，分支分布于下5个肋间隙和膈的上面等处；腹壁上动脉经胸肋三角穿膈肌进入腹直肌鞘，在腹直肌的深面下降，末支与腹壁下动脉吻合，分支营养腹直肌和腹膜。胸廓内动脉的分支还布于胸前壁、乳房及心包等处。

（3）**甲状颈干**：是一短干，由锁骨下动脉分出后分成数支至颈部和肩部。**甲状腺下动脉**发自甲状颈干，行向上内，于甲状腺侧叶下极入甲状腺，末支与甲状腺上动脉吻合，并分支分布于咽、喉、气管和食管。甲状颈干还分出肩胛上动脉、颈横动脉等分支，分布于颈、项、背、肩部肌。

（4）**肋颈干**：为一短的动脉干，分布于颈深部结构和第1、第2肋间隙后部。

（二）上 肢 的 动 脉

1．腋动脉　　是上肢的动脉主干，于第1肋外缘处续于锁骨下动脉，经腋窝至大圆肌下缘处移行为肱动脉（图10-22）。腋动脉的主要分支有：

（1）**胸肩峰动脉**：自胸小肌上缘处发出，分支分布于三角肌、胸大肌、胸小肌及肩峰等处。

（2）**胸外侧动脉**：自胸小肌下缘处发出，分支分布于胸大肌、胸小肌、前锯肌及乳房等处。

（3）**肩胛下动脉**：于肩胛下肌下缘处发出，分为**胸背动脉和旋肩胛动脉**。胸背动脉营养背阔肌和前锯肌。旋肩胛动脉穿三边孔至冈下窝，营养附近的肌肉，并与肩胛上动脉吻合。

（4）**旋肱后动脉**：伴腋神经穿四边孔，绕肱骨外科颈，分支分布于三角肌和肩关节，并与旋肱前动脉吻合。

（5）**旋肱前动脉**：经肱骨外科颈前方至肩关节，并与旋肱后动脉相吻合。

2．肱动脉　　在大圆肌下缘处续于腋动脉，沿肱二头肌内侧沟下行达肘窝，平桡骨颈高度分为桡动脉和尺动脉。在肱二头肌内侧，可触及肱动脉的搏动，是测量血压时听诊的位置。肱动脉位置表浅，当前臂和手部大出血时，可在肱二头肌内侧将肱动脉压向肱骨进行止血。肱动脉（图10-23）的主要分支有：

（1）**肱深动脉**：起于肱动脉的起始处，斜向后外与桡神经伴行，经桡神经沟下行，分支营养肱三头肌和肱骨，末支参与组成肘关节动脉网。

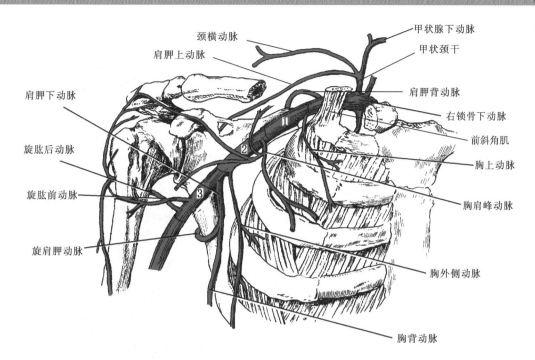

图10-22 腋动脉及其分支

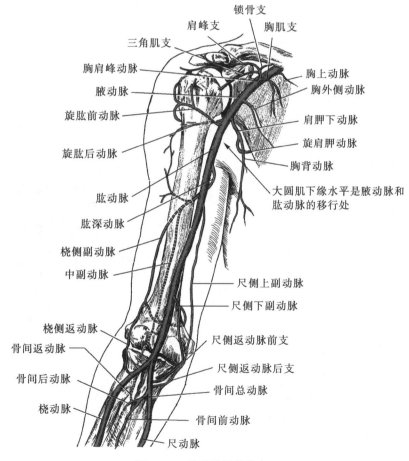

图10-23 肱动脉及其分支

（2）**尺侧上副动脉**：起于肱深动脉发出点的稍下方，伴尺神经下行，并转至肘关节后面，参与组成肘关节动脉网。

（3）**尺侧下副动脉**：由肱动脉在肱骨内上髁上方发出，经肱肌前方行向内侧，参与组成肘关节动脉网。

3. **桡动脉**　由肱动脉分出后在肱桡肌与旋前圆肌之间下行，经肱桡肌肌腱与桡侧腕屈肌肌腱之间下行至腕部，发出掌浅支后，绕桡骨茎突至手背，穿第1掌骨间隙达手掌深部，与尺动脉发出的掌深支吻合成掌深弓。在腕关节上方处，桡动脉位置浅表，可触及其搏动，是中医诊脉和计数脉搏的部位。桡动脉（图10-24）的主要分支有：

（1）**拇主要动脉**：由桡动脉穿第1骨间背侧肌达手掌深面时发出，即分成拇指桡掌侧动脉、拇指尺掌侧动脉和示指桡侧动脉，分布于拇指两侧缘和示指桡侧缘。

（2）**桡侧返动脉**：自桡动脉起始处发出，行向上外，参与组成肘关节动脉网。

4. **尺动脉**　由肱动脉在桡骨颈水平发出后，在指浅屈肌与尺侧腕屈肌之间下行，经屈肌支持带的浅面、豌豆骨桡侧至手掌，终支与桡动脉分出的掌浅支吻合形成掌浅弓。尺动脉的（图10-24）主要分支有：

（1）**骨间总动脉**：由尺动脉平桡骨粗隆处发出，在前臂骨间膜上缘处，分为骨间前动脉和骨间后动脉，分别沿骨间膜的前、后面下行，分支营养前臂肌和尺、桡骨，并参与组成肘关节、腕关节动脉网。

（2）**掌深支**：是尺动脉的末支在豌豆骨的桡侧发出的弓形动脉，穿小鱼际肌至掌深面，与桡动脉的终支吻合形成掌深弓。

5. **掌浅弓**　位于掌腱膜与屈指肌腱之间，由尺动脉的终支与桡动脉的掌浅支吻合而成（图10-25）。在掌浅弓的凸侧发出3条**指掌侧总动脉**和1条小指掌侧固有动脉。

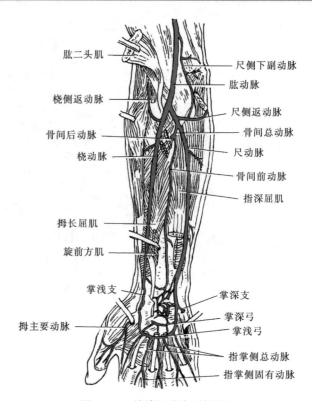

图10-24　前臂的动脉（前面观）

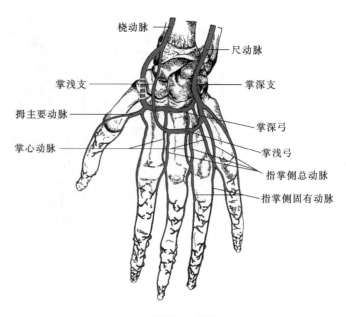

图10-25　掌浅弓和掌深弓

前者在达掌指关节处各分出两支指掌侧固有动脉,分布于2～5指的相对缘;后者分布于小指掌面尺侧缘。当手指出血时,可在手指根部的两侧压迫止血。

6. 掌深弓 位于屈指肌腱的深面,由桡动脉的终支和尺动脉的掌深支吻合而成(图10-25)。在平腕掌关节处,由掌深弓的凸侧发出三条**掌心动脉**,在掌骨间下行至掌指关节处,与对应的指掌侧总动脉吻合。

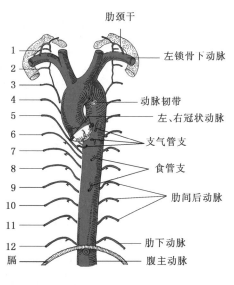

图10-26 胸主动脉及其分支

(三)胸部的动脉

胸主动脉 是胸部的动脉主干,在第4胸椎体下缘水平延续于主动脉弓,沿脊柱左前方下降,至第12胸椎前方时穿膈肌的主动脉裂孔进入腹部后,移行为腹主动脉。胸主动脉的分支有壁支和脏支,主要分布于胸壁和部分胸腔内脏器(图10-26)。

(1)**壁支**:较粗大,呈节段性对称分布,主要包括9对肋间后动脉和1对肋下动脉,分布于胸壁和腹壁上部(图10-27)。

(2)**脏支**:细小,主要有支气管支、食管支、心包支等,分布于气管、支气管、食管及心包等处。

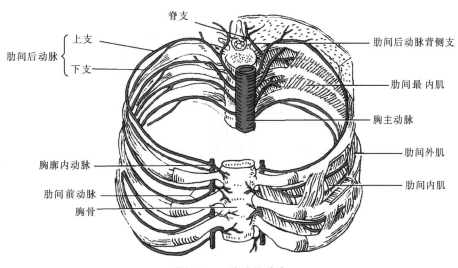

图10-27 胸壁的动脉

(四)腹部的动脉

腹主动脉 在膈的主动脉裂孔处续于胸主动脉,下行于脊柱的左前方,至第4腰椎体下缘处分为左、右髂总动脉(图10-28、图10-29)。腹主动脉的分支有壁支和脏支,但与胸主动脉分支相反的是腹主动脉脏支粗大,而壁支细小。

1. 壁支 细小,包括1对**膈下动脉**、4对**腰动脉**和1支**骶正中动脉**。

2. 脏支 粗大,包括成对脏支和不成对脏支。

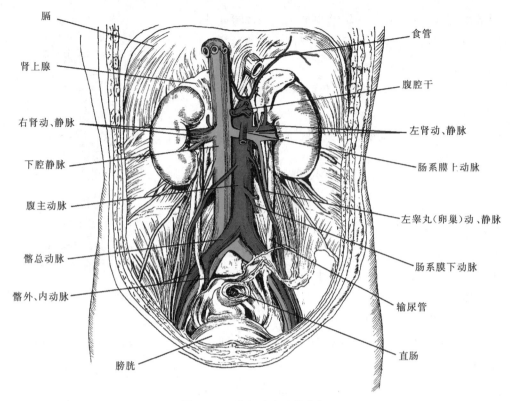

图10-28 腹主动脉及其分支

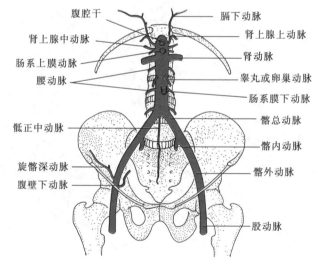

图10-29 腹主动脉及其分支示意图

（1）成对脏支：包括肾上腺中动脉、肾动脉和睾丸（卵巢）动脉。

1）**肾上腺中动脉**：在第1腰椎高度由腹主动脉的侧壁发出至肾上腺，并分别与肾上腺上、下动脉的分支吻合。

2）**肾动脉**：约平第2腰椎处发自腹主动脉侧壁，较粗大，横行向外至肾门处分前、后两支，经肾门进入肾。肾动脉在入肾门前发1支**肾上腺下动脉**至肾上腺下部。

3）**睾丸动脉**：又称**精索内动脉**，在肾动脉起始处稍下方由腹主动脉前壁发出，细而长，行向外下，至第4腰椎高度越过输尿管前面进入腹股沟管深环,在精索内下行至阴囊,分支营养睾丸及附睾。在女性称**卵巢动脉**,经卵巢悬韧带进入盆腔,分支营养卵巢和输卵管壶腹部,并有分支与子宫动脉的卵巢支吻合。

（2）不成对脏支:包括腹腔干、肠系膜上动脉和肠系膜下动脉。

1）**腹腔干**:为一粗而短的动脉干(图10-30),在膈肌主动脉裂孔下方,由腹主动脉的前壁发出,并立即分为3支:胃左动脉、肝总动脉和脾动脉。

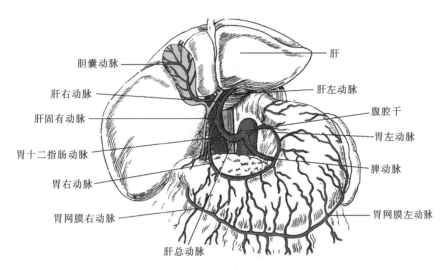

图10-30　腹腔干及其分支

A. **胃左动脉**:沿胃小弯向右行,与胃右动脉吻合。沿途发支分布于食管腹段、贲门及胃小弯侧的胃前、后壁。

B. **肝总动脉**:向右前方行至十二指肠上部进入肝十二指肠韧带内,分为肝固有动脉和胃十二指肠动脉。

C. **肝固有动脉**:在肝门静脉的前方、胆总管的左侧,至肝门附近分为左、右两支,进入肝左、右叶,其中右支在入肝前发出一支胆囊动脉,经胆囊三角分布于胆囊。肝固有动脉还发出胃右动脉,在幽门上缘沿胃小弯行向左侧,与胃左动脉吻合,沿途发支分布至十二指肠上部和胃小弯附近的胃前、后壁。

D. **胃十二指肠动脉**:在十二指肠上部后方下行达幽门下缘处分为两支:**胃网膜右动脉**沿胃大弯向左走行,与胃网膜左动脉吻合,并分支分布于胃大弯侧的胃前、后壁及大网膜。**胰十二指肠上动脉**在胰头与十二指肠降部之间下行,分前、后两支,并与胰十二指肠下动脉分支吻合,沿途分支分布于胰头和十二指肠降部。

E. **脾动脉**:较粗大,沿胰的上缘向左行,至脾门处分数支入脾。沿途还发出数条**胰支**分布于胰体、胰尾;在入脾门之前发出3～4支**胃短动脉**经胃脾韧带分布于胃底;有时发出1～2支**胃后动脉**,分布于胃体的后壁;还发出1支**胃网膜左动脉**,沿胃大弯向右行,与胃网膜右动脉吻合,并发数支分布于胃大弯侧胃的前、后壁及大网膜。

2）**肠系膜上动脉**:较粗大,在腹腔干下方约1.5 cm处由腹主动脉的前壁发出(图10-31、图10-32),下行于胰头与十二指肠水平部之间,入小肠系膜根后,呈弓状行向右髂窝,沿途发出多条分支,主要分支有:

A. **胰十二指肠下动脉**:较细,在胰头与十二指肠降部之间上行,分前、后两支与胰十二指肠上动脉的前、后支吻合,分布于胰头和十二指肠降部。

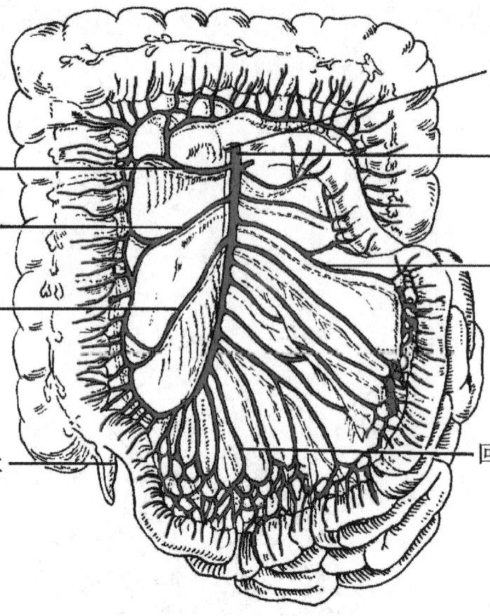

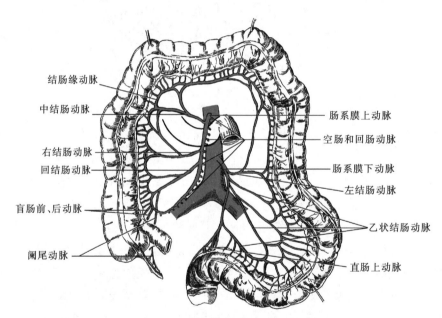

图10-31 肠系膜上动脉

图10-32 肠系膜上动脉和肠系膜下动脉

B. **空肠动脉和回肠动脉**：有12～18支，均发自肠系膜上动脉的左侧壁，行于小肠系膜内，在到达空、回肠前，各分支先吻合成动脉弓，空肠的动脉弓多为1～2级，回肠的动脉弓多为3～5级，由最后一级动脉弓发出直行动脉进入肠壁。

C. **回结肠动脉**：是肠系膜上动脉的终支（图10-33），起自肠系膜下动脉右侧壁的最下方，向右下至回盲部，发数支分布于回肠末段、盲肠、阑尾和升结肠的起始部。至阑尾的分支称**阑尾动脉**，经阑尾系膜游离缘到达阑尾末端。

D. **右结肠动脉**：在回结肠动脉上方，由肠系膜上动脉的右侧壁发出，达升结肠中部附近分为升、降两支，分别与中结肠动脉和回结肠动脉吻合，主要营养升结肠。

E. **中结肠动脉**：在右结肠动脉上方，起自肠系膜上动脉的右侧壁，行于横结肠系膜内，分为左、右支，并分别与左、右结肠动脉吻合,营养横结肠中部及结肠肝曲。

3）**肠系膜下动脉**:约平第3腰椎处由腹主动脉的前壁发出,沿腹后壁向左下方走行,至左髂窝处进入乙状结肠系膜,沿途分数支分布于结肠左曲、降结肠、乙状结肠及直肠上部。主要分支有:

A. **左结肠动脉**:由肠系膜下动脉的左侧壁分出后,行于壁腹膜后方,向左越过左侧输尿管前方,至降结肠中部附近分为升、降两支,分别与中结肠动脉和乙状结肠动脉吻合,分支分布于结肠左曲和降结肠。

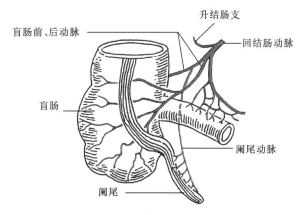

图10-33 回结肠动脉及其分支

B. **乙状结肠动脉**:2～3支,行于乙状结肠系膜内,各支间相互吻合成动脉弓,由弓再发支分布于降结肠末段和乙状结肠,并与左结肠动脉和直肠上动脉吻合。

C. **直肠上动脉**:是肠系膜下动脉的终支,在乙状结肠系膜内下行,至第3骶椎左侧分为左、右两支,沿直肠上部的两侧下降,主要营养直肠上部,末支与直肠下动脉的分支吻合。

（五）盆 部 的 动 脉

1. 髂总动脉 在第4腰椎体下缘由腹主动脉分出,左、右两支均向外下方走行,至骶髂关节前方分为髂外动脉和髂内动脉(图10-34)。

2. 髂外动脉 由髂总动脉分出后,沿腰大肌内侧缘行向前下,经腹股沟韧带中点深面进入股三角,移行为股动脉。髂外动脉在腹股沟韧带稍上方处发出**腹壁下动脉**,经腹股沟管深环内侧行向内上,进入腹直肌鞘,分支营养腹直肌并与腹壁上动脉吻合。髂外动脉还发出一支**旋髂深动脉**,沿腹股沟韧带外侧半的后方斜向外上至髂前上棘后,沿髂嵴向后走行,分支营养髂嵴及其附近诸肌,是临床上用作游离髂骨移植的重要血管。

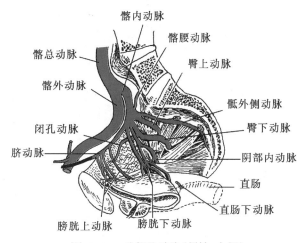

图10-34 盆部的动脉（男性,右侧）

3. 髂内动脉 是一粗短的动脉干,为盆部的动脉主干,沿盆腔侧壁下行,至小骨盆,发出壁支和脏支,营养盆壁和盆腔脏器等。

（1）壁支

1）**闭孔动脉**:沿盆腔侧壁行向前下,穿过闭膜管至股内侧部,分支分布于髋关节及大腿内侧肌群。

2）**臀上动脉**和**臀下动脉**:行向盆腔后壁,分别经梨状肌上、下孔穿出至臀部深面,分支分布于臀肌及髋关节等。

3）**髂腰动脉**和**骶外侧动脉**:营养髂腰肌、盆腔后壁及骶管内结构。

（2）脏支

1）**脐动脉**:由髂内动脉前壁发出后行向内下方,该动脉是胎儿时期的动脉干,出生后其远侧段闭锁形成脐内侧韧带,近侧段未闭处发出2～3支**膀胱上动脉**,营养膀胱尖和膀胱体。

2）**膀胱下动脉**:向前内行于膀胱下部,主要营养膀胱底。在男性还分布于精囊腺、前列腺、输尿管末段和输精管壶腹等;在女性则以数条小支达阴道上部,营养阴道壁。

3）**直肠下动脉**:行向内下方达直肠下部,分支营养直肠下部和肛提肌。在男性还分布于精囊腺、前列腺;在女性还有分支营养阴道下部。

4）**子宫动脉**:较粗,沿盆腔侧壁行向内下,进入子宫阔韧带内,在距子宫颈外侧约2 cm处越过输尿管前上方并与其交叉后向内行至子宫颈,分为升支和降支(图10-35)。升支沿子宫侧缘迂曲上行至子宫底,沿途分支营养子宫、输卵管、卵巢,并与卵巢动脉吻合;降支较小,向下分布于阴道上部。

5）**阴部内动脉**:由髂内动脉分出后行向盆腔后壁,穿梨状肌下孔出盆腔,绕坐骨棘穿坐骨小孔入坐骨肛门窝,沿途发出**肛动脉**、**会阴动脉**、**阴茎（蒂）动脉**等(图10-36),分布至肛门、会阴部和外生殖器。

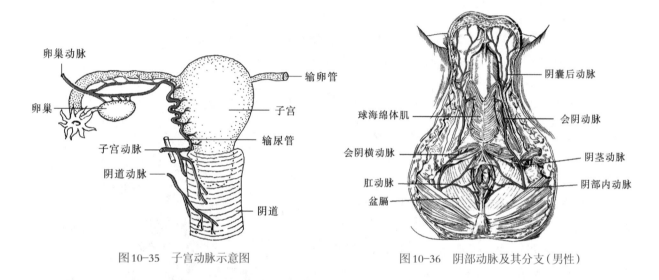

图10-35　子宫动脉示意图　　　　　　图10-36　阴部动脉及其分支(男性)

（六）下肢的动脉

1. 股动脉　于腹股沟韧带中点下方续于髂外动脉,在股三角内下行,进入收肌管,经收肌腱裂孔向后下达腘窝,移行为腘动脉。股动脉在腹股沟韧带稍下方处,位置表浅,在此可触及其搏动,当下肢出血时,可在该处将股动脉压向耻骨下支进行止血。股动脉(图10-37、图10-38)的主要分支有:

（1）**腹壁浅动脉**:在腹股沟韧带稍下方浅出,行向内上方至皮下,营养腹前壁下部的浅筋膜和皮肤。

（2）**旋髂浅动脉**:在股三角上部外侧穿出阔筋膜至髂前上棘,分支营养附近的淋巴结、浅筋膜和皮肤。在显微外科中,上述两动脉的营养区域常用作带血管皮瓣移植的供皮区。

（3）**股深动脉**:较粗大,在腹股沟韧带下方约2.5 cm处发自股动脉后壁,向后内下行向深面,发出**旋股内侧动脉**分布于大腿内侧群肌和髋关节;发出**旋股外侧动脉**分布于大腿前群肌和膝关节;发出3～4条**穿动脉**至大腿后群及内侧群肌,亦有分支至股骨、膝关节。

股动脉还发出**阴部外动脉**分布于外阴部的筋膜和皮肤;发出膝降动脉分布于小腿内侧浅筋膜和皮肤

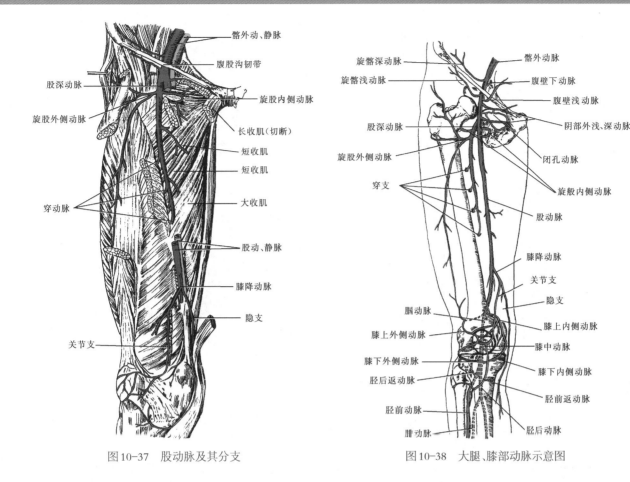

图10-37 股动脉及其分支　　　　　　　　图10-38 大腿、膝部动脉示意图

并参与构成膝关节网。

2. 腘动脉 在腘窝深面下行达腘肌下缘时,分为胫前动脉和胫后动脉(图10-39、图10-40)。腘动脉在腘窝内发出数条关节支和肌支,分别营养膝关节及附近诸肌,并参与组成膝关节动脉网。

3. 胫后动脉 在小腿后面的浅、深屈肌之间下行达内踝后方,经踝管进入足底,分为足底内侧动脉和足底外侧动脉两终支(图10-37)。胫后动脉的主要分支有:

(1) **腓动脉**:约在腘肌下缘下方3 cm处发自胫后动脉,沿腓骨内侧下行至外踝上方,沿途发支营养腓骨、胫骨及其附近诸肌。在临床上,常取腓骨中段带腓动脉和腓骨滋养动脉作为带血管游离骨移植的供骨。

(2) **足底内侧动脉**:沿足底内侧前行,分浅、深两支,营养足底内侧的结构。

(3) **足底外侧动脉**:在足底向外侧斜行至第5跖骨底处,转向内侧达第1跖骨间隙,与足背动脉的足底深支吻合,形成足底深弓。由足底深弓发出4条跖足底总动脉,每条又向前发出两支趾足底固有动脉,分布于足趾。足底外侧动脉沿途还分支营养足底外侧的肌与皮肤。

4. 胫前动脉 在腘窝下角处由腘动脉分出后,穿小腿骨间膜上部裂孔,在小腿前群肌之间下行,至踝关节前方移行为足背动脉(图10-38)。沿途分支营养小腿前群肌,并发支参与形成膝关节动脉网和内、外踝网。

5. 足背动脉 是胫前动脉的直接延续(图10-38),在踇长伸肌腱和趾长伸肌腱之间前行,至第1跖骨间隙近侧分出弓状动脉,前行2 cm后分为第1跖背动脉和足底深支。足背动脉位置表浅,在踇长伸肌

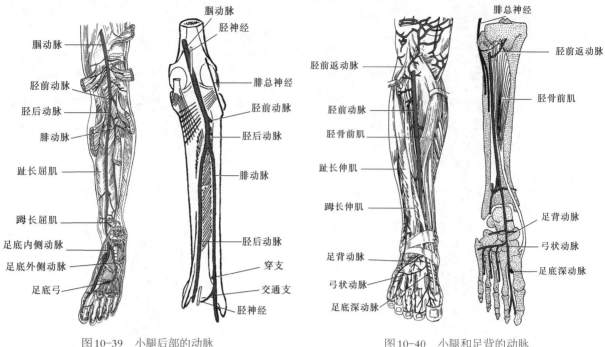

图10-39　小腿后部的动脉　　　　　　　　图10-40　小腿和足背的动脉

腱外侧,内、外踝连线中点处,活体可触及其搏动,足部出血时,可在该处向深部按压足背动脉达到止血的目的。主要分支有:

（1）**弓状动脉**:由足背动脉发出后呈弓形行向前外侧,由弓顶发出3支跖背动脉,每支向前又分为2支趾背动脉,分布于足背和第2～第5趾骨背侧的相对缘。

（2）**足底深支**:在第1跖骨间隙近侧穿此间隙至足底,与足底外侧动脉的末端吻合成足底动脉弓。

（3）**第1跖背动脉**:为足背动脉的终支,沿第1跖骨间隙前行,分支至跛趾背面两侧缘和第2趾背内侧缘,营养此区域的骨和软组织。

第四节　静　脉

静脉是导血回心的血管,起于毛细血管,止于心房。在结构和配布方面,静脉有下列特点:

（1）静脉的数量比动脉多,管径较粗,管腔较大。与伴行的动脉相比,静脉管壁薄而柔软,弹性较小。

（2）静脉瓣(图10-41)成对,半月形,游离缘向心。静脉瓣有保证血液向心流动和防止血液逆流的作用。受重力影响较大的四肢静脉瓣膜多。

（3）体循环静脉以深筋膜为界分浅、深两类。浅静脉位于皮下浅筋膜内,又称皮下静脉。浅静脉一般不与动脉伴行,最后注入深静脉。深静脉位于深筋膜深面,一般与动脉伴行。

（4）静脉的吻合比较丰富。浅静脉在手背和足背等部位吻合成静脉网,深静

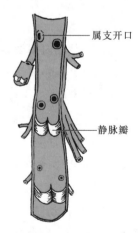

图10-41　静脉瓣

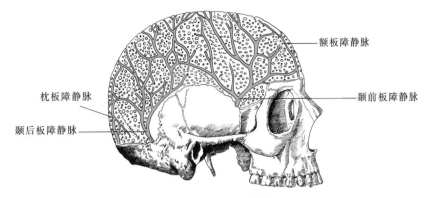

图 10-42 板障静脉

脉环绕容积经常变动的脏器（如膀胱、子宫和直肠等）形成静脉丛。浅静脉之间、深静脉之间和浅、深静脉之间，都存在丰富的交通支。

（5）结构特殊的静脉包括硬脑膜窦和板障静脉。硬脑膜窦位于颅内，无平滑肌层、无瓣膜，故外伤出血时不易止血。板障静脉（图 10-42）位于板障内，壁薄无瓣膜，借导血管连接头皮静脉和硬脑膜窦。

全身的静脉分为肺循环的静脉和体循环的静脉。

一、肺循环的静脉

肺静脉左、右各一对，分别为左肺上、下静脉和右肺上、下静脉。肺静脉起自肺门，向内穿过纤维心包，注入左心房后部。肺静脉将含氧量高的血液输送到左心房。

二、体循环的静脉

体循环的静脉包括上腔静脉系、下腔静脉系和心静脉系（见心的血管）。

（一）上 腔 静 脉 系

由上腔静脉及其属支组成，收集头颈部、上肢和胸部（心和肺除外）的静脉血（图 10-43、图 10-44），最后通过上腔静脉注入右心房。

1. 头颈部的静脉（图 10-45）

（1）**下颌后静脉**：由颞浅静脉和上颌静脉在腮腺实质内汇合而成，向下分为前、后两支，前支注入面静脉，后支参与合成颈外静脉。上颌静脉起自翼内肌和翼外肌之间的**翼静脉丛**。下颌后静脉收集面侧区和颞区的静脉血。

（2）**面静脉**：起自**内眦静脉**，伴面动脉下行，注入颈内静脉。面静脉可通过**内眦静脉**经眼上静脉和眼下静脉与颅内的海绵窦交通，或通过**面深静脉**与翼静脉丛交通，继而与海绵窦交通。面静脉缺乏静脉瓣。当面部发生炎症，尤其是面部危险三角区域内有感染时，若处理不当（如挤压等），可导致颅内感染。通常将鼻根至两侧口角的三角区域，称**面部危险三角**。

（3）**颈外静脉**：由下颌后静脉的后支与耳后静脉和枕静脉在下颌角处汇合而成，沿胸锁乳突肌表面

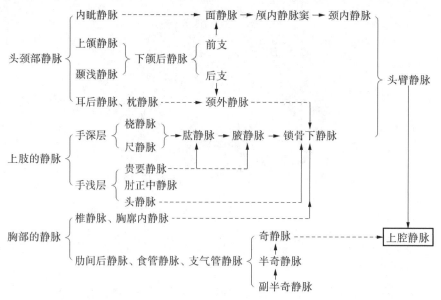

图10-43　上腔静脉系回流

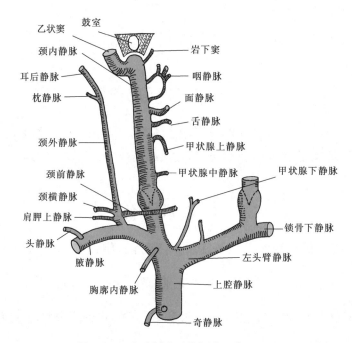

图10-44　上腔静脉及其属支示意图

下行,注入锁骨下静脉。颈外静脉为颈部的浅静脉,主要收集头皮和面部的静脉血。

（4）**颈前静脉**：起自颏下方的浅静脉,沿颈前正中线两侧下行,注入颈外静脉或锁骨下静脉。左、右颈前静脉在胸骨柄上方借**颈静脉弓**相吻合。

（5）**颈内静脉**：于颅底颈静脉孔处续于乙状窦,在颈动脉鞘内下行至胸锁关节后方与锁骨下静脉汇合成头臂静脉。颈内静脉的颅内属支收集颅骨、脑膜、脑、泪器和前庭蜗器等处的静脉血。颅外属支包括面静脉、舌静脉、咽静脉、甲状腺上静脉和甲状腺中静脉等。

（6）**锁骨下静脉**：在第1肋外侧续于腋静脉,向内行于锁骨下动脉的前下方,至胸锁关节后方与颈内静脉汇合成头臂静脉。

2. 上肢的静脉

（1）上肢的浅静脉：包括头静脉、贵要静脉、肘正中静脉及其属支（图10-46）。临床上常用手背静脉网、前臂和肘部前面的浅静脉取血、输液和注射药物。

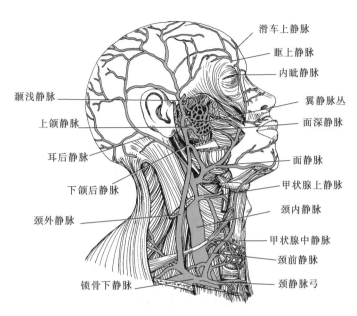

图10-45 头颈部的静脉

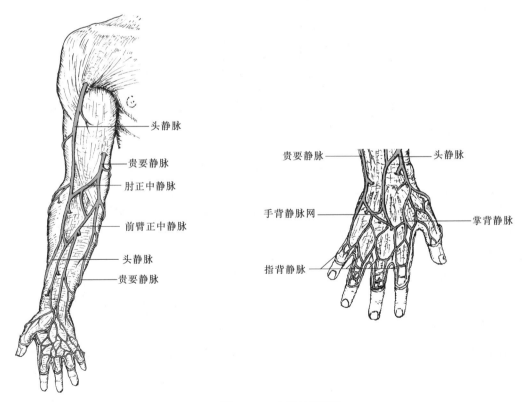

图10-46 上肢的浅静脉

1）**头静脉**：起自手背静脉网的桡侧，沿前臂下部的桡侧、前臂上部和肘部的前面以及肱二头肌外侧沟上行，再经三角肌胸大肌间沟穿深筋膜注入腋静脉或锁骨下静脉。

2）**贵要静脉**：起自手背静脉网的尺侧，沿前臂尺侧上行，于肘部转至前面，在肘窝处接受肘正中静脉，再经肱二头肌内侧沟行至臂中点平面，穿深筋膜注入肱静脉，或伴肱静脉上行，注入腋静脉。

3）**肘正中静脉**：通常在肘窝处连接头静脉和贵要静脉。

（2）**上肢深静脉**：与同名动脉伴行，且多为两条。两条肱静脉在大圆肌下缘处汇合成一条腋静脉。腋静脉位于腋动脉的前内侧，在第1肋外侧缘续为锁骨下静脉。腋静脉收集上肢浅静脉和深静脉的全部血液。

3. 胸部的静脉　　主要有头臂静脉、上腔静脉、奇静脉及其属支（图10-47）。

（1）**头臂静脉**：由同侧的颈内静脉和锁骨下静脉在胸锁关节的后方汇合而成。左头臂静脉比右头臂静脉长，左、右头臂静脉在右侧第1胸肋结合处后方汇合成上腔静脉。头臂静脉还接受椎静脉、胸廓内静脉和甲状腺下静脉等属支。

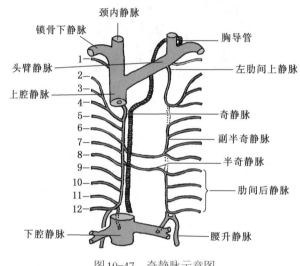

图10-47　奇静脉示意图

同侧的颈内静脉和锁骨下静脉汇合部的夹角，称**静脉角**，是淋巴导管的注入静脉部位。

（2）**上腔静脉**：由左、右头臂静脉汇合而成，沿升主动脉右侧下行，至右侧第2胸肋关节后方穿纤维心包，平第3胸肋关节下缘注入右心房。在穿纤维心包之前，有奇静脉注入。

（3）**奇静脉**：在右膈脚处起自右腰升静脉，沿食管后方和胸主动脉右侧上行，至第4胸椎体高度向前勾绕右肺根上方，注入上腔静脉。奇静脉沿途收集右侧肋间后静脉、食管静脉、支气管静脉和半奇静脉的血液。奇静脉上连上腔静脉，下借右腰升静脉连于下腔静脉，故是沟通上腔静脉系和下腔静脉系的重要通道之一。

（4）**半奇静脉**：在左膈脚处起自左腰升静脉，沿胸椎体左侧上行，约达第8胸椎体高度经胸主动脉和食管后方向右跨越脊柱，注入奇静脉。半奇静脉收集左侧下部肋间后静脉、食管静脉和副半奇静脉的血液。

（5）**副半奇静脉**：沿胸椎体左侧下行，注入半奇静脉或向右跨过脊柱前面注入奇静脉。副半奇静脉收集左侧上部的肋间后静脉的血液。

（6）脊柱的静脉：在椎管内、外形成椎静脉丛（图10-48），彼此交通，吻合广泛，没有静脉瓣，主要注入椎静脉、肋间后静脉和腰静脉，上通颅内硬脑膜窦，下通盆部静脉，因此椎静脉丛也是沟通上、下腔静脉的重要通道。

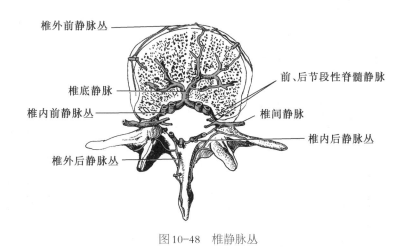

图10-48　椎静脉丛

（二）下腔静脉系

由下腔静脉及其属支组成，收集下半身的静脉血（图10-49）。下腔静脉系中部分血管收集腹腔内不成对器官（肝除外）的静脉血液，组成肝门静脉系。

1. 下肢的静脉　　下肢静脉比上肢静脉瓣膜多，浅静脉与深静脉之间的交通丰富。

（1）下肢的浅静脉：包括小隐静脉、大隐静脉及其属支（图10-50）。

1）**小隐静脉**：在足外侧缘起自足背静脉弓，经外踝后方，沿小腿后面上行，至腘窝下角处穿深筋膜，再经腓肠肌两头之间上行，注入腘静脉。小隐静脉收集足外侧部和小腿后部浅层结构的静脉血。

2）**大隐静脉**：是全身最长的浅静脉，在足内侧缘起自足背静脉弓，经内踝前方，沿小腿内侧面、膝关节内后方、大腿内侧面上行，至耻骨结节外下方3～4 cm处穿阔筋膜的隐静脉裂孔，注入股静脉。大隐静脉在注入股静脉之前接受股内侧浅静脉、股外侧浅静脉、阴部外静脉、腹壁浅静脉和旋髂浅静脉等5条属支。大隐静脉收集足、小腿和大腿的内侧部以及大腿前部浅层结构的静脉血。大隐静脉在内踝前方的位置表浅而恒定，是输液和注射的常用部位。

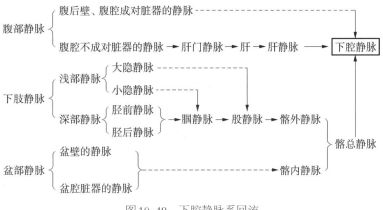

图10-49　下腔静脉系回流

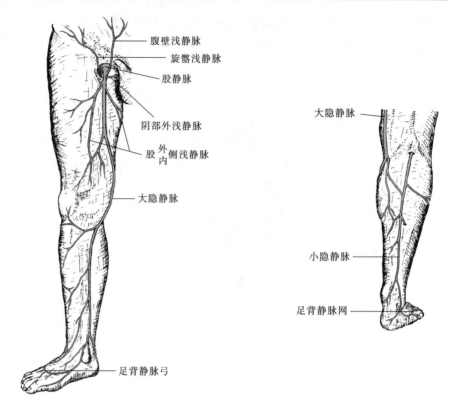

图10-50　下肢的浅静脉

大隐静脉和小隐静脉借穿静脉与深静脉交通。穿静脉的瓣膜朝向深静脉,可将浅静脉的血液引流入深静脉。当深静脉回流受阻时,穿静脉瓣膜关闭不全,深静脉血液反流入浅静脉,导致下肢浅静脉曲张。

（2）下肢的深静脉:足和小腿的深静脉与同各动脉伴行,均为两条。胫前静脉和胫后静脉汇合成腘静脉。腘静脉穿收肌腱裂孔移行为**股静脉**。股静脉伴股动脉上行,经腹股沟韧带后方续为髂外静脉。股静脉接受大隐静脉和与股动脉分支伴行的静脉。股静脉在腹股沟韧带的稍下方位于股动脉内侧,临床上常在此处作静脉穿刺插管。

2. 腹盆部的静脉　　主要有髂外静脉、髂内静脉、下腔静脉和肝门静脉及其属支。

（1）**髂外静脉**:是股静脉的延续。左右髂外静脉至骶髂关节前方与髂内静脉汇合成髂总静脉。髂外静脉收纳腹壁下静脉和旋髂深静脉。

（2）**髂内静脉**:沿髂内动脉后内侧上行,与髂外静脉汇合成髂总静脉。髂内静脉的属支分为壁支和脏支,与同名动脉伴行。

1）壁支:包括臀上静脉、臀下静脉、闭孔静脉、骶外侧静脉等,收集同名动脉分布区的静脉血。

2）脏支:包括直肠下静脉、阴部内静脉和子宫静脉等,收集同名动脉供血器官的静脉血。盆腔脏器的静脉在器官壁内或表面形成丰富的静脉丛,男性有膀胱静脉丛和直肠静脉丛(图10-51),女性除有这些静脉丛外,还有子宫静脉丛和阴道静脉丛。这些静脉丛在盆腔器官扩张或受压迫时有助于血液回流。

（3）**髂总静脉**:由髂内、外静脉汇合而成。双侧髂总静脉伴髂总动脉上行至第5腰椎体右侧汇合成下腔静脉。髂总静脉收纳髂腰静脉和骶外侧静脉,左髂总静脉还收纳骶正中静脉。

（4）**下腔静脉**:由左、右髂总静脉在第5腰椎体右前方汇合而成,沿腹主动脉右侧和脊柱右前方上行,经肝的腔静脉沟,穿膈的腔静脉孔进入胸腔,再穿纤维心包注入右心房。下腔静脉的属支(图10-52)

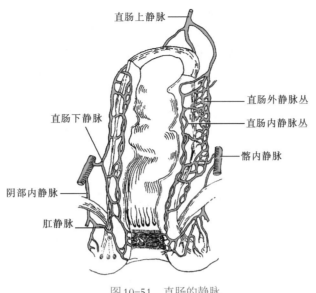

图10-51 直肠的静脉

分为壁支和脏支两种,多数与同名动脉伴行。

1)壁支:包括膈下静脉和腰静脉。4对腰静脉之间有纵支连成腰升静脉。左、右腰升静脉向上分别续为半奇静脉和奇静脉,向下与髂总静脉和髂腰静脉交通。

2)脏支:包括肾静脉、肾上腺静脉、睾丸(卵巢)静脉和肝静脉等。

A. 肾静脉:经肾动脉前面向内侧行,注入下腔静脉。左肾静脉比右肾静脉长,跨越腹主动脉的前面。左肾静脉收纳左睾丸静脉和左肾上腺静脉。

B. 肾上腺静脉:左侧注入左肾静脉,右侧注入下腔静脉。

C. 睾丸静脉:起自睾丸和附睾小静脉吻合成的蔓状静脉丛。蔓状静脉丛构成精索的一部分,经腹股沟管进入盆腔,汇成睾丸静脉,左侧以直角汇入左肾静脉,右侧以锐角注入下腔静脉。由于左睾丸静脉以直角注入左肾静脉,是发生左侧精索静脉曲张的原因之一。**卵巢静脉**起自卵巢静脉丛,在卵巢悬韧带内上行,注入部位同睾丸静脉。

D. 肝静脉:由小叶下静脉汇合而成。肝左静脉、肝中静脉和肝右静脉在腔静脉沟处注入下腔静脉。

3. **肝门静脉系**　由肝门静脉及其属支组成(图10-53),收集腹盆部消化道(包括食管腹段,但齿状线以下肛管除外)、脾、胰和胆囊的静脉血。其主要机能是将消化道吸收的物质运输至肝,在肝内进行合成、分解、解毒、储存,并提供肝脏分泌胆汁的原料,可视为肝的功能性血管。由于肝门静脉的起始端和末端均为毛细血管,而且肝门静脉及其属支内缺少功能性的瓣膜,因此,肝门静脉压力过高时血液易发生倒流。

(1)**肝门静脉**:长约8 cm,多由肠系膜上静脉和脾静脉在胰颈后面汇合而成,上行进入肝十二指肠韧带,在肝固有动脉和胆总管的后方上行至肝门,分为左、右两支,分别进入肝左、右叶。肝门静脉在肝内反复分支,最终移行为肝血窦。肝血窦含有来自肝门静脉和肝固有动脉的血液,经肝静脉注入下腔静脉。

(2)**肝门静脉的属支**:包括肠系膜上静脉、脾静脉、肠系膜下静脉、胃左静脉、胃右静脉、胆囊静脉和附脐静脉等,多与同名动脉伴行。

A. **肠系膜上静脉**:与同名动脉伴行,收集同名动脉供血区域的血液,还收纳胃十二指肠动脉供应范围的静脉血。

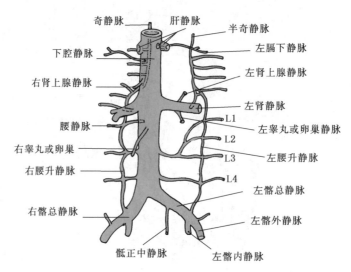

图10-52　下腔静脉及其属支示意图

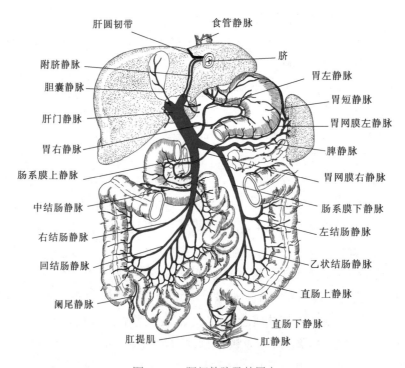

图10-53　肝门静脉及其属支

　　B. **脾静脉**：起自脾门处，于胰颈后面与肠系膜上静脉以直角汇合形成肝门静脉，接受同名动脉供血区域的静脉血，并还接受胃后静脉和肠系膜下静脉等。

　　C. **肠系膜下静脉**：引流直肠上部、乙状结肠和降结肠的血液，注入脾静脉或肠系膜上静脉。

　　D. **胃左静脉**：引流胃前、后壁小弯侧的血液，沿胃小弯行向左上，接受食管支后，注入肝门静脉。胃左静脉通过食管支在食管下段和贲门处的食管静脉丛与奇静脉和半奇静脉的属支吻合。

　　E. **胃右静脉**：与同名动脉伴行，沿胃小弯的幽门部向右，注入肝门静脉。胃右静脉与胃左静脉吻合，接受幽门前静脉。幽门前静脉经幽门与十二指肠交界处前面上行，是手术中区别幽门和十二指肠上部的

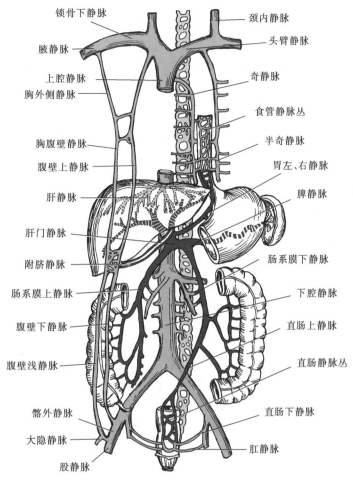

锁骨下静脉
颈内静脉
腋静脉
头臂静脉
上腔静脉
奇静脉
胸外侧静脉
食管静脉丛
胸腹壁静脉
半奇静脉
腹壁上静脉
胃左、右静脉
肝静脉
脾静脉
肝门静脉
附脐静脉
肠系膜下静脉
肠系膜上静脉
下腔静脉
腹壁下静脉
直肠上静脉
腹壁浅静脉
直肠静脉丛
髂外静脉
直肠下静脉
大隐静脉
肛静脉
股静脉

图10-54 门腔静脉吻合示意图

标志。

  F. **胆囊静脉**：收集胆囊壁的血液,注入肝门静脉主干或肝门静脉右支。

  G. **附脐静脉**：起自脐周静脉网,沿肝圆韧带上行至肝下面注入肝门静脉。

  (3) 肝门静脉系与上、下腔静脉系之间的交通途径(图10-54)：① 通过食管腹段黏膜下的食管静脉丛形成肝门静脉系的胃左静脉与上腔静脉系的奇静脉和半奇静脉之间的交通。② 通过直肠静脉丛形成肝门静脉系的直肠上静脉与下腔静脉系的直肠下静脉和肛静脉之间的交通。③ 通过脐周静脉网形成肝门静脉系的附脐静脉与上腔静脉系的胸腹壁静脉和腹壁上静脉或与下腔静脉系的腹壁浅静脉和腹壁下静脉之间的交通。④ 通过椎内、外静脉丛形成腹后壁前面的肝门静脉系的小静脉与上、下腔静脉系的肋间后静脉和腰静脉之间的交通。

  肝门静脉系在肝裸区、十二指肠、升结肠和降结肠等处的小静脉与上、下腔静脉系的膈下静脉、肋间后静脉、肾静脉和腰静脉等交通。

第十一章 淋 巴 系 统

第一节 淋巴系统的组成和结构特点

淋巴系统由淋巴管道、淋巴组织和淋巴器官组成。淋巴管道和淋巴结的淋巴窦内含有淋巴液，简称淋巴。血液流经毛细血管动脉端时，一些成分经毛细血管壁进入组织间隙，形成组织液。组织液与细胞进行物质交换后，大部分经毛细血管静脉端吸收入静脉，小部分水分和大分子物质（10%～20%）进入毛细淋巴管，形成淋巴液。淋巴液沿淋巴管道和淋巴结的淋巴窦向心流动，最后流入静脉（图10-1）。

淋巴系统不仅是心血管系统的重要组成部分，又是人体重要的免疫防御系统，具有协助静脉引流组织液、产生淋巴细胞、过滤淋巴液以及进行免疫应答等重要功能。

一、淋 巴 管 道

淋巴管道（图11-1、图11-2）根据其结构和功能的不同，可分为毛细淋巴管、淋巴管、淋巴干和淋巴导管。

（一）毛 细 淋 巴 管

毛细淋巴管是淋巴管道的起始部，位于组织间隙内，管径大小不一，以膨大的盲端起始，互相吻合成毛细淋巴管网，然后汇入淋巴管。毛细淋巴管由很薄的内皮细胞构成，内皮细胞之间的间隙较大，无基膜和周细胞。内皮细胞外面有纤维细丝牵拉，使毛细淋巴管处于扩张状态。因此，毛细淋巴管的通透性较大，蛋白质、细胞碎片、异物、细菌和肿瘤细胞等容易进入毛细淋巴管。毛细淋巴管分布广泛，除毛发、上皮、角膜、晶状体、软骨、牙釉质、脑和脊髓等处无毛细淋巴管外，毛细淋巴管几乎遍布全身。

（二）淋 巴 管

由毛细淋巴管吻合而成，管径细（1～2 mm），管壁薄，瓣膜较多。淋巴管内瓣膜，具有防止淋巴液逆流的功能。由于相邻两对瓣膜之间的淋巴管段扩张明显，故淋巴管外观呈串珠状或藕节状。淋巴管分浅淋巴管和深淋巴管两类。浅淋巴管位于浅筋膜内，多与浅静脉伴行。深淋巴管位于深筋膜深面，多与血管神经伴行。实质性器官的浅淋巴管位于浆膜下，深淋巴管位于器官的实质内。浅、深淋巴管之间存在丰富的交通。

（三）淋 巴 干

淋巴管注入淋巴结，全身各部的浅、深淋巴管在向心回流过程中经过一系列局部淋巴结，其最后经过的淋巴结的输出管汇合成比较粗大的淋巴管称淋巴干。淋巴干共9条，包括成对的腰干、支气管纵隔干、锁骨下干、颈干和不成对的肠干。

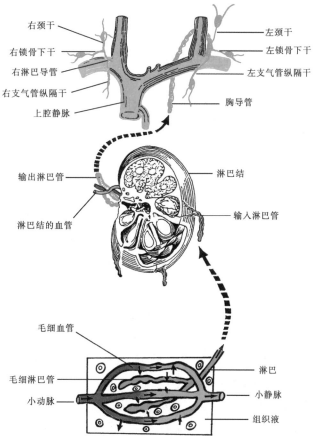

右颈干
右锁骨下干
右淋巴导管
右支气管纵隔干
上腔静脉

左颈干
左锁骨下干
左支气管纵隔干
胸导管

输出淋巴管
淋巴结的血管

淋巴结
输入淋巴管

毛细血管
毛细淋巴管
小动脉

淋巴
小静脉
组织液

图11-1　淋巴管道及淋巴结示意图

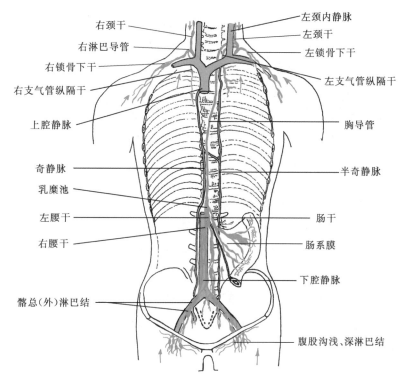

右颈干
右淋巴导管
右锁骨下干
右支气管纵隔干
上腔静脉
奇静脉
乳糜池
左腰干
右腰干
髂总（外）淋巴结

左颈内静脉
左颈干
左锁骨下干
左支气管纵隔干
胸导管
半奇静脉
肠干
肠系膜
下腔静脉
腹股沟浅、深淋巴结

图11-2　淋巴导管

（四）淋 巴 导 管

淋巴干汇合成两条淋巴导管，即胸导管和右淋巴导管。

1. 胸导管　　是全身最大的淋巴管，在第12胸椎下缘水平起自乳糜池，经主动脉裂孔进入胸腔，沿脊柱右前方和胸主动脉与奇静脉之间上行，至第5胸椎高度经食管与脊柱之间向左侧斜行，然后沿脊柱左前方上行，经胸廓上口至颈部，在左颈总动脉和左颈内静脉的后方转向前内下方，注入左静脉角。乳糜池位于第1腰椎前方，呈囊状膨大，接受左、右腰干和肠干。胸导管在注入左静脉角处接受左颈干、左锁骨下干和左支气管纵隔干。胸导管引流下肢、盆部、腹部、左上肢、左胸部和左头颈部的淋巴，即全身3/4部位的淋巴。

2. 右淋巴导管　　位于右颈根部，为一短干，长1.0～1.5 cm，由右颈干、右锁骨下干和右支气管纵隔干汇合而成，注入右静脉角。右淋巴导管引流右上肢、右胸部和右头颈部的淋巴，即全身1/4部位的淋巴。

二、淋 巴 组 织

淋巴组织分为弥散淋巴组织和淋巴小结两类。除淋巴器官外，消化、呼吸、泌尿和生殖管道以及皮肤等处含有丰富的淋巴组织，起着防御屏障的作用。

1. 弥散淋巴组织　　主要位于消化道和呼吸道的黏膜固有层。

2. 淋巴小结　　包括小肠黏膜固有层内的孤立淋巴滤泡和集合淋巴滤泡以及阑尾壁内的淋巴小结等。

三、淋 巴 器 官

淋巴器官包括淋巴结、胸腺、脾和扁桃体。

淋巴结是淋巴液向心行进过程中的必经器官，为大小不一的圆形或椭圆形灰红色小体，质软，大小不等，直径一般在5～20 mm。淋巴结的一侧隆凸，另一侧凹陷，凹陷中央处为淋巴结门。与淋巴结凸侧相连的淋巴管称输入淋巴管，数目较多。淋巴结门有神经和血管出入，出淋巴结门的淋巴管称输出淋巴管，数目较少。一个淋巴结的输出淋巴管可成为另一个淋巴结的输入淋巴管。

淋巴结多成群分布，数目不恒定，青年人有400～600个淋巴结。淋巴结按位置不同分为浅淋巴结和深淋巴结。浅淋巴结位于浅筋膜内，深淋巴结位于深筋膜深面。淋巴结多沿血管排列，位于关节屈侧和体腔的隐藏部位，如肘窝、腋窝、腹股沟、脏器门和体腔大血管附近。

引流某一器官或部位淋巴的第一级淋巴结，称**局部淋巴结**，临床通常称**哨位淋巴结**。当某器官或部位发生病变时，细菌、毒素、寄生虫（卵）或肿瘤细胞可沿淋巴管进入相应的局部淋巴结，该淋巴结阻截和清除这些细菌、毒素、寄生虫或肿瘤细胞，从而阻止病变的扩散。此时，淋巴结发生细胞增殖等病理变化，致淋巴结肿大。如果局部淋巴结不能阻止病变的扩散，病变可沿淋巴管道向远处蔓延。因此，局部淋巴结肿大常反映其引流范围存在炎症或其他病变。了解淋巴结的位置、淋巴引流范围和淋巴引流途径，对于病变的诊断和治疗具有重要意义。

第二节 人体各部的淋巴结和淋巴引流

一、头颈部的淋巴结和淋巴引流

头颈部的淋巴结在头、颈部交界处,由后向前呈环状排列,在颈部沿静脉纵向排列,少数淋巴结位于消化道和呼吸道周围。头颈部淋巴结的输出淋巴管下行,直接或间接地注入颈外侧下深淋巴结(图11-3、图11-4)。

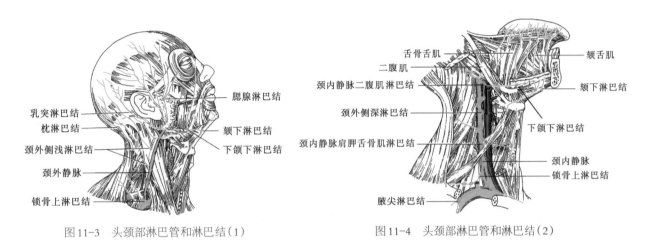

图11-3 头颈部淋巴管和淋巴结(1)　　　图11-4 头颈部淋巴管和淋巴结(2)

(一)头部淋巴结

多位于头、颈部交界处,主要引流头面部淋巴,输出淋巴管直接或间接注入颈外侧上深淋巴结。

1. **枕淋巴结** 位于斜方肌起点的表面和头夹肌的深面,引流枕部和项部的淋巴。

2. **耳后淋巴结** 又称乳突淋巴结,位于胸锁乳突肌止点的表面,引流颅顶部、颞区和耳郭后面的淋巴。

3. **腮腺淋巴结** 分浅、深两群,分别位于腮腺表面和腮腺实质内,引流额、颅顶、颞区、耳郭、外耳道、鼓膜、颊部和腮腺等处的淋巴。

4. **下颌下淋巴结** 位于下颌下三角内下颌下腺的附近和下颌下腺实质内,引流面部、鼻部和口腔器官的淋巴。

5. **颏下淋巴结** 位于颏下三角内,引流舌尖、下唇中部和颏部的淋巴。

(二)颈部淋巴结

主要包括颈前淋巴结和颈外侧淋巴结。

1. **颈前淋巴结** 位于颈前正中部,舌骨下方以及喉、甲状腺、气管等器官的前方,可分为颈前浅、深淋巴结两群。

(1)颈前浅淋巴结:沿颈前静脉排列,引流颈前部浅层结构的淋巴,输出淋巴管注入颈外侧下深淋巴结。

（2）颈前深淋巴结：

1）喉前淋巴结：位于喉的前面，引流喉和甲状腺的淋巴，输出淋巴管注入气管前淋巴结、气管旁淋巴结和颈外侧下深淋巴结。

2）甲状腺淋巴结：位于甲状腺峡部的前面，引流甲状腺的淋巴，输出淋巴管注入气管前淋巴结、气管旁淋巴结和颈外侧上深淋巴结。

3）气管前淋巴结：位于气管颈部的前面，引流喉、甲状腺和气管颈部的淋巴，输出淋巴管注入气管旁淋巴结和颈外侧下深淋巴结。

4）气管旁淋巴结：位于气管和食管之间的沟内，沿喉返神经排列，引流喉、甲状腺、气管与食管的淋巴，输出淋巴管注入颈外侧下深淋巴结。

2. 颈外侧淋巴结

（1）颈外侧浅淋巴结：沿颈外静脉排列，引流颈外侧浅层结构的淋巴，并收纳枕淋巴结、耳后淋巴结和腮腺淋巴结的输出淋巴管，其输出淋巴管注入颈外侧深淋巴结。

（2）颈外侧深淋巴结：主要沿颈内静脉排列，部分淋巴结沿副神经和颈横血管排列。以肩胛舌骨肌为界，分为颈外侧上深淋巴结和颈外侧下深淋巴结两群。

1）颈外侧上深淋巴结：主要沿颈内静脉上段排列。位于面静脉、二腹肌后腹和颈内静脉之间的淋巴结称**颈内静脉二腹肌淋巴结**，引流鼻咽部、腭扁桃体和舌根的淋巴。鼻咽癌和舌根癌常首先转移至该淋巴结。位于肩胛舌骨肌中间腱与颈内静脉交叉处的淋巴结称**颈内静脉肩胛舌骨肌淋巴结**，引流舌尖的淋巴。舌尖癌常首先转移至该淋巴结。沿副神经排列的淋巴结称**副神经淋巴结**。颈外侧上深淋巴结引流鼻、舌、咽、喉、甲状腺、气管、食管、枕部、项部和肩部等处的淋巴，并收纳枕、耳后、腮腺、下颌下、颏下和颈外侧浅淋巴结等的输出淋巴管，其输出淋巴管注入颈外侧下深淋巴结或颈干。

2）颈外侧下深淋巴结：主要沿颈内静脉下段排列。沿颈横血管分布的淋巴结称锁骨上淋巴结，其中位于前斜角肌前方的淋巴结称斜角肌淋巴结。左侧斜角肌淋巴结又称 **Virchow 淋巴结**。患食管腹段癌和胃癌时，癌细胞栓子经胸导管转移至该淋巴结，常可在胸锁乳突肌后缘与锁骨上缘形成的夹角处触摸到肿大的淋巴结。颈外侧下深淋巴结引流颈根部、胸壁上部和乳房上部的淋巴，并收纳颈前淋巴结、颈外侧浅淋巴结和颈外侧上深淋巴结的输出淋巴管，其输出淋巴管合成颈干，左侧注入胸导管，右侧注入右淋巴导管。

咽后淋巴结位于咽后壁和椎前筋膜之间，引流鼻腔后部、鼻旁窦、鼻咽部和喉咽部的淋巴，输出淋巴管注入颈外侧上深淋巴结。

二、上肢的淋巴结和淋巴引流

上肢的浅、深淋巴管分别与浅静脉和深血管伴行，直接或间接注入腋淋巴结。浅淋巴管引流皮肤及浅筋膜的淋巴，深淋巴管引流肌肉、肌腱、骨、关节等处的淋巴，上肢的淋巴结主要集中在腋窝和肘部。

（一）肘 淋 巴 结

分浅、深两群，分别位于肱骨内上髁上方和肘窝深血管周围。浅群又称滑车上淋巴结。肘淋巴结通过浅、深淋巴管引流手尺侧半和前臂尺侧半的淋巴,其输出淋巴管沿肱血管注入腋淋巴结。

(二)锁骨下淋巴结

又称三角胸肌淋巴结,位于锁骨下,三角肌与胸大肌间沟内,沿头静脉排列,收纳沿头静脉上行的浅淋巴管,其输出淋巴管注入腋淋巴结,少数注入锁骨上淋巴结。

(三)腋 淋 巴 结

位于腋窝疏松结缔组织内,大部分沿血管排列,有15～20个,按位置分为5群,收纳上肢、乳房、胸壁和腹壁上部等处的淋巴管(图11-5)。

1. **胸肌淋巴结**　位于胸小肌下缘处,沿胸外侧血管排列,引流腹前外侧壁、胸外侧壁以及乳房外侧部和中央部的淋巴,其输出淋巴管注入中央淋巴结和尖淋巴结。

2. **外侧淋巴结**　沿腋静脉远侧端周围排列,收纳除注入锁骨下淋巴结以外的上肢浅、深淋巴管,其输出淋巴管注入中央淋巴结、尖淋巴结和锁骨上淋巴结。

3. **肩胛下淋巴结**　位于腋窝后壁,沿肩胛下血管排列,引流颈后部和背部的淋巴,其输出淋巴管注入中央淋巴结和尖淋巴结。

4. **中央淋巴结**　位于腋窝中央的疏松结缔组织中,收纳上述3群淋巴结的输出淋巴管,其输出淋巴管注入尖淋巴结。

5. **尖淋巴结**　位于腋窝尖部,沿腋静脉近侧端排列,引流乳腺上部的淋巴,并收纳上述4群淋巴结和锁骨下淋巴结的输出淋巴管,其输出淋巴管合成锁骨下干,左侧注入胸导管,右侧注入右淋巴导管。少数输出淋巴管注入锁骨上淋巴结。

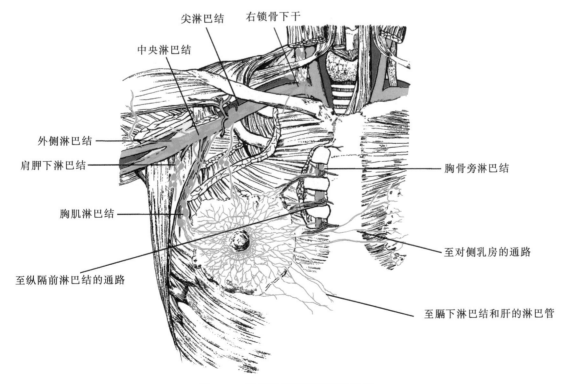

图11-5　乳房淋巴管和腋窝淋巴结

三、胸部的淋巴结和淋巴引流

胸部淋巴结位于胸壁内和胸腔器官周围。

(一)胸壁淋巴结

胸后壁和胸前壁大部分浅淋巴管注入腋淋巴结,胸前壁上部的浅淋巴管注入颈外侧下深淋巴结,胸壁深淋巴管注入胸壁淋巴结。

1. 胸骨旁淋巴结   沿胸廓内血管排列,引流胸腹前壁和乳房内侧部的淋巴,并收纳膈上淋巴结的输出淋巴管,其输出淋巴管参与合成支气管纵隔干或直接注入胸导管(左侧)和右淋巴导管(右侧)。

2. 肋间淋巴结   多位于肋小头附近,沿肋间后血管排列,引流胸后壁的淋巴,其输出淋巴管注入胸导管。

3. 膈上淋巴结   位于膈的胸腔面,分前、中、后3群,引流膈、壁胸膜、心包和肝上面的淋巴,其输出淋巴管注入胸骨旁淋巴结与纵隔前、后淋巴结。

(二)胸腔器官淋巴结

分为3群:纵隔前淋巴结、纵隔后淋巴结以及气管、支气管和肺的淋巴结(图11-6、图11-7)。

1. 纵隔前淋巴结   位于上纵隔前部和前纵隔内,在心脏大血管和心包的前面,引流胸腺、心、心包、纵隔胸膜的淋巴,并收纳膈上淋巴结中群(外侧群)的输出淋巴管,其输出淋巴管参与合成支气管纵隔干。

2. 纵隔后淋巴结   位于上纵隔后部和后纵隔内,沿胸主动脉和食管排列,引流心包、食管和膈的淋巴,并收纳膈上淋巴结中、后群的输出淋巴管。其输出淋巴管多注入胸导管。

3. 气管、支气管和肺的淋巴结   引流肺、胸膜脏层、支气管、气管和食管的淋巴,并收纳纵隔后淋巴结的输出淋巴管。

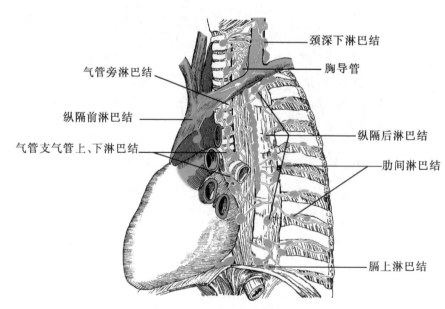

图11-6 胸腔的淋巴管和淋巴结

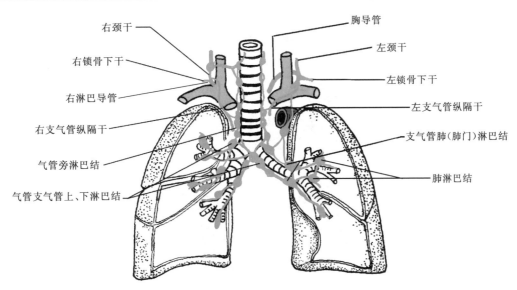

图11-7 肺的淋巴结

（1）气管旁淋巴结：沿气管两侧排列。气管旁淋巴结、纵隔前淋巴结和胸骨旁淋巴结的输出淋巴管汇合成支气管纵隔干。左、右支气管纵隔干分别注入胸导管和右淋巴导管。

（2）气管支气管淋巴结：分为上、下两群，分别位于气管杈的上、下方，输出淋巴管注入气管旁淋巴结。

（3）支气管肺淋巴结：位于肺门处，又称肺门淋巴结，其输出管注入气管支气管淋巴结。

（4）肺淋巴结：位于肺叶支气管和肺段支气管分支的夹角处，其输出淋巴管注入支气管肺淋巴结。

四、腹部的淋巴结和淋巴引流

腹部淋巴结位于腹后壁和腹腔脏器周围，沿腹腔血管排列。

（一）腹壁淋巴结

脐平面以上腹前外侧壁的浅、深淋巴管分别注入腋淋巴结和胸骨旁淋巴结，脐平面以下腹壁的浅淋巴管注入腹股沟浅淋巴结，深淋巴管注入腹股沟深淋巴结、髂外淋巴结和腰淋巴结。

腰淋巴结位于腹后壁，沿腹主动脉和下腔静脉分布，引流腹后壁深层结构和腹腔成对器官的淋巴，并收纳髂总淋巴结的输出淋巴管，其输出淋巴管汇合成左、右腰干。

（二）腹腔器官的淋巴结

腹腔成对器官的淋巴管注入腰淋巴结，不成对器官的淋巴管注入沿腹腔干、肠系膜上动脉和肠系膜下动脉及其分支排列的淋巴结（图11-8、图11-9）。

1. 沿腹腔干及其分支排列的淋巴结 胃左、右淋巴结，胃网膜左、右淋巴结，幽门上、下淋巴结，肝淋巴结，胰淋巴结和脾淋巴结引流相应动脉分布范围的淋巴，其输出淋巴管注入位于腹腔干周围的腹腔淋巴结。

2. 沿肠系膜上动脉及其分支排列的淋巴结 肠系膜淋巴结沿空、回肠动脉排列，回结肠淋巴结、右结肠淋巴结和中结肠淋巴结沿同名动脉排列，这些淋巴结引流相应动脉分布范围的淋巴，其输出淋巴管注入位于肠系膜上动脉根部周围的肠系膜上淋巴结。

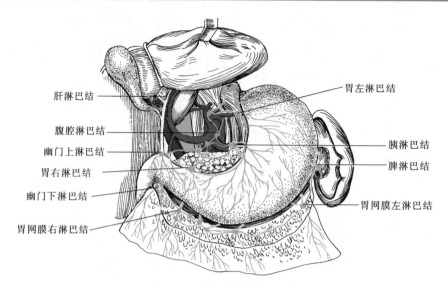

肝淋巴结

腹腔淋巴结

幽门上淋巴结

胃右淋巴结

幽门下淋巴结

胃网膜右淋巴结

胃左淋巴结

胰淋巴结

脾淋巴结

胃网膜左淋巴结

图11-8　胃的淋巴管和淋巴结

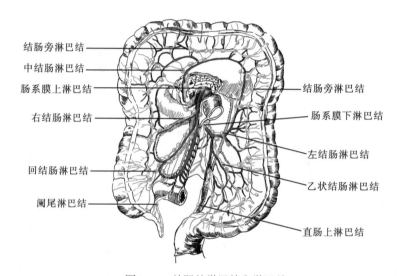

结肠旁淋巴结

中结肠淋巴结

肠系膜上淋巴结

右结肠淋巴结

回结肠淋巴结

阑尾淋巴结

结肠旁淋巴结

肠系膜下淋巴结

左结肠淋巴结

乙状结肠淋巴结

直肠上淋巴结

图11-9　结肠的淋巴管和淋巴结

3. 沿肠系膜下动脉分布的淋巴结　左结肠淋巴结、乙状结肠淋巴结和直肠上淋巴结引流相应动脉分布范围的淋巴,其输出淋巴管注入肠系膜下动脉根部周围的肠系膜下淋巴结。

腹腔淋巴结、肠系膜上淋巴结和肠系膜下淋巴结的输出淋巴管汇合成肠干。

五、盆部的淋巴结和淋巴引流

盆部淋巴结(图11-10)沿盆腔血管排列。

(一)髂内淋巴结

沿髂内动脉及其分支和髂内静脉及其属支排列,有4～10个,引流大部分盆壁、盆腔脏器、会阴深部、臀部和大腿后部深层结构的淋巴,其输出淋巴管注入髂总淋巴结。

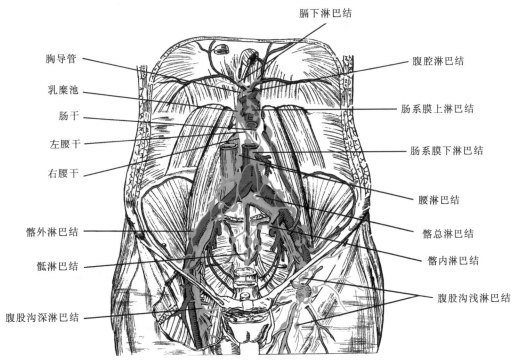

图11-10　腹、盆部淋巴管和淋巴结

（二）骶 淋 巴 结

沿骶正中血管和骶外侧血管排列，有2～4个，引流盆后壁、直肠、前列腺或子宫等处的淋巴，其输出淋巴管注入髂内淋巴结或髂总淋巴结。

（三）髂 外 淋 巴 结

沿髂外侧血管排列，有3～10个，引流腹前壁下部、膀胱、前列腺（男）或子宫颈和阴道上部（女）的淋巴，并收纳腹股沟浅、深淋巴结的输出淋巴管，其输出淋巴管注入髂总淋巴结。

（四）髂 总 淋 巴 结

沿左、右髂总血管排列，有4～12个，收纳上述3群淋巴结的输出淋巴管，其输出淋巴管注入腰淋巴结。

六、下肢的淋巴结和淋巴引流

下肢浅、深淋巴管分别与浅静脉和深血管伴行，直接或间接注入腹股沟淋巴结（图11-11）。此外，臀部的深淋巴管沿深血管注入髂内淋巴结。

（一）腘 淋 巴 结

分浅、深两群，分别沿小隐静脉末端和腘血管排列，引流足外侧缘和小腿后外侧部的浅淋巴管以及足和小腿的深淋巴管，其输出淋巴管沿股血管上行，注入腹股沟深淋巴结。

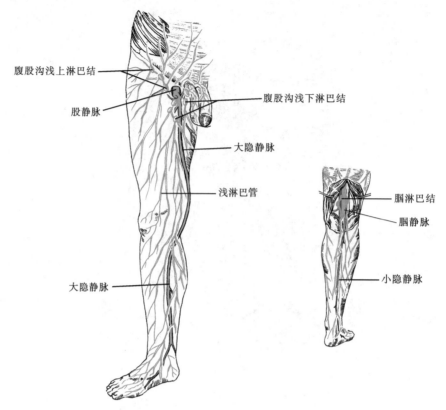

图 11-11　下肢的淋巴管和淋巴结

（二）腹股沟淋巴结

位于腹股沟韧带的下方，分为浅、深两群，浅群称腹股沟浅淋巴结，深群称腹股沟深淋巴结。

1. 腹股沟浅淋巴结　位于腹股沟韧带下方，分上、下两群。上群与腹股沟韧带平行排列，有 2～6 个淋巴结，引流腹前外侧壁下部、臀部、会阴和子宫底的淋巴。下群沿大隐静脉末端纵行排列，有 2～7 个淋巴结，收纳除足外侧缘和小腿后外侧部之外的下肢浅淋巴管。腹股沟浅淋巴结的输出淋巴管注入腹股沟深淋巴结或髂外淋巴结。

2. 腹股沟深淋巴结　位于股静脉周围与股管内，有 2～5 个，引流大腿深部结构和会阴的淋巴，并收纳腘淋巴结深群和腹股沟浅淋巴结的输出淋巴管，其输出淋巴管注入髂外淋巴结。

第三节　脾

脾（图 11-12）位于左季肋部，胃底与膈之间，第 9～第 11 肋的深面，长轴与第 10 肋一致。正常时在左肋弓下触摸不到脾。

脾呈暗红色，质软而脆。脾为腹膜内位器官，各面均被脏腹膜覆盖，并借胃脾韧带、脾肾韧带、膈脾韧带和脾结肠韧带支持固定。

脾可分为膈、脏两面，前、后两端和上、下两缘。膈面光滑隆凸，对向膈。脏面凹陷，与胃底、左肾、左肾上腺、胰尾和结肠左曲相毗邻，中央处有**脾门**，是血管、神经和淋巴管出入之处。前端较宽，朝向前外

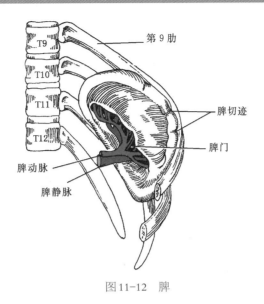

图 11-12 脾

方。后端钝圆,朝向后内方,距离正中线4～5 cm。上缘较锐,朝向前上方,前部有2～3个脾切迹。下缘较钝,朝向后下方。

第四节 胸　　腺

胸腺(图11-13)大部位于上纵隔的前份,其上端可突入颈根部,下端至心包上部。胸腺分为不对称的左、右两叶,呈长扁条状,质地柔软,两叶借结缔组织相连。小儿胸腺,相对较大,重10～15 g,青春期胸腺组织逐渐退化,成为胸腺残余,被脂肪组织替代。胸腺是淋巴器官,还有内分泌功能。

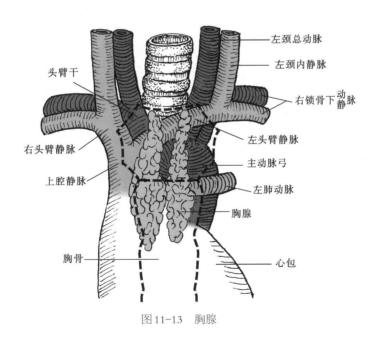

图 11-13 胸腺

第四篇

感 觉 器

    感觉器由感受器及其辅助装置构成，是机体感受刺激的装置。本篇主要叙述视器和前庭蜗器。

第十二章　感受器总论

感觉器是机体感受刺激的装置,由感受器及其副器(辅助装置)共同组成。

感受器是感觉神经末梢的特殊结构,广泛分布于人体全身各部,它能接受机体内、外环境各种特定的刺激,并通过感受器的换能作用,把刺激转化为神经冲动,经感觉神经和中枢神经系统的传导通路传达到大脑皮质的感觉中枢,从而产生各种感觉。

感受器的分类方法很多,根据其功能可分为一般感受器和特殊感受器,前者分布于全身各部,如触觉、压觉、痛觉、温度觉等的感受器;后者只分布于头部,如嗅觉、味觉、视觉、听觉和平衡觉等感受器。

根据感受器所在部位和接受刺激的来源可分为以下三类。

1. 外感受器　　分布在皮肤、鼻腔和口腔黏膜、眼和耳等处,接受来自外界环境的刺激,如触、压、温度、光、声等理化刺激。

2. 内感受器　　分布在内脏和心血管壁等处,接受来自内环境的物理和化学刺激,如压力、温度、渗透压、离子及化合物浓度等。

3. 本体感受器　　分布于肌、肌腱、关节、韧带和内耳位置感觉器等处,接受躯体运动、肌张力和头部位置改变和平衡等的刺激。

感受器的构造繁简不一,有的感受器结构很简单,如皮肤内感受痛觉的仅为游离神经末梢;有的则较复杂,在感觉神经末梢外,包有数层结缔组织,形成有被囊的神经末梢结构,如感受触、压等刺激的触觉小体,环层小体等。

感觉器的结构则更为复杂,除感觉神经末梢外还具有各种对感受器起保护和使感受器的功能充分发挥的辅助装置。如视觉器官(视器),除了有光感受器之外,还包括屈光系统和保护、运动装置等。

感觉器包括视器、前庭蜗器、嗅器、味器等。本篇只叙述视器(眼)和前庭蜗器(耳)。

第十三章 视　　器

视器又称眼，由眼球和眼副器组成。眼球的主要功能是接受光刺激，并将光波刺激转变为神经冲动，经视觉传导通路至大脑视觉中枢产生视觉。眼副器是眼的辅助装置，位于眼球周围，包括眼睑、结膜、泪器、眼球外肌、眶筋膜和眶脂体等，对眼球起支持、运动和保护作用。

第一节 眼　　球

眼球是视器的主要部分，位于眶内，借筋膜与眶壁相连。眼球前面有眼睑保护，后面有视神经连于脑，周围附有泪腺、眼球外肌，并有眶脂体垫衬。

眼球（图13-1）大致呈球形，前面的正中点称**前极**，后面的正中点称**后极**。在前后两极之间连线的中点，沿眼球表面所作的环行线称**赤道（中纬线）**。通过前、后极之间的连线称**眼轴**。从瞳孔中央至视网膜中央凹的连线称**视轴**。眼轴与视轴成锐角相交。

眼球由眼球壁和眼球内容物组成（图13-2）。

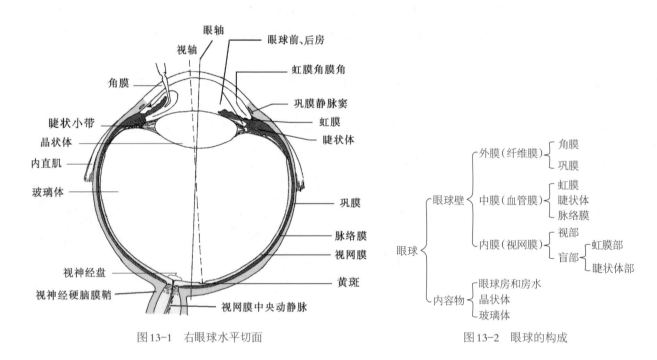

图13-1　右眼球水平切面　　　　　图13-2　眼球的构成

一、眼　球　壁

眼球壁分三层，由外向内依次为外膜、中膜和内膜。

（一）外膜或纤维膜

由致密结缔组织组成,可分为角膜和巩膜两部分。

1. 角膜 占外膜前1/6,无色透明,有弹性,曲度较大,具有屈光作用。角膜内无血管,但有丰富的感觉神经末梢,对外来异物十分敏感。

2. 巩膜 占外膜后5/6,厚而坚韧,不透明,呈乳白色。巩膜前缘与角膜交界处深部有一环形小管,称巩膜静脉窦,是房水回流的通道。巩膜后方与视神经鞘相延续,并有多个小孔供神经血管出入。

（二）中膜或血管膜

位于外膜的内面,含有丰富的血管和色素细胞,呈棕黑色,由前向后分为虹膜、睫状体和脉络膜(图13-3、图13-4)。

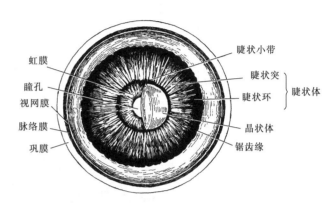

图13-3 眼球前半部内面观

1. 虹膜 位于中膜的最前部,呈冠状位的圆盘状薄膜,中央有圆形的**瞳孔**。瞳孔周围有两种平滑肌,一种呈环形环绕在瞳孔周围,称**瞳孔括约肌**,受副交感神经支配,可缩小瞳孔;另一种由瞳孔向周围呈放射状排列,称**瞳孔开大肌**,受交感神经支配,可扩大瞳孔。虹膜将角膜与晶状体之间的腔隙分成较大的**眼前房**和较小的**眼后房**,二者借瞳孔相通。在前房内,虹膜与角膜交界处构成**虹膜角膜角**,又称**前房角**,是房水循环的必经之处。

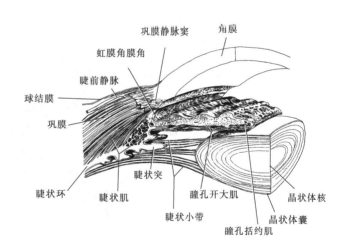

图13-4 虹膜角膜角及其周围结构

2. 睫状体 前与虹膜相接,后与脉络膜相延续,是中膜中部环形增厚的部分。在眼球的矢状面上,睫状体呈三角形,其后部较平坦,称**睫状环**,前部有60～80条呈放射状排列的突起,称**睫状突**,其上有**睫状小带**与晶状体相连。睫状体内的平滑肌,称**睫状肌**,其收缩或舒张,可使睫状小带松弛或紧张,从而调节晶状体的曲度。睫状体上皮还可产生房水。

3. 脉络膜 占中膜的后2/3,为一层含丰富血管和色素且有一定弹性的薄膜,后部有视神经穿通。脉络膜具有营养视网膜、吸收眼内散射光线的功能。

（三）内膜或视网膜

位于中膜内面,分为睫状体部、虹膜部和视部(图13-1、图13-5、图13-6)。虹膜部和睫状体部分别贴附于虹膜和睫状体的内面,其内层无感光细胞,故又称**盲部**。视部位于脉络膜内面,在活体平滑而透

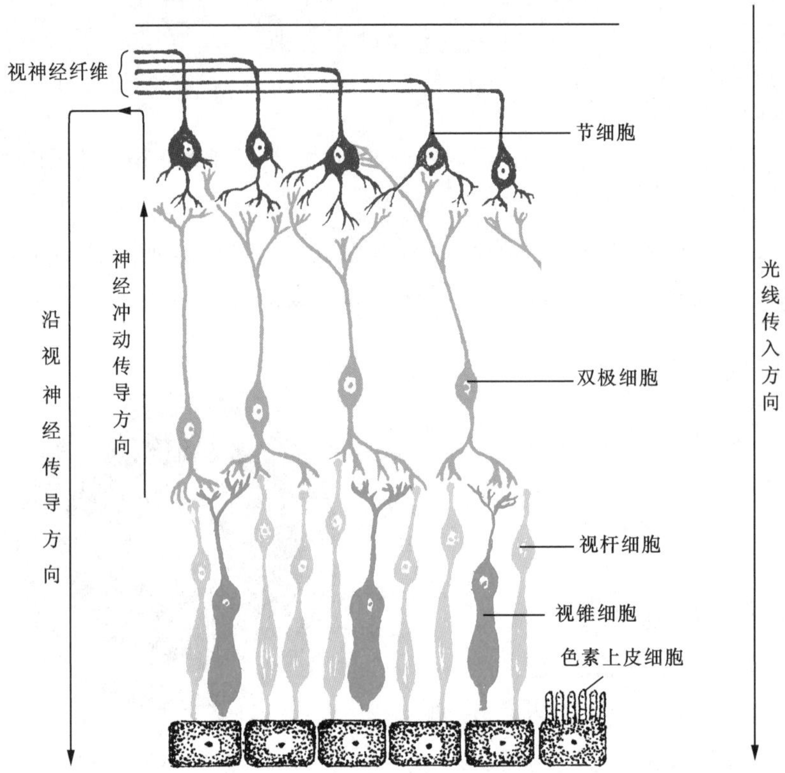

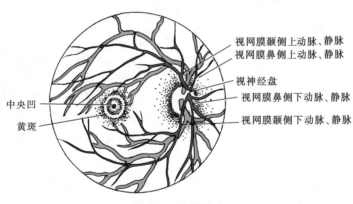

图13-5　视网膜视部结构示意图

图13-6　右眼眼底

明,呈淡紫红色,是视网膜的感光部分。视网膜视部在结构上分为两层:外层为色素层,内层为神经层。神经层由外向内为视细胞、双极细胞和节细胞。视细胞有感光作用,分为视锥细胞和视杆细胞。双极细胞将感光细胞的神经冲动传导至最内层的**节细胞**。节细胞的轴突向眼球后端汇集并穿过脉络膜和巩膜,构成**视神经**。在视网膜内面,视神经起始处有一直径为1.5 mm的圆盘状白斑,边缘稍隆起。呈白色圆形隆起,称**视神经盘**,此处无感光细胞,故称**生理盲点**。在视神经盘的颞侧稍下方约3.5 mm处,有一直径为2 mm的黄色圆形区域,称**黄斑**,其中央有一凹陷称**中央凹**,此处无血管,感光细胞最密集,是感光最敏锐的部位,形成中心视力。视网膜的血液供应来自视网膜中央动脉,经视神经盘穿入。视网膜内、外两层之间的分离,称视网膜脱离。在活体用眼底镜检查时可以见到视神经盘、黄斑和视网膜中央血管等。

二、眼球内容物

眼球内容物包括房水、晶状体和玻璃体,均为无色透明、无血管的结构,具有折光作用,它们与角膜合称眼的屈光系统。

(一)房 水

为无色透明液体,充满于眼房中。房水由睫状体上皮分泌产生,自眼后房经瞳孔到眼前房,再经虹膜角膜角渗入巩膜静脉窦,最后回流入眼静脉。房水除有屈光作用外,还有维持正常眼内压、营养角膜、晶状体和玻璃体等功能。临床上,房水循环出现障碍时,可引起眼内压增高、视力受损,称**青光眼**。

(二)晶 状 体

位于虹膜与玻璃体之间,呈双凸透镜状,无色透明,具有弹性,其周缘借睫状小带连于睫状体。晶状体的曲度可随睫状肌的舒张、收缩而改变。当视近物时,睫状肌收缩,睫状小带放松,晶状体曲度加大,屈光力加强;视远物时,则恰恰相反。老年人的晶状体逐渐失去弹性,睫状肌调节功能减退,从而出现老视。晶状体若因疾病或创伤而变混浊,称**白内障**。

(三)玻 璃 体

是无色透明的胶状物,约占眼球体积的4/5,位于晶状体和视网膜之间,除具有屈光作用外,尚有支撑视网膜并维持眼球形状的作用。

第二节　眼 副 器

眼副器(图13-7)包括眼睑、结膜、泪器、眼球外肌、眶脂体和眶筋膜等结构,有保护、运动和支持眼球的作用。

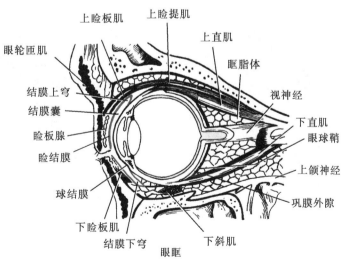

图13-7　眼眶矢状切面

一、眼 睑

眼睑为一能活动的皮肤皱襞,俗称眼皮,遮盖于眼球的前方,有保护眼球、防止眼球外伤和免受强光刺激等作用。眼睑(图13-8、图13-9)可分为**上睑**和**下睑**。上、下睑之间的裂隙,称**睑裂**,其外侧端较锐利,称**外眦**,内侧端较钝圆,称**内眦**。眼睑的游离缘为**睑缘**,有睫毛。上、下睑缘的内侧各有一乳头状隆起,称**泪乳头**,其中央有一针尖样小孔称**泪点**,为泪小管的起始处。眼睑自外向内由皮肤、皮下组织、肌层、睑板和睑结膜构成。眼睑皮肤较薄,皮下组织疏松,可因出血和积水而出现眼睑显著浮肿。肌层主要为眼轮匝肌,收缩时可使睑裂关闭。**睑板**由致密的结缔组织构成,较坚韧,呈半月形。睑板内有许多呈麦穗状分支的睑板腺,与睑缘垂直排列,其导管开口于睑缘。睑板腺能分泌一种油状的液体,具有润滑睑缘、防止泪液外溢的作用。

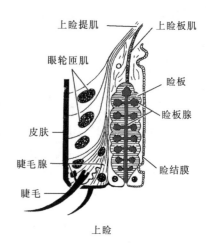

图13-8 眼睑结构示意图(上睑矢状切面)

二、结 膜

结膜(图13-7)为连结眼球和眼睑的半透明膜,表面光滑、柔软并有一定弹性,富有血管。覆盖在睑板内面和眼球巩膜前面。根据结膜所在的部位,将其分为三部:睑结膜衬于眼睑内面,与睑板紧密相连,成为眼睑的一部分,睑结膜光滑而透明,其深面的血管和睑板腺清晰可见;球结膜覆盖在眼球巩膜的前面,于角膜缘处移行为角膜上皮;**结膜上穹**和**结膜下穹**分别为球结膜与上、下睑结膜移行处,上穹比下穹深。闭眼时,全部结膜形成的囊状腔隙,称**结膜囊**,结膜囊经睑裂与外界相通。结膜炎时,结膜可明显充血。患沙眼时,在结膜上可形成滤泡。

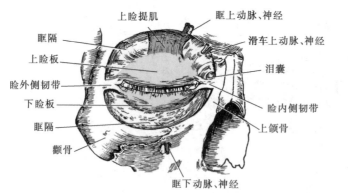

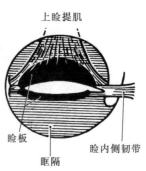

图13-9 睑板

三、泪 器

泪器由泪腺和泪道组成(图13-10)。

(一)泪 腺

位于眼眶上壁前外侧的泪腺窝内,由大小不等的腺叶构成,并以10～20条排泄管开口于结膜上穹的外侧部。泪腺分泌的泪液借瞬眼活动涂抹于眼球表面,湿润和清洁角膜,且可冲洗异物。泪液中尚含溶菌酶和免疫球蛋白等,具有灭菌作用。多余的泪液流向泪湖,经泪点引入泪小管并进入泪囊,再经鼻泪管流向鼻腔。

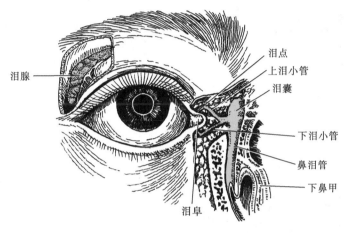

图13-10 泪器

(二)泪 道

包括泪点、泪小管、泪囊和鼻泪管。

1. 泪点　分别位于上、下睑缘的内侧端,是泪小管的开口,为泪道的起始部。

2. 泪小管　起自泪点,为连接结膜囊与泪囊的部分,分为上、下泪小管,初与睑缘呈垂直走行,继而转折呈近似水平,向内注入泪囊。

3. 泪囊　位于眼眶内侧壁前部的泪囊窝内,为一膜性囊。上部为盲端,下部移行为鼻泪管。泪囊前面有睑内侧韧带和眼轮匝肌纤维,眼轮匝肌部分肌纤维附于泪囊后面,该肌收缩时,可同时牵拉扩大泪囊,囊内产生负压,促使眼泪流入。

4. 鼻泪管　为膜性管道,上部包埋于骨性鼻泪管中,与骨膜紧密结合;下部在鼻腔外侧壁深面,末端开口于下鼻道的外侧壁。

四、眼 球 外 肌

眼球外肌(图13-11、图13-12)包括运动眼球的肌和运动眼睑的肌,共有7条。

运动眼球的肌有6条,即4条直肌和2条斜肌。直肌包括**上直肌**、**下直肌**、**内直肌**和**外直肌**;斜肌包括

上斜肌和**下斜肌**。内直肌使瞳孔转向内侧,外直肌使瞳孔转向外侧;上直肌使瞳孔转向上内方,下直肌使瞳孔转向下内方;上斜肌使瞳孔转向下外方;下斜肌使瞳孔转向上外方。眼球的正常运动由这6条肌肉协作完成。

运动上睑的肌为**上睑提肌**,起自视神经管上壁,向前止于上睑,作用为提上睑,开大睑裂。

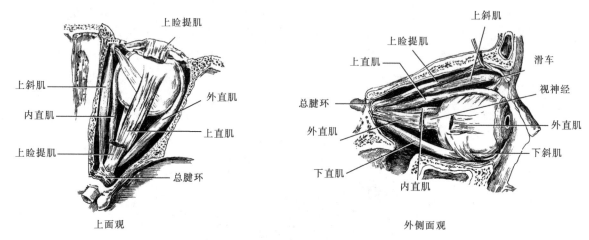

图13-11　眼球外肌

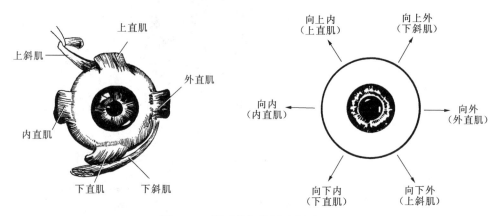

图13-12　眼球外肌作用示意图

第三节　眼的血管和神经

一、眼的动脉

眼球和眶内结构主要由眼动脉供给营养(图13-13、图13-14)。**眼动脉**起自颈内动脉,与视神经一起经视神经管入眶。眼动脉在行程中发出分支供应眼球、眼球外肌、泪腺及额部皮肤等处。其中重要的分支为**视网膜中央动脉**,它在眼球后方穿入视神经内,在视神经的中央前行至视神经盘处分为4支,即视网膜鼻侧上、下小动脉和视网膜颞侧上、下小动脉,营养视网膜内层。临床上用眼底镜可直接观察该动脉及其分支,以帮助诊断诸如动脉硬化及某些颅内病变。

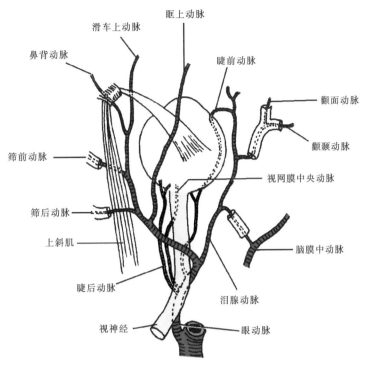

图13-13 眼动脉及其分支(右侧上面观)

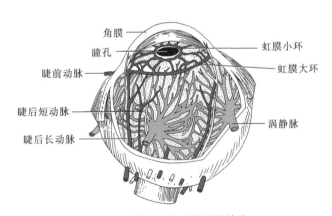

图13-14 眼球壁的动脉及涡静脉

二、眼 的 静 脉

眼球的静脉主要有视网膜中央静脉和涡静脉。**视网膜中央静脉**与同名动脉伴行，收集视网膜回流的血液，注入眼上静脉；**涡静脉**(图13-14)位于眼球壁血管膜的外层，有4～6条，收集虹膜、睫状体和脉络膜的静脉血。在眼球后部穿出巩膜，注入眼上、下静脉。

眼静脉(图13-15)有两条**眼上静脉**起

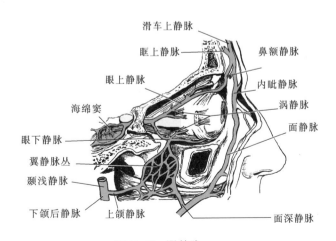

图13-15 眼静脉

自眶的前内侧，与内眦静脉吻合，收纳与眼动脉分支伴行的静脉，向后经眶上裂注入海绵窦。因该静脉与面静脉有吻合，且无瓣膜，面部感染可经此侵袭颅内。**眼下静脉**起自眶下壁前方附近，收纳附近眼肌、泪囊和睑的静脉血，行向后分为二支，一支注入眼上静脉，另一支经眶下裂汇入翼（静脉）丛。

三、眼 的 神 经

眼球本身的神经支配：三叉神经管理一般感觉受，睫状肌和瞳孔括约肌由副交感神经支配，瞳孔开大肌受交感神经支配。泪腺的分泌由面神经支配。眼的上、下、内直肌、下斜肌和上睑提肌由动眼神经支配，上斜肌由滑车神经支配，外直肌由展神经支配。视神经传导视觉。

第十四章　前庭蜗器

前庭蜗器（图14-1、图14-2）简称耳，包括外耳、中耳和内耳三部分。外耳和中耳是传导声波的装置，内耳是接受声波和位置觉刺激的感受器所在部位。

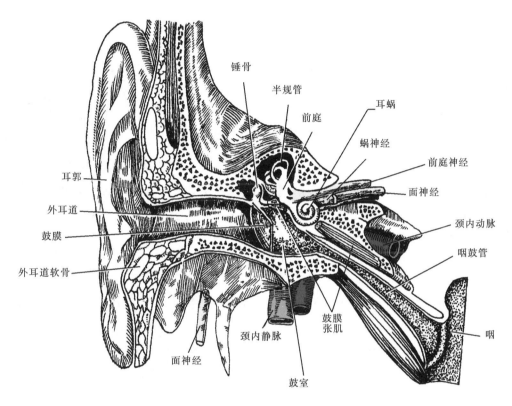

图14-1　前庭蜗器概观

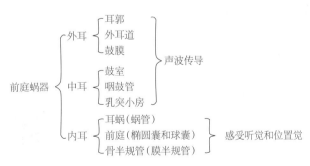

图14-2　前庭蜗器的分部及功能

第一节　外　耳

外耳包括耳郭、外耳道和鼓膜三部分。

一、耳　郭

耳郭（图14-3）位于头部两侧，大部分以弹性软骨作为支架，外覆皮肤，皮下组织甚少，但含有丰富的血管神经。耳郭下1/3部分无软骨，皮下仅含结缔组织和脂肪，称**耳垂**，是临床上常用的采血部位。

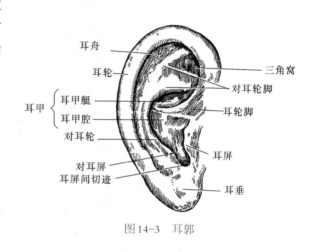

图14-3　耳郭

二、外耳道

外耳道　是从外耳门到鼓膜呈"S"形弯曲的管道，成人长约2.5 cm。外耳道外侧1/3为**软骨部**，是耳郭软骨的延续；内侧2/3为**骨部**，是颞骨鳞部和鼓部围成的管道。两部交界处较狭窄，异物易嵌顿于此。

外耳道的皮肤薄，皮肤内含有毛囊、皮脂腺、耵聍腺以及丰富的感觉神经末梢，皮肤与软骨膜和骨膜结合紧密，因而外耳道的炎症或疖肿，常有剧烈疼痛。耵聍腺能分泌黏稠的液体，称**耵聍**，干燥后成痂块，可随颞下颌关节的运动而向外脱落。

三、鼓　膜

鼓膜位于外耳道底与中耳的鼓室之间，为椭圆形半透明的薄膜（图14-4）。鼓膜的边缘附着于颞骨鼓部和鳞部，鼓膜的中心向内凹陷，称**鼓膜脐**，其内面为锤骨柄末端附着处。从鼓膜脐开始，有一条向前上方走行的白线，称**锤纹**，是锤骨柄透过鼓膜于表面所显的映像。锤纹上端向前后分别形成**锤骨前襞**和**锤骨后襞**。在两个皱襞之间，鼓膜上1/4的三角形区为松弛部，薄而松弛，活体呈浅红色；鼓膜的下3/4为紧张部，坚实紧张，在活体呈灰白色，富有光泽，其前下方有一三角形的反光区称**光锥**，某些中耳疾患可引起光锥改变或消失。

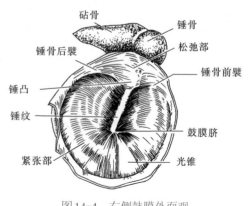

图14-4　右侧鼓膜外面观

第二节 中 耳

中耳由鼓室、咽鼓管、乳突窦和乳突小房组成。

一、鼓 室

鼓室是颞骨岩部内一个不规则的含气小腔,容积为 1～2 ml,位于鼓膜与内耳之间。在冠状切面上,鼓室略呈双凹透镜状,向后外上方经乳突窦通乳突小房,向前内下方经咽鼓管通鼻咽部。鼓室内在鼓膜上方的部分称**鼓室上隐窝**。

(一)鼓 室 壁

可分为六个壁(图14-5～图14-7)。

1. **上壁** 由颞骨岩部的鼓室盖构成,为一薄层骨板,分隔鼓室与颅中窝,也称**盖壁**。

2. **下壁** 是构成颈静脉窝的一层薄骨板,分隔鼓室和颈内静脉,也称**颈静脉壁**。

3. **前壁** 为颈动脉管的后外壁,分隔鼓室与颈内动脉,也称**颈动脉壁**。前壁上部有鼓膜张肌半管和咽鼓管的开口。

4. **后壁** 也称**乳突壁**,上部有乳突窦的开口,鼓室借乳突窦向后通入乳突内的乳突小房。乳突窦口的内侧壁有外半规管凸,乳突窦口的下方有**锥隆起**,内藏镫骨肌。

5. **外侧壁** 大部分由鼓膜构成,也称**鼓膜壁**。鼓膜的上方为颞骨鳞部构成的骨性部分,是鼓室上隐窝的外侧壁。

6. **内侧壁** 是骨迷路的外侧壁,也称**迷路壁**。中部有一圆形隆起称**岬**,由耳蜗第一圈的隆凸形成。岬的后上方有一卵圆形小孔称**前庭窗**(卵圆窗),被镫骨底及其周缘的韧带所封闭。岬的后下方有一圆形小孔称**蜗窗**(圆窗),有**第二鼓膜**封闭。在前庭窗后上方有弓形隆起称**面神经管凸**,内藏面神经。前庭窗和锥隆起是中耳手术确定面神经的重要标志。

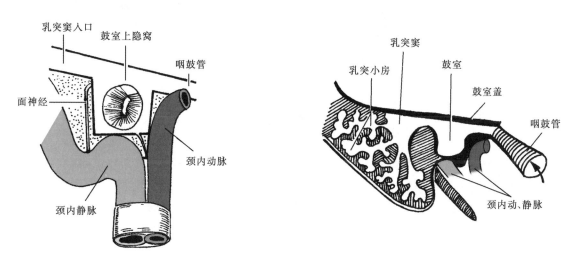

图14-5 鼓室各壁结构示意图

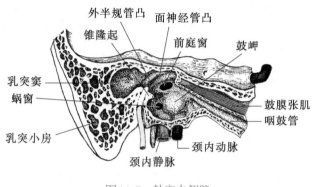

图14-6　鼓室外侧壁　　　　　　　　　　　图14-7　鼓室内侧壁

（二）鼓 室 内 容 物

鼓室内含有听小骨、韧带、肌、血管和神经等，鼓室内面及上述各结构均覆以黏膜，并与咽鼓管、乳突窦、乳突小房的黏膜相延续。

1. 听小骨　　有三块，以关节相连，组成**听骨链**（图14-8），连于鼓膜与前庭窗之间，其中与鼓膜接触的为**锤骨**，与内耳前庭窗相连的为**镫骨**，连于两者之间的为**砧骨**。当声波振动鼓膜时，听小骨相继运动，将声波的振动传入内耳。

2. 运动听小骨的肌　　与听小骨运动有关的肌肉有**鼓膜张肌**和**镫骨肌**，能调节鼓膜的紧张度和内耳的压力，对鼓膜和内耳有保护作用。

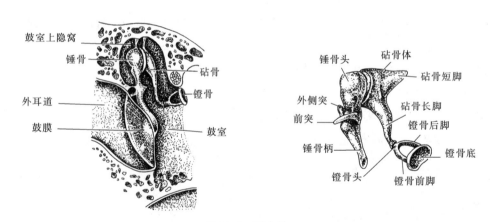

图14-8　听小骨

二、咽 鼓 管

咽鼓管为中耳与鼻咽部的通道，位于鼻咽侧壁与鼓室之间。咽鼓管内2/3为软骨部，外1/3为骨部，两部之间较狭窄。咽鼓管有两口，鼓室口位于鼓室前壁，咽口位于鼻咽侧壁（下鼻甲后方）。平时咽鼓管处于关闭状态，吞咽和张口时才张开。中耳与外界空气的压力平衡可通过咽鼓管维持。

三、乳突窦和乳突小房

乳突窦是鼓室上隐窝后方的腔隙,向前以乳突窦口开口于鼓室后壁上部,向后下与乳突小房相通。

乳突小房为颞骨乳突内的许多含气小腔,大小不等,形态不一,互相连通。乳突小房和乳突窦内均衬以黏膜,并与鼓室黏膜相延续,因此,中耳炎可经乳突窦向乳突小房蔓延,引起乳突炎。

第三节 内 耳

内耳位于颞骨岩部的骨质内,鼓室和内耳道底之间,由骨迷路和膜迷路组成。骨迷路是骨性管道,膜迷路是套在骨迷路内封闭的膜性管和囊,由上皮和结缔组织构成,充满内淋巴。膜迷路与骨迷路之间的间隙内充满外淋巴。内、外淋巴互不相通。

一、骨 迷 路

骨迷路(图14-9)包括耳蜗、前庭、骨半规管,它们互相通连,依次由前内向后外沿颞骨岩部的长轴排列。

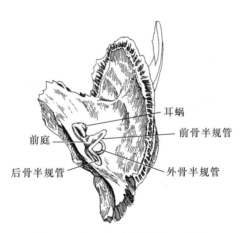

图14-9 内耳在颞骨岩部上的投影

(一)前 庭

在骨迷路中部,外侧壁即鼓室内侧壁,有前庭窗和蜗窗,分别被镫骨和第二鼓膜封闭;前壁有孔通耳蜗,后壁有半规管的5个开口。

(二)骨 半 规 管

为前、后、外互成直角排列的三个半环形骨管。每个骨半规管都有一端膨大称壶腹骨脚;另一端则不膨大,称单骨脚,前、后骨半规管的单骨脚合成一个总骨脚。三个半规管有5个口开口于前庭。

（三）耳　蜗

位于骨迷路的前部,形如蜗牛壳,由环绕蜗轴的螺旋管构成。蜗顶向前方,蜗底对着内耳道底。**蜗螺旋管**是中空的骨密质围成的骨管,起于前庭,环绕蜗轴旋转约两圈半,以盲端终于蜗顶。**蜗轴**是蜗顶至蜗底之间的锥体形骨松质,内有蜗神经和血管穿行。从蜗轴伸出一螺旋形的骨板,称**骨螺旋板**,突入蜗螺旋管内,此板的游离缘未达蜗螺旋管的对侧壁,其缺损部由膜迷路的蜗管填补封闭。因此,蜗螺旋管内共有三条管道,上方是**前庭阶**,起于前庭,于前庭窗处被中耳的镫骨底所封闭;中间是膜性蜗管,其尖端为盲端终于蜗顶;下方是**鼓阶**,终于蜗窗上的第二鼓膜。前庭阶和鼓阶内充满外淋巴。骨螺旋板至蜗顶附近离开蜗轴,形成镰状的游离骨片,称螺旋板钩,其与蜗轴之间形成一个小孔,称**蜗孔**,前庭阶和鼓阶经此孔相通。

二、膜 迷 路

膜迷路(图14-10、图14-11)是套在骨迷路内的密闭的膜性管腔或囊,借纤维束固定于骨迷路的壁上,形态基本与骨迷路相似,但管径较小,包括椭圆囊、球囊、膜半规管和蜗管,其中蜗管与听觉相关,其他与平衡觉相关。它们之间互相通连,其内充满内淋巴液。

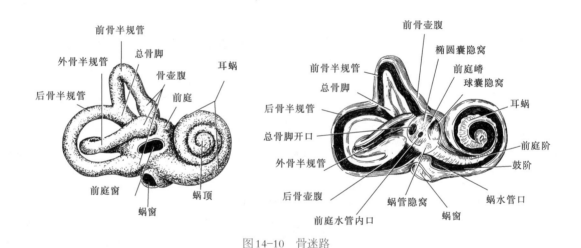

图14-10　骨迷路

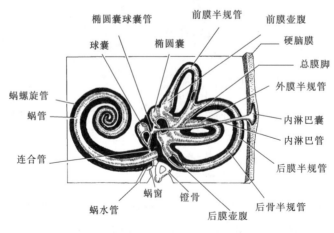

图14-11　内耳迷路示意图

1. **椭圆囊和球囊**　位于前庭内,其中椭圆囊位于前庭后上方,球囊位于前庭前下方。二囊之间借细小的**椭圆球囊管**彼此交通。椭圆囊的后壁上有5个孔与3个膜半规管相通,球囊的下端借连合管连于蜗管。椭圆囊上端的底部与前壁和球囊的前上壁均有感觉上皮,分别称**椭圆囊斑**和**球囊斑**,它们是位置觉感受器,能感受头部静止时的位置和直线变速运动引起的刺激。

2. **膜半规管**　套于同名骨半规管内,形状与骨半规管相似,但其管径细小,仅为骨半规管的1/4～1/3。在骨壶腹处膜半规管也有相应的膨大称膜壶腹,其壁上有上皮隆起,称**壶腹嵴**,是位置觉感受器,能感受头部旋转变速运动的刺激。三个膜半规管内的壶腹嵴相互垂直,可分别将人体在三维空间中的运动变化转变成神经冲动,经前庭神经传入中枢。

3. **蜗管**　位于蜗螺旋管内,介于骨螺旋板与蜗螺旋管外侧壁之间。一端起自前庭,借连合管与球囊相连;另一端为细小的盲端,终于蜗顶。蜗管在横切面上呈三角形,有三个壁:上壁为蜗管前庭壁(又称前庭膜),分隔前庭阶与蜗管;外侧壁为蜗螺旋管内骨膜的增厚部分,该处上皮深面富有血管,称血管纹,一般认为与产生内淋巴液有关;下壁为骨螺旋板和蜗管鼓壁(又称基底膜或螺旋膜),分隔鼓阶与蜗管。基底膜上有**螺旋器**,又称**Corti器**,为听觉感受器。蜗管鼓壁内的纤维靠蜗底部者短,靠蜗顶部者长,分别通过鼓膜、听小骨链、内、外淋巴接受不同频率的声波而产生共鸣,从而刺激Corti器,自此发出冲动经蜗神经传入脑,产生听觉。

三、声 波 的 传 导

声波传入内耳的途径有两条,即空气传导和骨传导。在正常情况下以空气传导为主(图14-12、图14-13)。

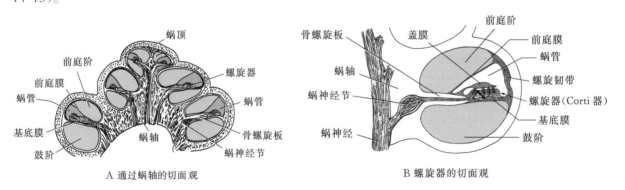

A 通过蜗轴的切面观　　　　B 螺旋器的切面观

图14-12　耳蜗及蜗管

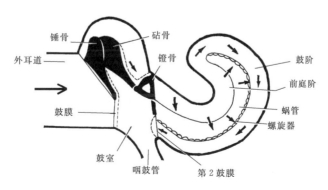

图14-13　声波传导路径图

1. 空气传导　　耳郭收集声波经外耳道传至鼓膜,引起鼓膜振动,再经听骨链将振动传至前庭窗,引起前庭阶内的外淋巴波动。该部外淋巴的波动经蜗孔传向鼓阶,最后波动抵达第二鼓膜,使第二鼓膜外凸因波动消失。外淋巴的波动既可通过前庭膜使内淋巴波动,也可直接使基底膜振动,从而刺激螺旋器,由此转变成神经冲动,经蜗神经传入中枢,产生听觉。在鼓膜穿孔或听骨链运动障碍时,外耳道的声波可经中耳鼓室的空气振动第二鼓膜,从而引起鼓阶内的外淋巴波动,也可刺激基底膜上的螺旋器,引起听觉。但这种传导比听骨链的机械振动要小得多,故听力明显下降。

2. 骨传导　　是指声波经颅骨传入内耳的途径。声波的冲击和鼓膜的振动可经颅骨(包括骨迷路)传入,使耳蜗内的淋巴液产生波动,从而刺激基底膜上的螺旋器产生神经冲动。骨传导的效能与空气传导相比是微不足道的。

外耳和中耳疾患引起的耳聋为传导性耳聋,此时空气传导途径的阻断可以通过骨传导部分地予以代偿,故为不完全性耳聋。内耳、蜗神经、听觉传导通路及听觉中枢的疾患引起的耳聋为神经性耳聋,此时空气传导和骨传导虽无障碍,但不能引起听觉,故为完全性耳聋。

第五篇

神经系统

神经系统分为中枢神经系统和周围神经系统。中枢神经系统包括脑和脊骨髓,周围神经系统包括脑神经、脊神经和内脏神经。

第十五章　神经系统总论

神经系统包括颅腔内的脑、椎管内的脊髓以及与脑、脊髓相连的脑神经、脊神经和内脏神经。

脑和脊髓借脑神经、脊神经、内脏神经及其终末装置与身体各器官相联系。内、外环境的刺激被感受器接受后转化为神经冲动，通过神经系统的活动引起各种反应，借以保证各器官系统间的统一与合作，并使机体与复杂的外环境保持平衡。例如长跑等剧烈运动时有心跳加快、呼吸加速、肌肉收缩和出汗等一系列的变化，这些都是在神经系统的主导下进行的。

在神经系统的主导作用下，内分泌系统将体液性活性物质——激素通过血液循环运抵相应部位，发挥体液调节作用。

一、神经系统的分部

神经系统按其所在位置的不同分为中枢神经系统和周围神经系统两部分。

中枢神经系统包括脑和脊髓。**周围神经系统**包括脑神经、脊神经和内脏神经。脑神经有12对，与脑相连。脊神经有31对，与脊髓相连。内脏神经是指分布于心肌、平滑肌及腺体的神经，其中内脏运动神经称植物神经系统或自主神经系统，依其功能的不同又分为交感神经和副交感神经。

二、神经系统的基本结构

神经系统主要由神经组织组成。神经组织包括神经元和神经胶质。

（一）神　经　元

也称神经细胞，是神经系统的基本结构和功能单位。

1. 神经元的结构　　尽管神经元的大小、形状、细胞结构各异，但每个神经元都可分为胞体和突起两部分（图15-1）。胞体包括细胞核及其周围的细胞质和细胞膜，是神经元的营养、代谢和功能活动中心。突起包括树突和轴突。树突自胞体发出，短而多分支，轴突由胞体发出，只有一条，长短不一，从小于1 mm到长于1 m。胞体树突和胞体的表面是接受其他神经元传来的神经冲动的主要部位。自神经元发出的神经冲动则沿轴突传递。

神经元的细胞质内，除含有一般细胞所具有的线粒体、高尔基复合体和酶体等细胞器外，还有尼氏体和神经原纤维（图15-2），这是神经细胞特有的结构。

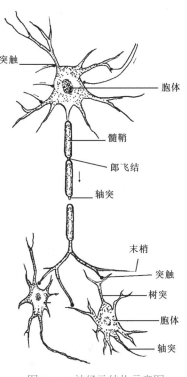

图15-1　神经元结构示意图

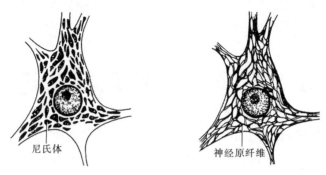

图 15-2 尼氏体和神经原纤维

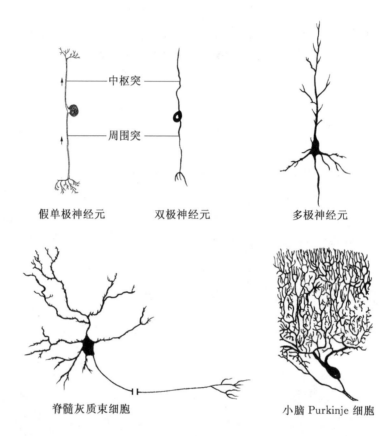

图 15-3 神经元的类型

2. 神经元的分类（图 15-3）

（1）根据突起的多少分类,可分为以下三类。

1）假单极神经元:从胞体仅发出一个突起,但很快呈"T"字形分支,一支到周围的感受器称周围突;另一支进入中枢神经系统,称中枢突。如脑神经节和脊神经节中的感觉神经元。

2）双极神经元:由胞体相对两端各发出一个突起,一个伸向感受器称周围突,一个伸向中枢神经系统,称中枢突,如嗅细胞、视网膜、前庭和蜗神经节内的感觉神经元。

3）多极神经元:具有一个轴突和多个树突。中枢神经系内的神经元多属此类,如大脑皮质的锥体细胞和脊髓的前角运动神经元等。

（2）根据功能及神经冲动传导的方向分类,可分为以下三类。

1）感觉神经元：或称传入神经元，接受机体内、外环境的刺激，将兴奋传向中枢神经系统。如上述的假单极神经元和双极神经元。

2）运动神经元：又称传出神经元，将冲动从中枢神经系统传至周围神经系统，支配骨骼肌或平滑肌、心肌、腺体等，如脊髓前角运动神经元。

3）联络神经元：又称中间神经元，位于中枢神经系统的感觉和运动神经元之间，起联络作用，此类神经元数量大，形态上也属于多极神经元。

（3）根据轴突的长短分类，可分为以下两类。

1）高尔基Ⅰ型神经元：轴突长。

2）高尔基Ⅱ型神经元：轴突短，Ⅱ型神经元均为多极神经元。

（4）根据神经递质不同，可分为胆碱能神经元、胺能神经元、氨基酸能神经元和肽能神经元等。

3. 神经纤维　　神经元的轴突和长的树突外面通常包有髓鞘和神经膜，称神经纤维。根据有无髓鞘将神经纤维分为有髓神经纤维和无髓神经纤维两类（图15-4）。

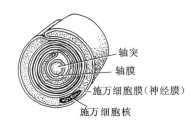

周围神经有髓纤维构成示意图

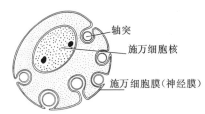

无髓纤维与施万细胞关系示意图

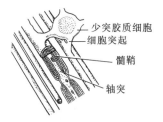

中枢神经有髓纤维构成示意图

图15-4　神经纤维

（1）周围神经系统内，有髓神经纤维的髓鞘是施万细胞环绕轴突所形成的同心圆板层结构；无髓神经纤维由较细的神经元长突起和包在外面的施万细胞组成。

（2）中枢神经系统内，有髓神经纤维的髓鞘由少突胶质细胞的突起形成。无髓神经纤维外面无鞘膜，因此是裸露的轴突，常借星形胶质细胞的胞质薄层与周围环境分隔。

4. 突触　　是一个神经元与另一个神经元之间或神经元与效应器之间特化的接触区，是传递信息的特殊结构（图15-5）。

神经元之间的连接最常见的是一个神经的轴突与另

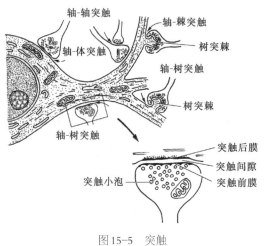

图15-5　突触

一个神经元的树突、树突棘或胞体连接,分别构成轴-树,轴-棘,轴-体突触。此外还有树-树,轴-轴,体-体等突触。突触可分为化学突触和电突触两大类。人体大部分突触属于化学突触。

(二)神 经 胶 质

神经胶质又称神经胶质细胞,简称胶质细胞(图15-6),广泛分布于神经元之间,体积一般比神经元小,数量则约为神经元的10～50倍,也有突起,但无树突和轴突之分。胞质中没有尼氏体和神经原纤维,并且不具有感受刺激和传导神经冲动的功能。

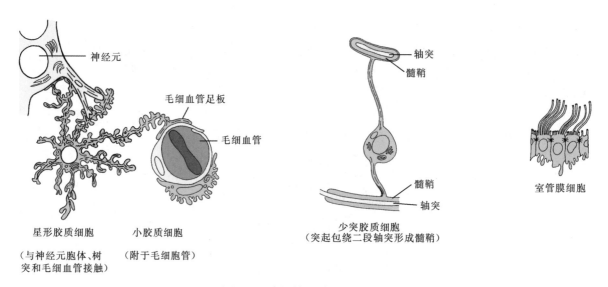

图15-6 中枢神经系统的胶质细胞

三、神经系统的活动方式

神经系统的机能非常复杂,其基本活动方式是反射。反射是机体对内外环境的刺激所作的反应。执行反射活动的形态学基础称反射弧,反射弧(图15-7)包括5个环节:感受器→传入神经→中枢→传出神经→效应器。

最简单的反射可仅由两个神经元组成,其传入、传出神经元直接在脊髓内相突触。一般的反射弧在传入、传出神经元之间有一个或多个中间神经元参加。中间神经元越多引起的反射活动就是越复杂。人类的思维活动就是通过大量的中间神经元极为复杂的反射活动。

按临床应用可分浅反射、深反射和病理反射。浅反射如腹壁反射,深反射如膝

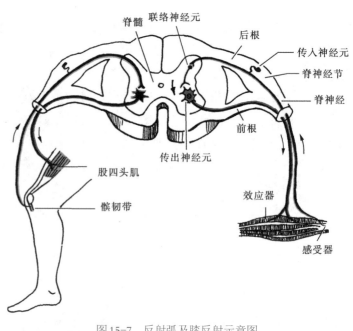

图15-7 反射弧及膝反射示意图

反射,病理反射如锥体束损伤后出现的Babinski氏征,在正常人不出现。

四、神经系统的常用术语

神经元胞体和突起因集聚在中枢和周围神经系统的不同,而有不同的术语名称。

灰质是中枢神经系统中神经元胞体和树突的集聚部位,富有血管,在新鲜标本中色泽灰暗故称灰质。大脑和小脑的灰质集中于表层,称**皮质**。

白质由神经纤维在中枢神经系内集聚而成,因神经纤维外面包有髓鞘,色泽亮白故称白质。大脑及小脑的白质位于皮质的深部,称**髓质**。

在中枢神经系统,形态和功能相似的神经元胞体聚集在一起,称**神经核**。

在中枢神经系统,起止、行程和功能相同的神经纤维集聚成束,称**纤维束**。

在周围神经系统内神经元的胞体集聚,称**神经节**。神经节有感觉神经节和内脏运动神经节,感觉神经节中与脑神经相连的称脑神经节,与脊神经相连的称脊神经节。内脏运动神经节又分交感神经节和副交感神经节。

在周围神经系统,神经纤维聚集形成粗细不等的**神经**。

在中枢神经系统中某些部位,灰质和白质混杂交织的区域,称**网状结构**。

第十六章 周围神经系统

周围神经系统指中枢神经系统(脑和脊髓)以外的神经部分。根据与中枢相连部位及分布区域的不同,通常把周围神经系统分为三部分:① 脊神经,与脊髓相连,主要分布于躯干、四肢;② 脑神经,与脑相连,主要分布于头颈部和胸腹腔脏器;③ 内脏神经,亦与脑和脊髓相连,为脑神经和脊神经纤维成分的一部分,主要分布于内脏、心血管和腺体。

第一节 脊 神 经

脊神经主要分布至躯干和四肢,共31对,包括8对颈神经、12对胸神经、5对腰神经、5对骶神经和1对尾神经。每对脊神经借前根和后根与脊髓相连。前根由运动神经纤维组成,后根由感觉神经纤维组成。前根和后根在椎间孔附近汇合成一条脊神经干。每一对脊神经后根上有一膨大的脊神经节,内含感觉神经元的胞体。

第1颈神经在寰椎与枕骨之间出椎管,第2～第7颈神经在同序数椎骨上方的椎间孔穿出,第8颈神经在第7颈椎下方的椎间孔穿出,胸、腰神经在同序数椎骨下方的椎间孔穿出,第1～第4骶神经由相应的骶前、后孔穿出,第5骶神经和尾神经由骶管裂孔穿出。由于脊髓短而椎管长,所以各节段的脊神经根在椎管内走行的方向和长短不同。颈部脊神经根较短,行程略近水平,胸部脊神经根斜行向下,而腰骶部脊神经根较长,在椎管内近乎垂直下行,形成马尾。

脊神经(图16-1)是混合神经,含有感觉纤维和运动纤维。感觉纤维始于脊神经节的假单极神经元,其周围突分布于皮肤、肌肉、关节以及内脏的感受器等,中枢突集聚成后根入脊髓,将躯体和内脏的感觉冲动传向中枢。运动纤维由脊髓灰质前角和胸腰部侧角、骶副交感核的运动神经元轴突组成,分布至横纹肌、平滑肌和腺体。

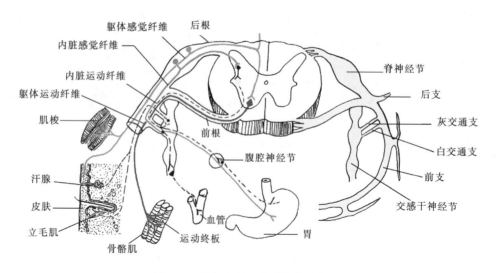

图16-1 脊神经的组成及分布示意图

根据脊神经的分布和功能,可将其纤维成分分为四类:

1. **躯体感觉(传入)纤维**　分布于皮肤、骨骼肌、肌腱和关节的感受器,将皮肤的浅部感觉冲动和肌肉、肌腱、关节的深部感觉冲动传入中枢。

2. **内脏感觉(传入)纤维**　分布于内脏、心血管和腺体的感受器,将这些结构的感觉冲动传入中枢,是内脏神经的一个组成部分。

3. **躯体运动(传出)纤维**　分布于骨骼肌,管理其随意运动。

4. **内脏运动(传出)纤维**　分布至胸腹腔脏器和血管的平滑肌、立毛肌、心肌和腺体,属不随意运动神经,是内脏神经的一个重要组成部分。

脊神经干很短,出椎间孔后,分为脊膜支、交通支、后支、前支。

(1)**脊膜支**:经椎间孔返入椎管,分布于脊髓的被膜、韧带、椎间盘等处。

(2)**交通支**:为连于脊神经与交感干之间的细支。其中发自脊神经连至交感干的,称白交通支;发自交感干连于每条脊神经的,称灰交通支。

(3)**后支**:一般都细小,其分布具有明显的节段性,分布于项、背、腰骶部深层的肌肉和皮肤,其中第2颈神经后支的皮支粗大,称枕大神经,分布于枕和项部皮肤。第1～第3腰神经后支的外侧支较粗大,分布于臀上部皮肤,称臀上皮神经;第1～第3骶神经后支分布于臀中部皮肤,称臀中皮神经。

(4)**前支**:粗大,分布于躯干前外侧及四肢的皮肤和肌肉。在人类,胸神经前支保持着明显的节段性,其余脊神经的前支则先交织成丛,再分支分布至相应区域。脊神经前支形成的丛有:颈丛、臂丛、腰丛和骶丛。

一、颈　丛

(一)颈丛的组成和位置

颈丛(图16-2)由第1～第4颈神经和第5颈神经前支的一部分构成,位于中斜角肌和肩胛提肌的前方,胸锁乳突肌上部的深面。

(二)颈丛的分支

有浅支和深支。颈丛的浅支均为皮支,较粗大,自胸锁乳突肌后缘中点附近穿出深筋膜进入浅筋膜内,其穿出之处是颈部皮肤浸润麻醉的一个阻滞点。颈丛主要皮支(图16-3)有枕小神经、耳大神经、颈横神经、锁骨上神经。颈丛的深支多为肌支,支配颈部深肌、肩胛提肌、舌骨下肌群和膈。

颈丛最重要的分支是**膈神经**。膈神经(图16-4)为混合性神经,其运动纤维支配膈肌,感觉纤维分布于胸膜、心包和膈下面的部分腹膜。右膈神经的感觉纤维尚分布到胆囊和肝外胆道等。膈神经损伤可致同侧膈肌瘫痪,腹式呼吸减弱或消失。膈神经受刺激时可发生呃逆。

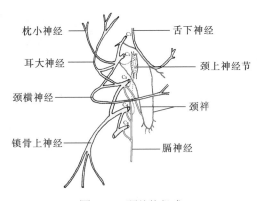

枕小神经　　　　　　　舌下神经
耳大神经　　　　　　　颈上神经节
颈横神经　　　　　　　颈袢
锁骨上神经　　　　　　膈神经

图16-2　颈丛的组成

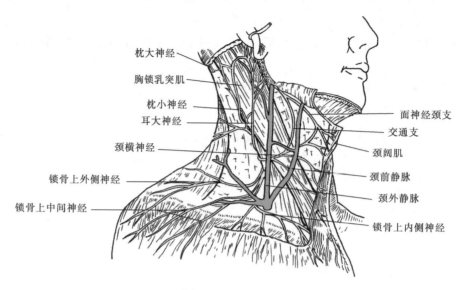

图16-3 颈丛皮支

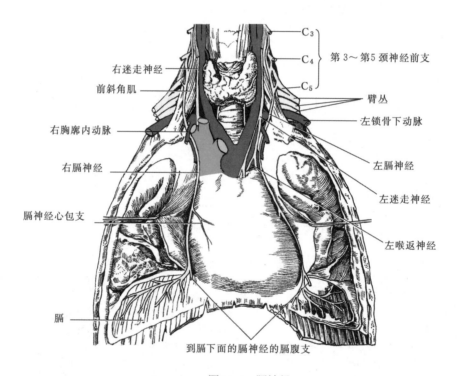

图16-4 膈神经

二、臂 丛

（一）臂丛的组成和位置

臂丛（图16-5）由第5～第8颈神经和第1胸神经前支的大部分构成。臂丛经斜角肌间隙处向外下，于锁骨中点后方进入腋腔，形成外侧束、内侧束、后束，从外、内、后三面包围腋动脉。臂丛在锁骨中点后方比较集中，位置表浅，常在此处做臂丛阻滞麻醉。

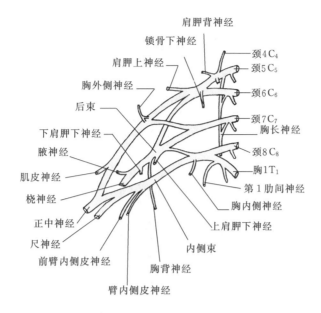

图16-5 臂丛的组成示意图

(二) 臂 丛 的 分 支

以锁骨为界,臂丛的分支可分为锁骨上分支和锁骨下分支两类(图16-6、图16-7)。

锁骨上分支是一些短的肌支,主要分支有肩胛背神经、肩胛上神经、胸长神经等。**胸长神经**经臂丛后方进入腋窝,于胸廓侧方下降,支配前锯肌。胸长神经损伤可导致前锯肌瘫痪,出现"翼状肩"。乳癌根治术清除腋淋巴结时,应注意勿损伤此神经。

锁骨下分支发自臂丛的三个束,多为长支,主要分布于上肢。锁骨下分支主要有:

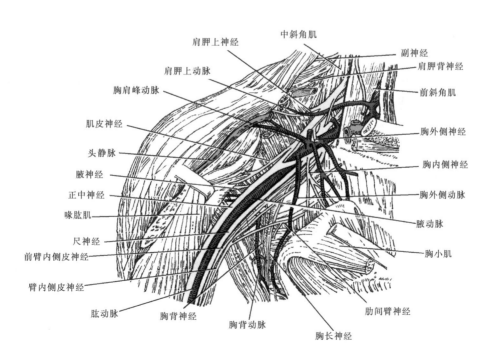

图16-6 臂丛及其分支

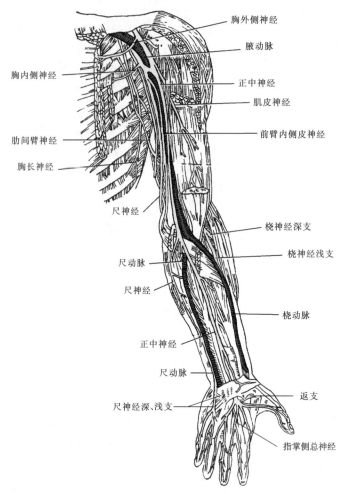

胸外侧神经
腋动脉
正中神经
肌皮神经
前臂内侧皮神经
胸内侧神经
肋间臂神经
胸长神经
尺神经
桡神经深支
桡神经浅支
尺动脉
尺神经
桡动脉
正中神经
尺动脉
返支
尺神经深、浅支
指掌侧总神经

图16-7   左侧上肢前面的神经

1. 肌皮神经   发自臂丛外侧束,斜穿喙肱肌,经肱二头肌与肱肌之间下行。其肌支支配臂前群肌,终支延续为前臂外侧皮神经,分布于前臂外侧的皮肤。

2. 正中神经   发自臂丛内、外侧束(图16-6、图16-7),由内侧、外侧两个根形成,沿肱二头肌内侧沟下行,在前臂部穿旋前圆肌和指浅屈肌至手掌。正中神经在臂部一般无分支;在前臂部发出肌支支配除尺侧腕屈肌、指深屈肌尺侧半和肱桡肌以外的前臂前群肌;在手掌近侧部发出正中神经返支,支配除拇收肌以外的鱼际肌和第1、第2蚓状肌;在腕部和手掌,正中神经发出皮支布于掌心、鱼际、桡侧三个半手指掌面及其中节和远节指背的皮肤。正中神经损伤呈现"猿手"畸形(图16-8)。

3. 尺神经   发自臂丛内侧束(图16-6、图16-7),沿肱二头肌内侧沟下行,穿内侧肌间隔至尺神经沟内,穿尺侧腕屈肌,经前臂尺侧半屈肌群之间下行至腕部。尺神经在前臂发肌支支配尺侧腕屈肌和指深屈肌尺侧半;在腕部发出手背支,分布于手背面尺侧半和小指、环指及中指尺侧半背面的皮肤(图16-9);在手掌部,发出尺神经浅支和深支,浅支分布于手掌侧面尺侧一个半手指及小鱼际的皮肤,深支支配小鱼际肌、拇收肌、骨间肌及第3、第4蚓状肌。尺神经损伤呈现"爪形手"畸形。

4. 腋神经   发自臂丛后束(图16-10、图16-11),伴随旋肱后动脉穿四边孔,绕肱骨外科颈至三角肌深面。发出肌支支配三角肌和小圆肌;皮支(又称臂外侧上皮神经)自三角肌后缘穿出,分布于三角肌区及臂上1/3外侧面的皮肤。腋神经损伤致三角肌瘫痪萎缩,呈现"方形肩"。

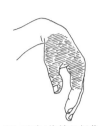

（1）垂腕（桡神经损伤）

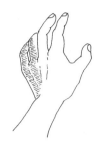

（2）爪形手（尺神经损伤）

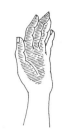

（3）猿手（正中神经损伤）

神经损伤时皮肤感觉丧失区

图16-8 臂丛主要分支损伤的手形及皮肤感觉丧失区

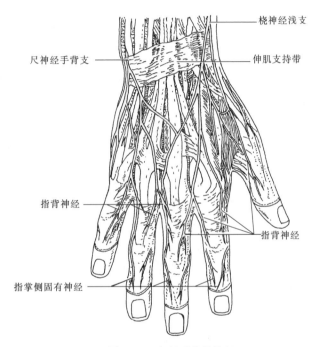

桡神经浅支

尺神经手背支

伸肌支持带

指背神经

指背神经

指掌侧固有神经

图16-9 右侧手背的神经

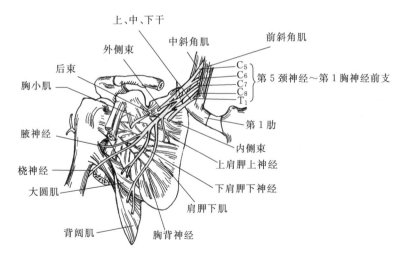

上、中、下干

中斜角肌

前斜角肌

外侧束

后束

胸小肌

腋神经

桡神经

大圆肌

背阔肌

胸背神经

肩胛下肌

下肩胛下神经

上肩胛上神经

内侧束

第1肋

C_5
C_6
C_7
C_8
T_1

第5颈神经～第1胸神经前支

图16-10 右侧臂丛后束

5. 桡神经 发自臂丛后束（图16-10、图16-11），与肱深动脉伴行，经桡神经沟行向下外，于肱肌与肱桡肌之间浅出，分浅、深两支。浅支降至手背，分布至手背桡侧半及桡侧两个半手指背面的皮肤；深支穿旋后肌至前臂背面，在前臂后群浅、深层肌之间下行至腕部，分支支配前臂后群肌。在臂部，桡神经发出皮支支配臂和前臂背侧的皮肤，发出肌支支配肱三头肌、肱桡肌。桡神经损伤呈现"垂腕"畸形。

6. 胸背神经 发自臂丛后束（图16-10），沿肩胛骨外侧缘，伴肩胛下血管下降，支配背阔肌。乳癌根治术清除腋淋巴结时，应注意勿损伤此神经。

三、胸 神 经 前 支

胸神经前支共12对，除第1胸神经部分参与组成臂丛，第12胸神经部分参与组成腰丛外，其余胸神经均不形成丛，其中第1～第11胸神经前支位于相应的肋间隙中，称**肋间神经**（图16-12）。第12胸神经前支行于第12肋下方，称**肋下神经**。肋间神经在肋间内、外肌之间，肋间血管的下方，沿各肋沟前行，在腋前线附近发出外侧皮支。主干继续前行，上6对肋间神经到达胸骨侧缘浅出为前皮支，下5对肋间神经和肋下神经斜向内下，行于腹内斜肌与腹横肌之间，并进入腹直肌鞘，在腹白线附近浅出为前皮支。

肋间神经的肌支支配肋间肌和腹肌前外侧群，皮支分布于胸、腹部的皮肤和胸、腹膜壁层，其中第4～第6肋间神经的外侧皮支和第2～第4肋间神经的前皮支分布到乳房。胸神经皮支（图16-13）的分布区域有明显的节段性，每一皮支分布区形如环状的条带，由上向下按胸神经（T）序

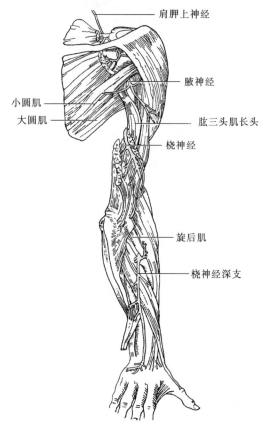

图16-11 右侧上肢后面的神经

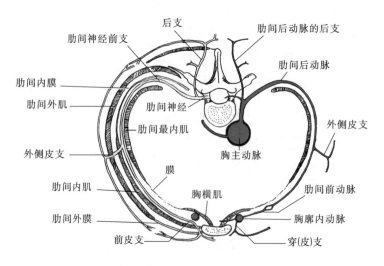

图16-12 肋间神经

数依次排列。胸骨角平对第2胸椎、乳头相当第4胸椎、剑突相当第6胸椎、肋弓平面相当第8胸椎、脐相当第10胸椎、耻骨联合与脐连线中点平面相当第12胸椎。临床上常据此来检查和判断感觉障碍的节段。

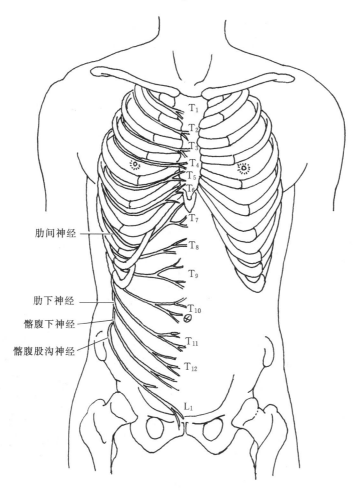

图16-13 肋间神经在胸腹壁的分布示意图

四、腰 丛

（一）腰丛的组成和位置

腰丛（图16-14）由第12胸神经前支的一部分、第1～第3腰神经前支和第4腰神经前支的一部分组成。第4腰神经前支的余部与第5腰神经前支合成腰骶干，加入骶丛。腰丛位于腰大肌深面。

（二）腰丛的分支

在腰大肌的深面及其外侧缘，腰丛除发肌支支配髂腰肌和腰方肌外还发出以下分支。

1. 髂腹下神经 从腰大肌外缘走出，穿过腹横肌至腹内斜肌与腹外斜肌之间，终支在腹股沟管浅环上方穿腹外斜肌腱膜至皮下。髂腹下神经皮支分布于臀外侧部、下腹部的皮肤；肌支支配下腹壁诸肌。

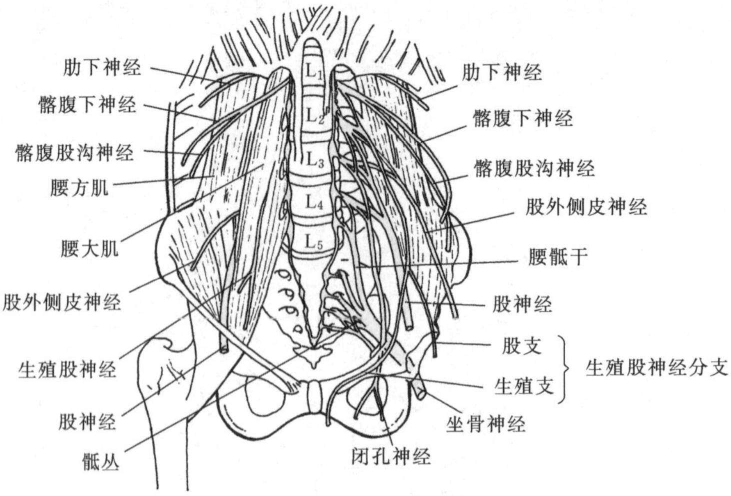

图16-14 腰丛和骶丛的组成

2. 髂腹股沟神经 在髂腹下神经的下方，在髂前上棘处穿过腹横肌至腹内斜肌的深面，再往内侧行于腹外斜肌腱膜的深面，并与精索同出皮下环。髂腹股沟神经肌支支配下腹壁诸肌；皮支分布于腹股沟部及阴囊或大阴唇皮肤。

上述两条神经是腹股沟部的主要神经，在腹股沟疝修补术中，应避免损伤此两神经。

3. 股神经 自腰丛发出后，在腰大肌与髂肌之间下行，在腹股沟中点稍外侧经腹股沟韧带深面进入股三角，分为数支。股神经（图16-15）的肌支支配耻骨肌、缝匠肌和股四头肌，皮支有数支，分布于股部和膝关节前面的皮肤。股神经的终支为隐神经，伴随股动脉入收肌管，至膝关节的内侧，穿出深筋膜至浅筋膜内，伴大隐静脉一同下行至足内侧缘，分布于小腿内侧及足内侧缘的皮肤。

4. 闭孔神经 自腰丛发出后，于腰大肌内侧缘穿出，沿骨盆侧壁前行穿闭膜管入股内侧，分为前、后两支。闭孔神经（图16-15）的肌支支配股内收肌群和闭孔外肌，皮支分布于股内侧部皮肤。

5. 生殖股神经 自腰大肌表面下降，在腹股沟韧带上方分为生殖支和股支。生殖支在深环处进入腹股沟管，分支支配提睾肌和分布于阴囊（大阴唇）；股支分布于股三角上部的皮肤。

五、骶　丛

（一）骶丛的组成和位置

骶丛由腰骶干、全部骶神经、尾神经前支组成。在骨盆腔内它位于骶骨和梨状肌的前面、髂内动脉的后方。骶丛略呈三角形，尖端朝向坐骨大孔。

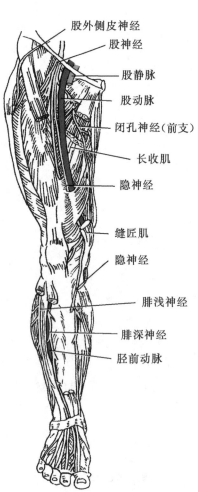

图16-15 右侧下肢前面的神经

（二）骶丛的分支

骶丛（图16-16）除直接发出许多短小的肌支支配梨状肌、闭孔内肌、股方肌等外,还发出以下5条神经。

1. **臀上神经**　　伴臀上动、静脉经梨状肌上孔出盆腔,在臀中、小肌之间发支支配臀中、小肌和阔筋膜张肌。

2. **臀下神经**　　伴臀下动、静脉由梨状肌下孔出盆腔,至臀大肌深面,支配臀大肌。

3. **阴部神经**　　伴阴部内动、静脉经梨状肌下孔出盆腔,绕坐骨棘后面,经坐骨小孔进入坐骨直肠窝,与阴部内血管伴行向前至会阴部,支配会阴和外生殖器的肌和皮肤。阴部神经（图16-17）的分支有:① 肛神经:分布于肛门外括约肌及肛门部的皮肤。② 会阴神经:分布于会阴诸肌和阴囊（大阴唇）的皮肤。③ 阴茎（阴蒂）背神经:行走于阴茎（阴蒂）的背侧,主要分布于阴茎（阴蒂）的皮肤。

4. **股后皮神经**　　出梨状肌下孔,至臀大肌下缘浅出,主要分布于股后部和腘窝的皮肤。

5. **坐骨神经**　　是全身最粗大的神经（图16-16）,自梨状肌下孔出盆腔后,位于臀大肌的深面,经股骨大转子和坐骨结节之间降至股后,在股二头肌与半腱肌、半膜肌之间下行至腘窝,在股后部发出肌支支配大腿后群肌。坐骨神经一般在腘窝上方分为胫神经和腓总神经。

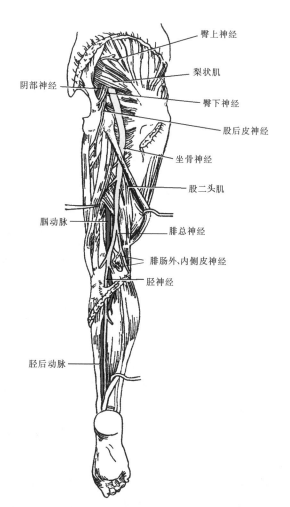

图16-16　右侧下肢后面的神经

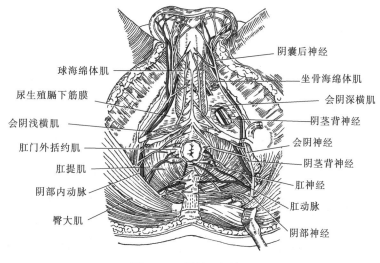

图16-17　男性阴部神经

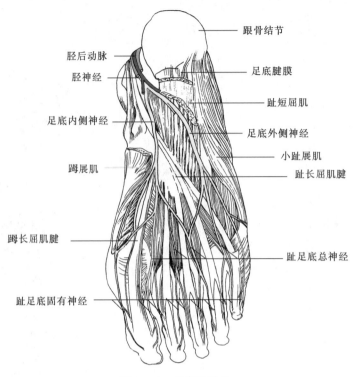

图 16-18　足底的神经

（1）**胫神经**：为坐骨神经干的直接延续（图 16-16），于腘静脉的后外方与腘血管伴行，在小腿后群浅、深层肌肉之间，伴胫后动脉下行，经内踝后方，在分歧韧带的深面，分为足底内、外侧神经至足底的肌和皮肤（图 16-18）。在腘窝及小腿，胫神经发出肌支支配小腿后群肌，发出腓肠内侧皮神经伴小隐静脉下行，在小腿下部与发自腓总神经的腓肠外侧皮神经吻合成腓肠神经，经外踝后方弓形向前，分布于小腿后面、外侧面和足外侧缘的皮肤。胫神经损伤形成"钩状足"畸形（图 16-19）。

（2）**腓总神经**：自腘窝上方从坐骨神经分出后，沿股二头肌腱深面向外下行至腓骨颈，穿过腓骨长肌至腓骨颈的前面，分为腓深神经与腓浅神经。

1）**腓浅神经**：行于腓骨长、短肌之间，于小腿中、下 1/3 交界处浅出，支配小腿外侧群肌，并分布于小腿外侧、足背和第 2～第 5 趾背的皮肤。

2）**腓深神经**：伴随胫前动脉，先在胫骨前肌和趾长伸肌之间，以后在胫骨前肌和长伸肌之间下行，支配小腿前群肌、足背肌，并分布于第 1、第 2 趾背面相对缘的皮肤。

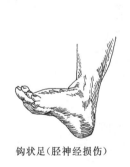

钩状足（胫神经损伤）

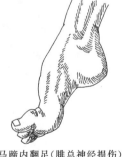

马蹄内翻足（腓总神经损伤）

图 16-19　足的畸形

　　腓总神经是小腿前、外侧群肌的运动神经,也是小腿前外侧面和足背的主要感觉神经。腓总神经损伤形成"马蹄内翻足"畸形,步行时,呈"跨阈步态"。

第二节　脑　神　经

　　脑神经是与脑相连的周围神经,共有12对,主要分布于头颈部和胸腹腔脏器。脑神经(图16-20)按其从头侧到尾侧的排列顺序,分别用罗马字码表示为:Ⅰ嗅神经、Ⅱ视神经、Ⅲ动眼神经、Ⅳ滑车神经、Ⅴ**三叉神经、Ⅵ展神经、Ⅶ面神经、Ⅷ前庭蜗神经、Ⅸ舌咽神经、Ⅹ迷走神经、Ⅺ副神经及Ⅻ舌下神经。**

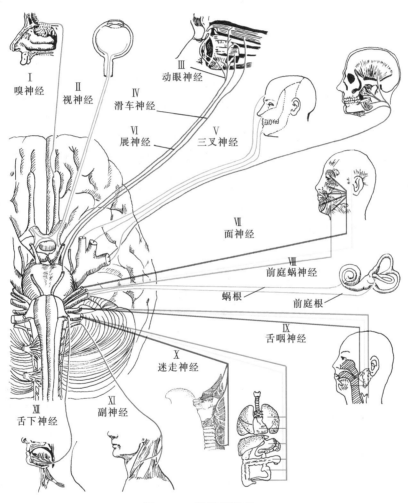

图16-20　脑神经概观

　　脑神经的纤维成分可细分为七种:

　　1. **一般躯体感觉纤维**　　　分布至皮肤、肌、肌腱和大部分口、鼻腔黏膜,与痛、温、触和本体感觉冲动的传导有关。

　　2. **特殊躯体感觉纤维**　　　分布至视器和位听器等特殊感觉器官。

　　3. **一般内脏感觉纤维**　　　分布于头、颈、胸、腹的脏器,与各种内环境的感受有关。

4. **特殊内脏感觉纤维** 分布于味蕾和嗅器。

5. **一般内脏运动纤维** 支配平滑肌、心肌和腺体。

6. **特殊内脏运动纤维** 支配由腮弓衍化而来的横纹肌,如咀嚼肌、面肌、咽喉肌、胸锁乳突肌和斜方肌等。

7. **躯体运动纤维** 支配由头、颈部肌节发生的横纹肌,如眼球外肌、舌肌等。

每一对脑神经所含的纤维成分不尽相同,简单的脑神经可只含一、二种纤维,复杂的可有三、四、五种。按脑神经所含的主要纤维成分和功能,可把12对脑神经大致分为三类:

1. **感觉性脑神经** 包括嗅神经、视神经和前庭蜗神经。

2. **运动性脑神经** 包括动眼神经、滑车神经、展神经、副神经和舌下神经。

3. **混合性脑神经** 包括三叉神经、面神经、舌咽神经和迷走神经。

脑神经与脊神经相比存在一些差异。每一对脊神经都是混合性的,但脑神经有感觉性、运动性和混合性三种;出现了与头部特殊感受器相联系的Ⅰ、Ⅱ、Ⅷ对脑神经;属于副交感成分的内脏运动纤维仅存在于Ⅲ、Ⅶ、Ⅸ、Ⅹ四对脑神经之中。

脑神经中的躯体感觉和内脏感觉纤维的神经元胞体在脑外聚集成神经节,其中由假单极神经元胞体构成的神经节有三叉神经的三叉神经节、面神经的膝神经节、舌咽神经的上和下(岩)神经节、迷走神经的上(颈静脉)神经节和下(结状)神经节,其性质与脊神经节相同;由双极神经元胞体构成的神经节有前庭蜗神经的前庭神经节和蜗(螺旋)神经节,它们与平衡和听觉传导有关。

与动眼神经、面神经、舌咽神经中内脏运动纤维相关的有睫状神经节、翼腭神经节、下颌下神经节和耳神经节四对副交感神经节。内脏运动纤维从中枢发出后,先终止于这些副交感神经节,由节内的神经元再发出轴突分布于平滑肌和腺体。与迷走神经内脏运动纤维相关的副交感神经节多位于所支配器官的壁内或壁旁。

一、感觉性脑神经

(一)嗅 神 经

第Ⅰ对脑神经(图16-21),由特殊内脏感觉纤维组成,传导嗅觉冲动。上鼻甲和其相对的鼻中隔上部黏膜内嗅细胞(双极神经元)的中枢突聚集成的15～20条嗅丝组成嗅神经,穿筛骨的筛孔入颅前窝,进入嗅球,将嗅觉冲动传入大脑。

(二)视 神 经

第Ⅱ对脑神经(图16-22),由特殊躯体感觉纤维组成,传导视觉冲动。视神经纤维起于视网膜的节细胞。节细胞的轴突在视网膜后部视神经盘处汇集,穿巩膜筛板构成视神经。视神经在眶内向后穿视神经管入颅中窝,连于视交叉,再经视束连于间脑。

(三)前 庭 蜗 神 经

第Ⅷ对脑神经(图16-23),又称位听神经,属特殊躯体感觉神经,由前庭神经和蜗神经组成。

1. **前庭神经** 传导平衡觉。感觉神经元胞体位于内耳道底的前庭神经节(双极神经元),周围突分布于内耳的球囊斑、椭圆囊斑和壶腹嵴的毛细胞,中枢突聚集成前庭神经,与蜗神经伴行入脑,止于脑

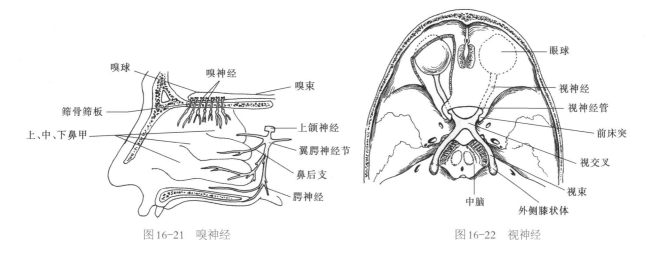

图16-21　嗅神经

图16-22　视神经

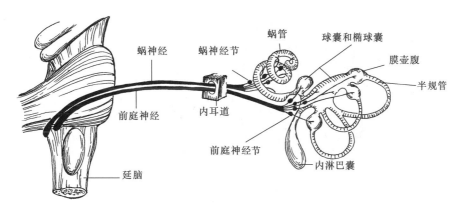

图16-23　前庭蜗神经

桥的前庭神经核及小脑。

2.**蜗神经**　　传导听觉。感觉神经元胞体位于耳蜗蜗轴内的**蜗神经节**（螺旋神经节，双极神经元），周围突分布于螺旋器的毛细胞，中枢突在内耳道聚集成蜗神经，出内耳门进入颅后窝，于延髓脑桥沟外端入脑，止于脑桥**蜗神经核**。

二、运动性脑神经

（一）动 眼 神 经

第Ⅲ对脑神经（图16-24、图16-25），自脚间窝出脑后，穿过硬脑膜进入海绵窦外侧壁，经眶上裂入眶，含有躯体运动和一般内脏运动两种纤维成分。躯体运动纤维起于**动眼神经核**，支配除上斜肌和外直肌以外的全部眼外肌。一般内脏运动纤维起于**动眼神经副核**，其轴突组成副交感节前纤维，在睫状神经节内换元后，分布于瞳孔括约肌和睫状肌，完成瞳孔对光反射和调节反射。一侧动眼神经完全损伤后，由于大部分眼外肌瘫痪，损伤侧眼睑下垂，瞳孔向外下方斜视，眼球不能向上、向内和向下运动；由于副交感神经纤维损伤，则瞳孔散大，对光反射和调节反射均消失，出现复视，视近物模糊。

（二）滑 车 神 经

第Ⅳ对脑神经（图16-24、图16-25），由中脑下丘下方出脑后，绕中脑外侧向前行，穿海绵窦外侧壁，经眶上裂入眶，由起于**滑车神经核**的躯体运动纤维组成，支配上斜肌。

（三）展 神 经

第Ⅵ对脑神经（图16-24），从延髓脑桥沟中部出脑，前行至颞骨岩部尖端入海绵窦，经眶上裂入眶，由起于**展神经核**的躯体运动纤维组成，支配外直肌。展神经损伤可引起外直肌瘫痪，产生内斜视。

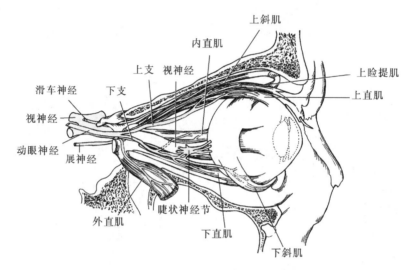

图16-24　右侧眶内神经外侧面观

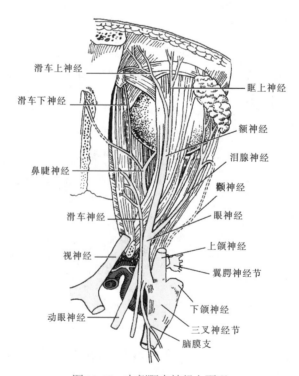

图16-25　右侧眶内神经上面观

（四）副 神 经

第Ⅺ对脑神经（图16-26、图16-27），由颅根和脊髓根两部分组成，含有特殊内脏运动纤维。颅根起于**疑核**，脊髓根起于**副神经核**，经颈静脉孔出颅，分内、外两支。内支为颅根的延续，加入迷走神经，支配咽喉肌；外支为脊髓根的延续，支配胸锁乳突肌和斜方肌。

（五）舌 下 神 经

第Ⅻ对脑神经（图16-27），由延髓前外侧沟出脑，经舌下神经管出颅，由起于**舌下神经核**的躯体运动纤维组成，支配全部舌内肌和舌外肌。一侧舌下神经完全损伤时，同侧舌肌瘫痪、萎缩，伸舌时因健侧颏舌肌的推送，而使舌尖偏向患侧。

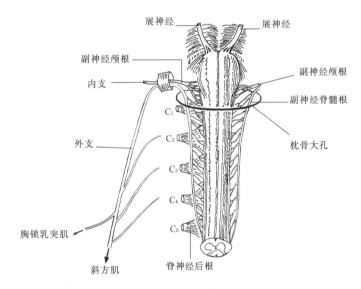

图16-26 副神经

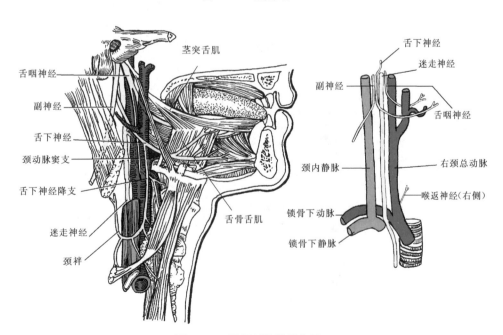

图16-27 后四对脑神经走行

三、混合性脑神经

（一）三叉神经

第Ⅴ对脑神经（图16-28、图16-29），含有一般躯体感觉和特殊内脏运动两种纤维成分。一般躯体感觉纤维的胞体位于**三叉神经节**（半月神经节）内，由假单极神经元组成，周围突组成三叉神经的三大分支，即眼神经、上颌神经和下颌神经，分布于面部的皮肤以及眼、鼻腔、口腔、鼻旁窦的黏膜和牙齿、脑膜等，传导痛、温、触觉。中枢突聚成粗大的**三叉神经感觉根**，由脑桥腹侧面与小脑中脚移行处入脑，止于**三叉神经脑桥核**及**三叉神经脊束核**。特殊内脏运动纤维起于**三叉神经运动核**，其轴突组成三叉神经运动根，在脑桥与小脑中脚交界处出脑，并入下颌神经，从卵圆孔出颅，分布至咀嚼肌等。

1. **眼神经**　　自三叉神经节发出后，向前穿入海绵窦外侧壁，经眶上裂入眶，发出**泪腺神经**、**额神经**、**鼻睫神经**。眼神经主要分布于眼裂以上额顶部和鼻背皮肤以及眼球、泪腺、结膜和部分鼻腔黏膜。

2. **上颌神经**　　自三叉神经节发出后，立即进入海绵窦外侧壁，经圆孔入翼腭窝，再由眶下裂入眶，续为眶下神经。主要分支有**眶下神经**、**颧神经**、**翼腭神经**、**上牙槽神经**。上颌神经主要分布于眼裂和口裂间的皮肤，上颌牙齿、鼻腔和口腔黏膜。

3. **下颌神经**　　自卵圆孔穿出后达颞下窝，在翼外肌的深面分为前、后两干（图16-30）。前干细小，后干粗大，其主要分支有**耳颞神经**、**颊神经**、**舌神经**、**下牙槽神经**及**咀嚼肌神经**。下颌神经主要分布于口裂以下的面部和耳颞区皮肤、下颌各牙、舌前2/3及口腔底黏膜，特殊内脏运动纤维支配咀嚼肌等。

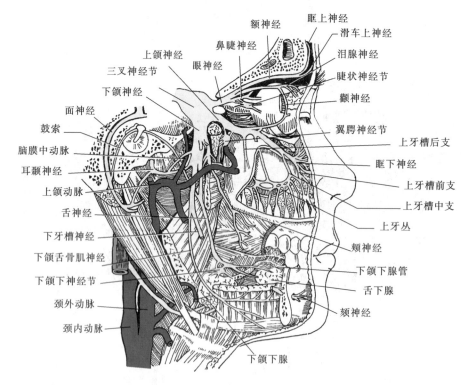

图16-28　右侧三叉神经外侧面观

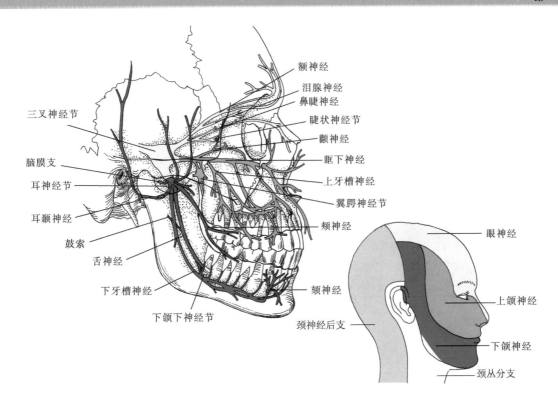

图16-29 三叉神经分支及分布

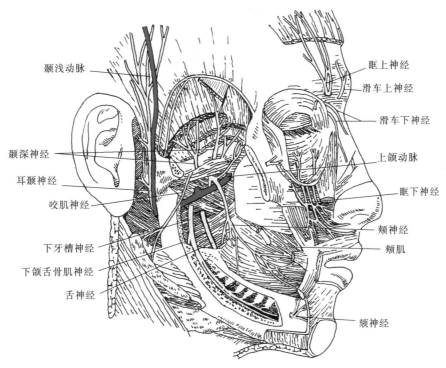

图16-30 下颌神经

（二）面 神 经

第Ⅶ对脑神经（图16-31），包含三种纤维成分。一般内脏运动纤维起于**上泌涎核**，属副交感节前纤维，在副交感神经节内换神经元后，其节后纤维分布于泪腺、下颌下腺、舌下腺及鼻腭黏膜腺，支配这些腺体的分泌。特殊内脏运动纤维起于**面神经核**，支配面肌的运动。特殊内脏感觉纤维的胞体位于**膝神经节**内，其中枢突止于**孤束核**，周围突分布于舌前2/3的味蕾，感受味觉。

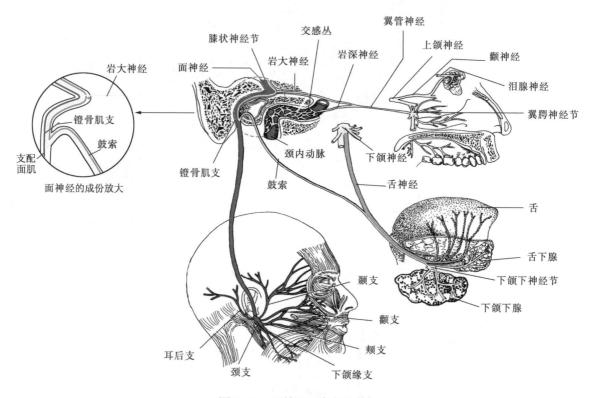

图16-31　面神经的分支及分布

面神经由两个根组成，一是较大的运动根，另一个是较小的中间神经，含特殊内脏感觉和副交感纤维。面神经自延髓脑桥沟外侧部出脑后与前庭蜗神经同行，经内耳门进入内耳道。在内耳道底，面神经穿过骨壁进入面神经管，由茎乳孔出颅，向前穿过腮腺到达面部。在面神经管始部有膨大的膝神经节，是感觉神经元胞体所在的部位。

1. 面神经管内的分支

（1）**鼓索**：在面神经出茎乳孔前约6 mm处发出，行向前上进入鼓室，再穿岩鼓裂出鼓室至颞下窝，行向前下加入舌神经。鼓索由两种纤维组成。特殊内脏感觉纤维随舌神经分布于舌前2/3味蕾司味觉；副交感纤维进入下颌下神经节，在节内交换神经元后，分布于下颌下腺和舌下腺，司腺体的分泌。

（2）**岩大神经**：为副交感纤维，自膝神经节处分出，出岩大神经管裂孔前行，与来自颈内动脉交感丛的**岩深神经**合成**翼管神经**，穿翼管至翼腭窝，进入**翼腭神经节**，在节内交换神经元后，节后纤维分布至泪腺、腭及鼻腔黏膜腺体，支配其分泌。

（3）**镫骨肌神经**：穿鼓室后壁入鼓室支配镫骨肌。

2. 面神经管外的分支

面神经出茎乳孔后即发出小分支,支配枕肌、耳周围肌、二腹肌后腹和茎突舌骨肌。面神经主干进入腮腺实质,分支交织组成腮腺内丛,再从腮腺前缘发出辐射状分布,支配面肌。

（1）**颞支**：支配额肌、眼轮匝肌和耳肌等。

（2）**颧支**：支配颧肌和眼轮匝肌。

（3）**颊支**：支配颊肌、口轮匝肌及其他口周围肌。

（4）**下颌缘支**：支配下唇诸肌。

（5）**颈支**：支配颈阔肌。

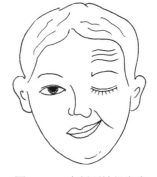

图16-32 右侧面神经麻痹后的面部表情

面神经在面神经管外损伤时,主要表现为患侧面肌瘫痪的症状(图16-32)：额纹消失、不能闭眼、鼻唇沟变浅或消失、口角歪向健侧、不能鼓腮、说话时口角流涎、角膜反射消失。而管内损伤时,除上述表现外,还可伴有舌前2/3味觉缺失、泌涎障碍、泌泪障碍、听觉过敏等。

（三）舌咽神经

第Ⅸ对脑神经(图16-33),含有五种纤维成分。① 一般内脏运动纤维即副交感纤维,起于**下泌涎核**,在耳神经节换神经元后分布至腮腺,司其分泌；② 特殊内脏运动纤维,起自**疑核**,支配茎突咽肌；③ 一般内脏感觉纤维,其神经元胞体位于下神经节,中枢突入脑干止于**孤束核**,周围突分布于咽、舌后1/3、咽鼓管、鼓室等处黏膜,以及颈动脉窦和颈动脉小球；④ 特殊内脏感觉纤维,其胞体位于颈静脉孔处的下神经节,中枢突入脑干止于**孤束核**,周围突分布于舌后1/3的味蕾,司味觉；⑤ 一般躯体感觉纤维,其神经元胞体位于颈静脉孔处的上神经节内,中枢支入脑干止于**三叉神经脊束核**,周围支分布于耳后皮肤。

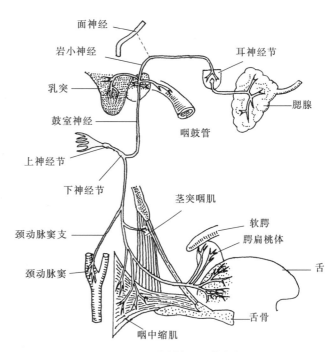

图16-33 舌咽神经及其分支

舌咽神经由颈静脉孔出颅后,在颈内动、静脉之间下行,然后呈弓形向前内,经舌骨舌肌内侧达舌根。主要分支有：

1. 鼓室神经 自下神经节发出,在鼓室形成**鼓室丛**,分布至鼓室、乳突小房和咽鼓管黏膜,司黏膜感觉。其终支组成**岩小神经**,是副交感节前纤维,出鼓室入位于下颌神经内侧的**耳神经节**,在节内交换神经元后随耳颞神经分布于腮腺,司其分泌。

2. 颈动脉窦支 于颈静脉孔下方发出,沿颈内动脉下降,分布于颈动脉窦和颈动脉小球,分别把感受到的血压和血液中二氧化碳浓度变化的刺激传入脑,以反射性地调节血压和呼吸。

3. 舌支 是舌咽神经的终支,分布于界沟以后的舌背黏膜及味蕾,管理舌后1/3的一般内脏感觉和特殊内脏感觉(味觉)。

（四）迷 走 神 经

第 X 对脑神经（图 16-34），为脑神经中行程最长、分布最广的混合性神经，含有四种纤维成分。① 一般内脏运动（副交感）纤维起于延髓的**迷走神经背核**，发出副交感节前神经纤维在器官内或器官旁的副交感神经节内换神经元，其节后神经纤维分布到颈、胸和腹部的脏器，支配平滑肌、心肌和腺体的活动；② 特殊内脏运动纤维起于延髓的**疑核**，支配咽喉肌；③ 一般躯体感觉纤维，其神经元胞体位于颈静脉孔内的**上神经节**内，中枢突入脑止于**三叉神经脊束核**，周围突布于颅后窝的硬脑膜、耳郭及外耳道的皮肤；④一般内脏感觉纤维，其神经元胞体位于颈静脉孔下方的**下神经节**内，其中枢突入脑止于**孤束核**的下端，周围突分布于颈、胸、腹腔的脏器。

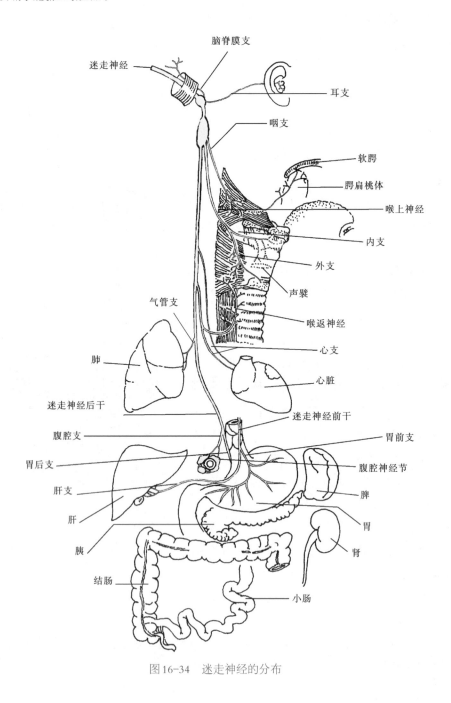

图 16-34　迷走神经的分布

迷走神经在颈、胸、腹部发出许多分支,其中较重要的分支有:

1. 喉上神经 从迷走神经下神经节发出,分布至咽、会厌、梨状隐窝以及声门裂以上的喉黏膜,司内脏感觉。其特殊内脏运动纤维,支配环甲肌。

2. 喉返神经 左喉返神经在经过主动脉弓前方处发出,并绕主动脉弓下方返至颈部;右喉返神经在经过右锁骨下动脉前方处发出,并绕锁骨下动脉返回颈部。喉返神经分支进入喉内,支配除环甲肌以外的全部喉肌及声门裂以下的喉黏膜。

3. 胃前支和胃后支 在贲门附近发自迷走神经前干、后干,沿胃小弯向右,沿途发出4～6个小支,分布于胃前、后壁,其终支以"鸦爪"形的分支分布于幽门部的前、后壁(图16-35)。

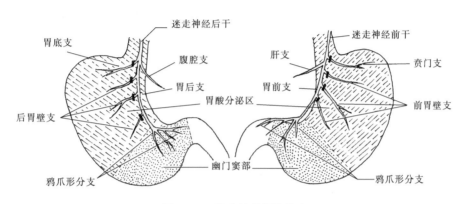

图16-35 迷走神经胃部分支

4. 腹腔支 发自迷走神经后干,与交感神经一起构成腹腔丛,发出纤维随腹腔干、肠系膜上动脉及肾动脉等分布于肝、脾、胰、小肠、结肠左曲以前的大肠、肾及肾上腺等器官。

在甲状腺手术中,有可能误伤喉上神经和喉返神经。损伤喉上神经后表现为误吞、呛咳和声调降低。喉返神经损伤时,由于大部分喉肌瘫痪,可致声音嘶哑或发音困难。双侧喉返神经损伤时,可引起声门闭合而造成窒息。

表16-1 脑神经连接的脑部和进(出)颅的部位

名 称		连接脑的部位		进(出)颅的部位	
嗅神经		大 脑	嗅 球	颅前窝	筛 孔
视神经		间 脑	视 交 叉		视神经管
动眼神经		中 脑	脚 间 窝		眶 上 裂
滑车神经			下丘下方		
三叉神经	眼神经	脑 桥	脑 桥 臂	颅中窝	眶 上 裂
	上颌神经				圆 孔
	下颌神经				卵圆孔
展神经		延髓脑桥沟	中 部		眶 上 裂
面神经			外 侧 部	颅后窝	内耳门→茎乳孔
前庭窝神经			外 侧 端		内 耳 门

（续表）

名　　称	连接脑的部位		进(出)颅的部位	
舌咽神经	延　髓	橄榄后沟上部	颅后窝	颈静脉孔
迷走神经		橄榄后沟中部		
副神经		橄榄后沟下部		
舌下神经		前外侧沟		舌下神经管

表16-2　脑神经的纤维成分、分布及功能

名　　称	纤维成分	分　　布	主　要　功　能
嗅神经	特殊内脏感觉	鼻腔嗅黏膜	传导嗅觉冲动
视神经	特殊躯体感觉	眼球视网膜	传导视觉冲动
动眼神经	躯体运动	眼上、下、内直肌、下斜肌	眼球向内上、内下、内、外上运动
		上睑提肌	提上睑
	一般内脏运动	瞳孔括约肌、睫状肌	缩瞳、调节晶状体凸度
滑车神经	躯体运动	上斜肌	眼球向外下方运动
三叉神经	一般躯体感觉	头面部皮肤 口腔、鼻腔黏膜 牙及牙龈	传导感觉冲动
	特殊内脏运动	咀嚼肌	咀嚼肌随意运动
展神经	躯体运动	外直肌	眼球向外运动
面神经	特殊内脏运动	面肌	面肌随意运动
	特殊内脏感觉	舌前2/3味蕾	传导味觉冲动
	一般内脏运动	下颌下腺、舌下腺、泪腺等	腺体分泌
前庭蜗神经	特殊躯体感觉	椭圆囊斑、球囊斑和壶腹嵴位觉器	传导平衡觉冲动
	特殊躯体感觉	蜗管螺旋器	传导听觉冲动
舌咽神经	一般内脏感觉 特殊内脏感觉	咽、软腭、咽颊、舌后1/3黏膜、味蕾	传导一般感觉和味觉冲动
		颈动脉窦、颈动脉小球	传导压力感受器、化学感受器的神经冲动,减压及呼吸反射
	一般内脏运动	腮腺	腺体分泌
	特殊内脏运动	茎突咽肌、部分咽肌	茎突咽肌、部分咽肌随意运动
迷走神经	一般内脏运动	胸腹腔脏器的平滑肌 腺体 心肌	反射运动调节 腺体分泌调节 心动调节
	一般内脏感觉	胸腹腔脏器和咽喉的黏膜	传导感觉冲动
	特殊内脏运动	咽喉肌	咽喉肌随意运动及反射运动调节
	一般躯体感觉	耳郭、外耳道皮肤	传导感觉冲动
副神经	特殊内脏运动	胸锁乳突肌、斜方肌	胸锁乳突肌、斜方肌随意运动
舌下神经	躯体运动	舌内、外肌	舌肌随意运动

第三节 内 脏 神 经

内脏神经系统是整个神经系统的一个组成部分，包括中枢部和周围部。中枢部由高级中枢（边缘系统）、皮质下中枢（下丘脑）和低级中枢（脑干和脊髓的内脏运动核）构成；周围部即内脏神经，是分布于内脏、心血管和腺体的神经，分为内脏感觉神经和内脏运动神经。

一、内脏运动神经

内脏运动神经即调节内脏、心血管的运动和腺体分泌的神经。由于内脏运动神经通常不受人的意志控制，故又称自主神经系；同时又因内脏运动神经主要是控制和调节动、植物共有的物质代谢活动，并不支配动物所特有的骨骼肌的运动，故也称植物神经系。

内脏运动神经和躯体运动神经虽然都受中枢神经控制和调节，两者又相互依存、协调和制约，但是在结构和功能上，两者仍有着较大的差别（表16-3，图16-36）。

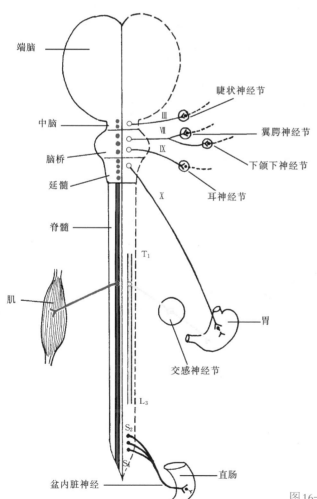

图16-36 躯体运动神经（左侧）和内脏运动神经（右侧）示意图
红色示躯体运动，黄色示交感神经，黑色实线示副交感神经

内脏运动神经的结构和功能特点：

（1）内脏运动神经从低级中枢到达所支配的器官需经过两个神经元，即节前神经元和节后神经元。

1）节前神经元：即从低级中枢到达所支配器官的第一个神经元，其胞体位于脑干和脊髓内，称内脏运动核；其轴突称节前纤维，行于脑神经或脊神经内，即内脏运动纤维。

2）节后神经元：即从低级中枢到达所支配器官的第二个神经元，其胞体位于周围部的内脏运动神经节内；其轴突称节后纤维，分布于效应器。

（2）内脏运动神经传导通路：节前神经元胞体（即低级中枢）→节前纤维→节后神经元胞体（即内脏运动神经节）→节后纤维→效应器。

根据形态、功能以及药理特点，内脏运动神经分为交感神经和副交感神经两种纤维成分（图16-37）。

表16-3 内脏运动神经与躯体运动神经的比较

	内脏运动神经	躯体运动神经
支配器官	平滑肌、心肌和腺体	骨骼肌
意志控制	不受意志控制	受意志控制
纤维成分	两种：交感和副交感	一种：躯体运动
神经元数目	两个：节前神经元和节后神经元	一个：躯体运动神经元
节后神经分布形式	神经丛	神经干

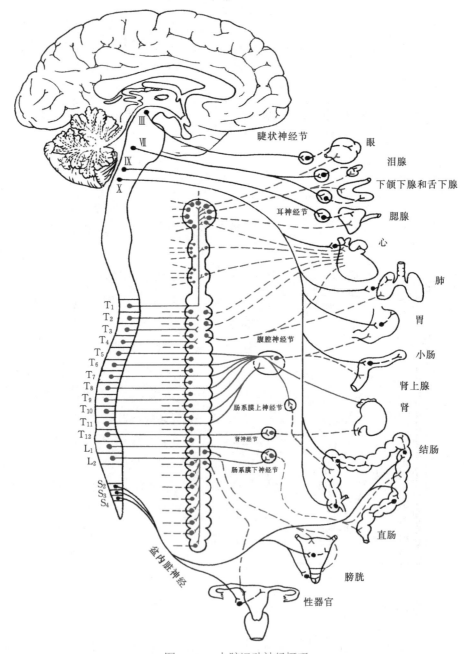

图16-37 内脏运动神经概观
红色示交感,黑色示副交感;实线为节前纤维,虚线为节后纤维

（一）交 感 神 经

由中枢部和周围部组成。

1. 交感神经的低级中枢　位于脊髓第
1胸椎～第3腰椎节段灰质侧角的中间外侧核。

2. 交感神经的周围部　由交感神经节及
其分支、交感干和交感神经丛组成（图16-38）。

（1）交感神经节：为交感神经节后神经元
胞体聚集处，按部位分为椎旁神经节和椎前神
经节。

1）椎旁神经节：又称交感干神经节，位于
脊柱两旁，包括颈交感干神经节（颈上、中、下
神经节3对）、胸交感干神经节（10～12对）、
腰交感干神经节（4～5对）、骶交感干神经节
（2～3对）和奇神经节（1个）。

2）椎前神经节：位于脊柱前方，包括腹腔
神经节、主动脉肾神经节、肠系膜上神经节和
肠系膜下神经节，分别位于同名动脉的根部。

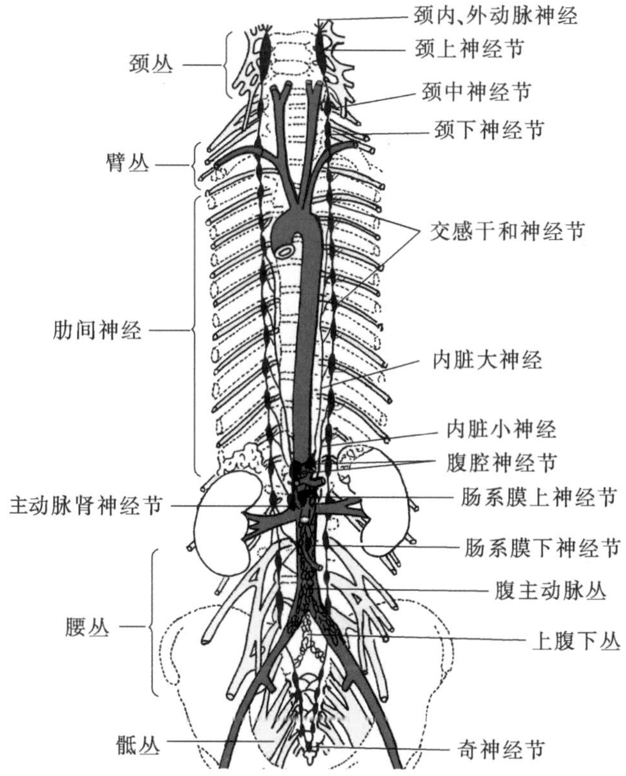

（2）交感干：由椎旁神经节及其节间支
相连而成，位于脊柱两侧，上至颅底，下端在尾
骨前面左右两干合并，分为颈、胸、腰、骶、尾五
部，分别称颈交感干、胸交感干、腰交感干、盆交感干。

图16-38　交感干和交感神经节

（3）交通支：为交感干与脊神经之间的连接支，分为灰交通支和白交通支。

1）白交通支：由脊髓第1胸椎～第3腰椎节段的中间外侧核（节前神经元）发出的节前纤维组成，有
15对，分别连于第1胸神经～第3腰神经。

2）灰交通支：由椎旁神经节细胞（节后神经元）发出的节后纤维组成，有31对，分别连于相应的脊神经。

（4）交感神经节前纤维经脊髓灰质→脊神经前根→脊神经→白交通支→交感干后的三种去向（图
16-39）：

1）终于相应的椎旁神经节。

2）在交感干内上升或下降，止于上方或下方的椎旁神经节。

3）穿出椎旁神经节→组成内脏大、小神经或腰内脏神经→椎前神经节。

（5）交感神经节后纤维有三种主要去向（图16-39）。

1）椎旁神经节发出的节后纤维，经灰交通支→31对脊神经→躯干和四肢的血管、汗腺及竖毛肌。

2）椎旁神经节或椎前神经节发出的节后纤维，随攀附相邻动脉，形成神经丛，随动脉分布到所支配
的器官。

3）椎旁神经节发出的节后纤维直接分布到所支配的脏器。

（6）交感神经节前纤维、节后纤维的分布规律如下所述。

1）脊髓第1～第5胸椎节段中间外侧核→节前纤维→交颈、胸交感神经节→节后纤维→头、颈、胸腔

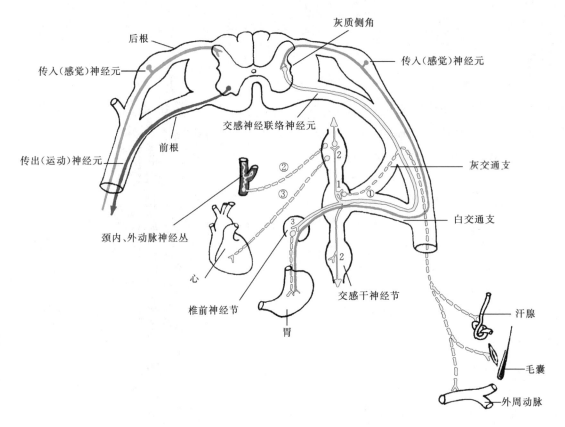

图16-39 交感神经走行示意图
1～3示节前纤维三种去向；①～③示节后纤维三种去向

脏器和上肢的血管、汗腺和竖毛肌。

2）脊髓第5～第12胸椎节段中间外侧核→节前纤维→椎前神经节→节后纤维→肝、脾、肾等实质性器官和结肠左曲以上的消化管。

3）脊髓第1～第3腰椎节段中间外侧核→节前纤维→腰、骶交感干神经节或奇神经节→节后纤维→结肠左曲以下的消化管、盆腔脏器、下肢的血管、汗腺和竖毛肌。

3.交感神经的分布

（1）颈交感神经（图16-40）：在颈血管鞘后方、颈椎横突的前方，由颈上、中、下神经节借节间支相连而成颈交感干。颈下神经节与胸1神经节常合并，称星状神经节或颈胸神经节。节后纤维的分布如下所述。

1）经灰交通支→8对颈神经→头颈和上肢的血管、汗腺、竖毛肌等。

2）至邻近动脉→形成颈内动脉丛、颈外动脉丛、锁骨下动脉丛、椎动脉丛等→头颈的腺体（泪腺、唾液腺、口腔和鼻腔黏膜腺体、甲状腺等）、血管、竖毛肌、瞳孔开大肌等。

3）直接分布到所支配脏器，如咽支→咽丛→咽壁，心上、中、下神经→心丛→心脏等。

（2）胸交感神经（图16-38）：在肋头前方，由10～12个胸交感干神经节借节间支相连而成胸交感干。节后纤维的分布：

1）节后纤维→灰交通支→12对胸神经→分布于胸腹壁血管、汗腺和竖毛肌。

2）节后纤维→胸主动脉丛、食管丛、肺丛和心丛→胸主动脉、食管、气管和支气管、心脏等。

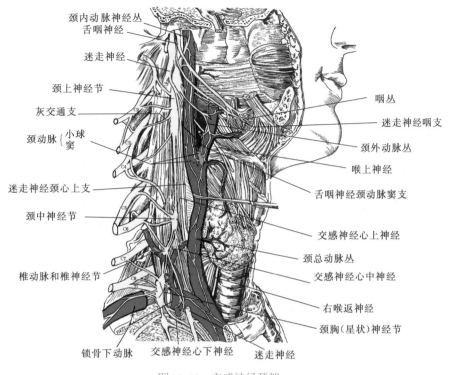

颈内动脉神经丛
舌咽神经
迷走神经
颈上神经节
灰交通支
颈动脉 { 小球 窦 }
迷走神经颈心上支
颈中神经节
椎动脉和椎神经节
锁骨下动脉　交感神经心下神经　迷走神经

咽丛
迷走神经咽支
颈外动脉丛
喉上神经
舌咽神经颈动脉窦支
交感神经心上神经
颈总动脉丛
交感神经心中神经
右喉返神经
颈胸(星状)神经节

图16-40　交感神经颈部

3）起自第5～第9胸椎交感干神经节的节前纤维→内脏大神经→腹腔神经节，起自第10～第12胸椎交感干神经节的节前纤维→内脏小神经→主动脉肾节；腹腔神经节、主动脉肾节→节后纤维→腹腔丛、肠系膜上丛→肝、脾、肾及结肠左曲以上的消化管。

（3）腰交感神经（图16-41）：在腰椎体前外侧、腰大肌内侧缘，由4～5个腰交感神经节借节间支相连而成腰交感干。节后纤维的分布：

1）节后纤维→灰交通支→5对腰神经→下肢的血管、汗腺和竖毛肌。

2）节前纤维→腰内脏神经→肠系膜下神经节→节后纤维→腹主动脉丛、肠系膜下丛→结肠左曲以下的消化管及盆腔脏器。

3）节后纤维→髂总动脉丛→髂外脉动脉丛→下肢的血管、汗腺和竖毛肌。

（4）盆交感神经（图16-41）：在骶骨前面、骶前孔内侧，由2～3个骶交感干神经节和一个奇神经节借节间支相连而成盆交感干。节后纤维的分布：

1）节后纤维→灰交通支→骶、尾神经→下肢的血管、汗腺和竖毛肌。

2）节后纤维→盆丛→髂内动脉丛→盆腔脏器。

（二）副交感神经

由中枢部和周围部组成。

1. 副交感神经的低级中枢　位于脑干的副交感神经核（内脏运动核）和脊髓第2～第4骶椎节段的骶副交感核。

2. 副交感神经的周围部　包括副交感神经节、节前纤维、节后纤维等。副交感神经节即副交感神经节后神经元胞体聚集处，按部位分为器官旁节和器官内节。

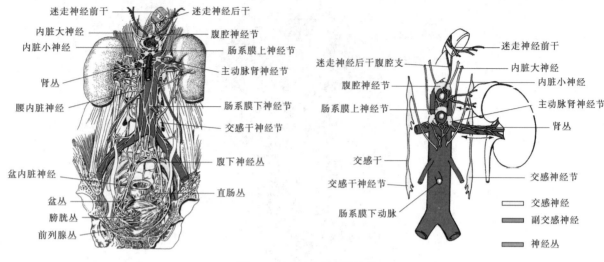

图16-41　腹、盆部内脏神经

（1）器官旁节：有的较大，肉眼可见，如睫状神经节、翼腭神经节、下颌下神经节、耳神经节等；有的较小，显微镜下可见。

（2）器官内节：为散在于支气管和消化管壁内的神经节。

3．颅部副交感神经　节前纤维位于动眼神经、面神经、舌咽神经和迷走神经内。简要介绍如下。

（1）动眼神经副核→节前纤维→动眼神经→睫状神经节（换元）→节后纤维→睫状肌、瞳孔括约肌。

（2）上泌延核→节前纤维→面神经→岩大神经→翼腭神经节（换元）→节后纤维→翼腭神经→颧神经→交通支→泪腺神经→泪腺。

上泌延核→节前纤维→面神经→岩大神经→翼腭神经节（换元）→节后纤维→翼腭神经、腭大神经、腭小神经→鼻腔和腭部黏膜腺体。

上泌延核→节前纤维→面神经→鼓索→舌神经→下颌下神经节（换元）→节后纤维→下颌下腺、舌下腺。

（3）下泌延核→节前纤维→舌咽神经→鼓室神经→鼓室丛→岩小神经→耳神经节（换元）→节后纤维→耳颞神经→腮腺。

（4）迷走神经背核→节前纤维→迷走神经→胸腹腔器官旁节或器官内节（换元）→节后纤维→胸腔器官、腹腔脏器（肝、脾、肾及结肠左曲以上的消化管）。

4．盆部副交感神经　脊髓第2～第4骶椎节段的骶副交感核→节前纤维→第2～第4骶神经前根→第2～第4骶神经→盆内脏神经→盆丛→器官旁节或器官内节（换元）→节后纤维→结肠左曲以下的消化管、盆腔脏器及会阴。

（三）交感神经和副交感神经的区别（表16-4）

表16-4　交感神经和副交感神经的区别

	交 感 神 经	副交感神经
节前神经元的位置	位于脊髓第1胸椎～第3腰椎节段	脑干的副交感神经核
	灰质的中间外侧核	脊髓第2～第4骶椎节段的骶副交感核

（续表）

	交 感 神 经	副交感神经
节后神经元的位置	椎前神经节和椎旁神经节	器官旁节和器官内节
节前、节后神经元的比例	1个节前神经元与多个	1个节前神经元与较少的
	节后神经元形成突触	节后神经元形成突触
节前纤维的长度	较　短	较　长
节后纤维的长度	较　长	较　短
分布范围	广　泛	较　窄
对同一器官所引起的作用	互相拮抗、互相协调、互相统一	
心　脏	心跳加快,心肌收缩力加强	心跳减慢,心肌收缩力减弱
血　压	升　高	下　降
支气管	扩　张	收　缩
瞳　孔	开　大	缩　小
消化管	抑　制	增　强

（四）内 脏 神 经 丛

由交感神经、副交感神经和内脏感觉神经在到达所支配的脏器的过程中,互相交织而成,如心丛、肺丛、腹腔丛、腹主动脉丛、腹下丛等。由内脏神经丛发出的分支,分布于胸、腹及盆腔的内脏器官。

二、内脏感觉神经

内脏感觉神经是把来自内脏和心血管等处的内感受器的内脏感觉性神经冲动传递到中枢的神经。其初级感觉神经元胞体位于脊神经节(位于脊神经后根,有31对)和脑神经节(三叉神经的三叉神经节、面神经的膝神经节、舌咽神经和迷走神经的上、下神经节)内。

内脏感觉神经纤维的数目比躯体感觉神经纤维的数目少,多混在交感神经和副交感神经中。内脏感觉神经冲动沿内脏神经从后根进入脊髓或沿脑神经进入脑干,引起相应的反射活动。内脏感觉冲动还可以进一步经丘脑上行到大脑皮层及边缘叶,再通过下丘脑等处,调节内脏的活动。

第十七章　中枢神经系统

第一节　脊　髓

脊髓起源于胚胎时期神经管后部。与脑相比,脊髓是中枢神经系统中分化较少的部分,仍保持着原始管状,并具有明显的节段性。脊髓平均重量约30 g,是人类躯体和内脏机能活动的一个低级中枢,能完成许多反射活动,但它所执行的大部分复杂活动仍是在脑的控制下完成的。

一、脊髓的位置和外形

脊髓位于椎管内,占椎管上2/3,其上端平枕骨大孔处与延髓相连,下端在成人一般平第1腰椎下缘,在新生儿可达第3腰椎水平(图17-1)。

脊髓呈前后略扁的圆柱形,有两处呈梭形膨大:位于第4颈节到第1胸节之间的**颈膨大**;位于第1或第2腰节至第3骶节之间的**腰骶膨大**。从两膨大处发出的神经分别支配上肢和下肢。脊髓末端逐渐变细,呈圆锥状,称**脊髓圆锥**,向下延伸为无神经组织的结缔组织状的细丝称**终丝**,附着于尾骨背面,有固定脊髓的作用。

脊髓表面有6条纵行的沟或裂。位于脊髓前面正中的纵沟较深,称前正中裂,后面正中的纵沟较浅,称后正中沟。脊髓前外侧面和后外侧面分别有前外侧沟和后外

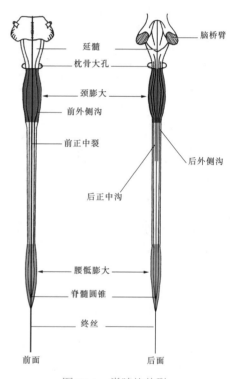

图17-1　脊髓的外形

侧沟,它们分别有脊神经前根丝和脊神经后根丝附着。由于脊髓短于椎管,故腰、骶、尾神经根在未出相应的椎间孔前,在椎管内围绕终丝下行一段距离,形成马尾。

根据脊神经根与脊髓连接的方式,将每一对脊神经及其前后根丝附着脊髓的范围,称一个**脊髓节段**(图17-2),脊髓共有31个脊髓节段:8个颈节(C),12个胸节(T),5个腰节(L)、5个骶节(S)和1个尾节(Co)。

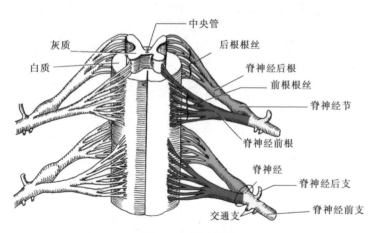

图17-2　脊髓节段

二、脊髓的内部结构

脊髓的内部结构由灰质和白质构成(图17-3)。在脊髓横切面上,中央有一贯穿脊髓全长的小管,称中央管,向上延续至延髓的中央管,向下在脊髓圆锥内扩大形成终室,内含有脑脊液。中央管的周围为"H"形的灰质,灰质的四周为白质。

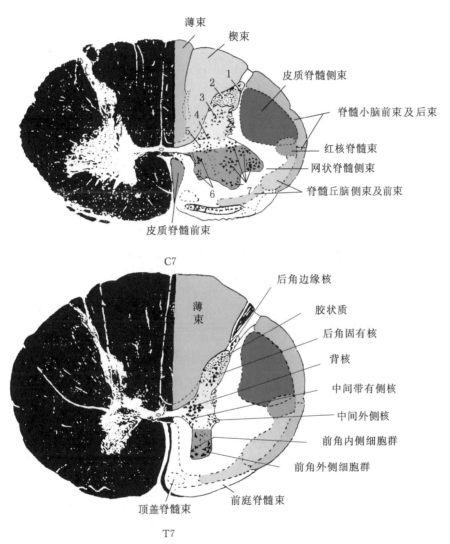

图17-3　脊髓横断面

（一）灰　　质

呈暗灰色,主要由神经元的胞体以及纵横交织的树突和轴突组成。在纵切面上,脊髓灰质纵观成柱;在横切面上,灰质柱呈突起状,称角。脊髓灰质分别向前、后延伸,按其位置可分为前角或前柱、后角或后柱。前、后角之间的灰质区域为中间带,从第1胸节到第3腰节的中间带向外侧突出形成侧角或侧柱。中央管前、后横行的灰质分别称灰质前、后连合。

1. **前角** 为躯体运动性核团,支配躯干四肢骨骼肌。

2. **侧角** 见于第1胸节～第3腰节节段,含交感神经节前神经元,又称中间外侧核,是交感神经的低级中枢。在脊髓的第2～第4骶节节段,中间带外侧部有副交感神经的节前神经元,称骶副交感核,是副交感神经低级中枢的一部分。

3. **后角** 属躯体感觉性核团,自后向前依次为后角边缘核、胶状质、后角固有核、胸核(背核)。

(二) 白 质

位于灰质的周围,被脊髓表面的纵沟分为左右对称的3个索。前外侧沟与前正中裂之间为前索;后外侧沟与前外侧沟之间为外侧索;后正中沟和后外侧沟之间为后索。在前正中裂底与灰质前连合之间为白质前连合。每个索都有不同神经纤维束,它们大致可分为三类(图17-4):上行传导束、下行传导束和固有束。固有束起止均位于脊髓,紧贴灰质的边缘,为连接脊髓本身上、下节段的短距离纤维束。脊髓借固有束可完成脊髓节段内和节段间的反射活动。上、下行传导束是连接脊髓和脑的神经纤维束,一般按起止命名。

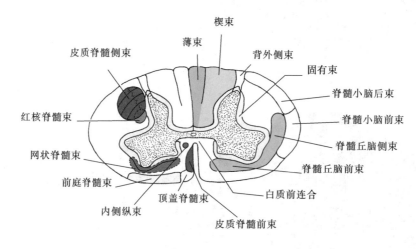

图17-4 颈髓白质示意图

1. **上行传导束** 又称感觉传导束,将不同感觉神经冲动上传到脑,主要有薄束与楔束、脊髓丘脑侧束与脊髓丘脑前束、脊髓小脑前束与脊髓小脑后束等。

(1) **薄束和楔束**(图17-5):位于后索,薄束位于后索的内侧,起自同侧第5胸节段以下的脊神经节细胞;楔束位于薄束的外侧,起自同侧第4胸节段以上的脊神经节细胞。这些脊神经节细胞的周围突分布于肌、腱、关节的本体感受器和皮肤的精细触觉感受器,中枢突经后根内侧部进入脊髓后索中组成薄束和楔束,上行止于同侧延髓的薄束核和楔束核。薄束和楔束的功能是向大脑传导意识性本体感觉(肌、腱、关节的位置、运动觉和振动觉)和精细触觉(如辨别两点的距离和物体的纹理粗细)。

(2) **脊髓丘脑束**(图17-5):由脊髓丘脑侧束和脊髓丘脑前束组成。脊髓丘脑侧束位于外侧索的前半部,传导后根细纤维传入的痛、温觉信息;脊髓丘脑前束位于前索,前根纤维的内侧,传导后根粗纤维传入的粗触觉和压觉信息。脊髓丘脑束主要起自对侧脊髓后角固有核,纤维经白质前连合交叉后在外侧索和前索内上行,到达脑干延续成为脊髓丘系。

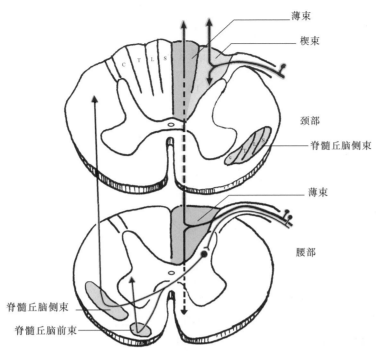

图17-5　薄束、楔束和脊髓丘脑束

（3）**脊髓小脑束**：位于脊髓白质外侧部的周边，包括脊髓小脑前束和脊髓小脑后束。脊髓小脑后束：位于外侧索外侧缘后部，起自同侧第1胸椎～第3腰椎脊髓节段的胸核，上行经小脑下脚终于小脑皮质；脊髓小脑前束：位于外侧索外侧缘前部，主要起于双侧腰骶髓节段后角基底部和中间带的外侧部，经小脑上脚进入小脑皮质。脊髓小脑束将下肢和躯干下部的非意识性本体感觉冲动以及皮肤触压觉冲动传递至小脑皮质。

2. **下行传导束**　　又称运动传导束，将脑的不同部位神经冲动直接或间接止于脊髓前角或侧角，与运动控制、肌张力和脊髓反射调控等有关。脊髓的下行传导束包括皮质脊髓侧束与皮质脊髓前束、红核脊髓束、前庭脊髓束、顶盖脊髓束、网状脊髓束内侧纵束等。

皮质脊髓束是人类脊髓中最大的下行传导束，起自大脑皮质躯体运动中枢的锥体细胞，轴突下行到延髓时，大部分纤维交叉至对侧外侧索中下行，称**皮质脊髓侧束**（图17-6），少量未交叉的纤维在前索最内侧下行称**皮质脊髓前束**。皮质脊髓束的功能为控制骨骼肌随意运动。皮质脊髓侧束贯穿脊髓全长，支配四肢肌的运动；皮质脊髓前束大部分纤维经白质前连合逐节交叉到对侧，小部分纤维不交叉止于同侧，主要支配躯干肌。

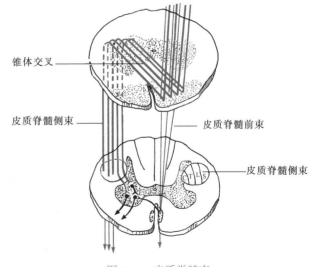

图17-6　皮质脊髓束

三、脊髓的功能

脊髓在结构和功能上比脑较为原始。虽脊髓内部可以完成某些简单的反射,但许多复杂的功能仍在脑的各级中枢控制和调节下,通过上、下行传导束来完成。

(一)传 导 功 能

脊髓一方面把脊神经分布区的各种感觉冲动经上行传导束传至脑;另一方面又将脑发出的神经冲动,通过下行传导束传至脊髓,调控骨骼肌运动和大部分内脏活动。因此,脊髓是脑与感受器、效应器发生联系的重要枢纽。脊髓损伤会导致上、下行传导束中断,引起相应的感觉和运动障碍。

(二)反 射 功 能

脊髓除具有传导机能外,尚能完成许多反射活动。通过脊髓固有装置所完成的反射,称脊髓反射,其反射弧不必经过脑,但在正常情况下,脊髓的反射活动总在脑的控制下进行的。脊髓反射可概括为内脏反射和躯体反射两类。内脏反射有竖毛反射、排尿反射、排便反射等;躯体反射主要有牵张反射和屈曲反射。

(三)低 级 中 枢

位于脊髓的调节血管舒缩、排尿、排便以及性功能活动的低级中枢。

第二节 脑 干

脑起源于胚胎时期神经管的前部,神经管内的管腔形成脑室系统。脑的形态和功能较脊髓复杂。脑(图17-7)位于颅腔内,包括端脑、间脑、小脑、中脑、脑桥和延髓六部分,其中延髓、脑桥和中脑三部分合称脑干。

一、脑 干 的 外 形

脑干自下而上由延髓、脑桥和中脑三部分组成。脑干向上经中脑与间脑和端脑相连,向下经延髓在枕骨大孔处与脊髓相连。延髓和脑桥腹侧紧靠颅后窝的斜坡,背侧与小脑相连。延髓、脑桥和小脑之间的室腔为第四脑室,向下与脊髓的中央管相接续,向上连通中脑的大脑导水管。脑干从上向下依次与第3～12对脑神经相连。

(一)脑干的腹侧面

延髓和脑桥之间以延髓脑桥沟为界,脑桥和中

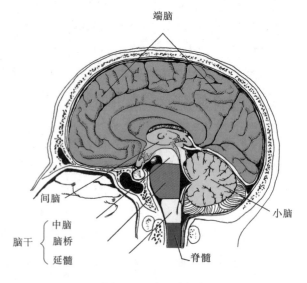

图17-7 脑的分部

脑之间以脑桥上缘为界(图17-8)。

1. 延髓腹侧面 有纵行的前正中裂和前外侧沟,与脊髓表面的沟和裂相续。前正中裂两侧的纵行隆起称**锥体**,主要由皮质脊髓束纤维聚成。在延髓和脊髓交界处,锥体中大部分纤维左右交叉,构成**锥体交叉**。锥体外侧呈卵圆形隆起称**橄榄**,内有下橄榄核。橄榄与锥体之间的前外侧沟有舌下神经(Ⅻ)根出脑;在橄榄背外侧,自下而上依次有副神经(Ⅺ)、迷走神经(Ⅹ)和舌咽神经(Ⅸ)根进出脑。

2. 脑桥腹侧面 为宽阔而膨隆的基底部。延髓脑桥沟中从内向外依次有展神经(Ⅵ)、面神经(Ⅶ)和前庭蜗神经(Ⅷ)进

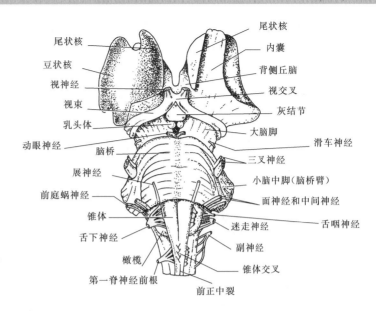

图17-8 脑干的腹侧面

出脑。基底部正中有纵行的基底沟,容纳基底动脉。基底部向两侧延伸变细移行为小脑中脚。在脑桥与小脑中脚交界处有三叉神经(Ⅴ)根。延髓、脑桥和小脑的交角处,临床上称**脑桥小脑三角**,前庭蜗神经和面神经根位于此处。

3. 中脑腹侧面 上界为间脑的视束,下界为脑桥上缘。两侧有两个斜向外上方的柱状隆起,称**大脑脚**,由大脑皮质发出的下行纤维束构成。左、右大脑脚之间的深窝称脚间窝,动眼神经(Ⅲ)根从脚间窝出脑。

(二)脑干的背侧面

脑干的背侧面大部分被小脑遮盖,延髓背侧面上半部和脑桥的背侧面共同构成菱形窝(图17-9)。

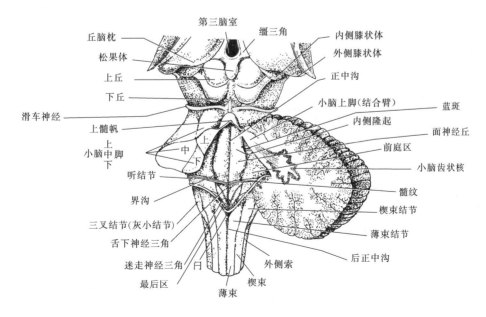

图17-9 脑干的背侧面

1. 延髓背侧面　　下部形似脊髓,在后正中沟的两侧有隆起的薄束结节和楔束结节,其深面分别有薄束核和楔束核。楔束结节的外上方有稍隆起的小脑下脚。延髓背侧面上部中央管敞开和脑桥背侧面共同构成菱形窝。

2. 菱形窝　　位于延髓背侧面上部和脑桥背侧面,上外侧壁为小脑上脚,下外侧壁由薄束结节、楔束结节、小脑下脚构成。窝的中部有横行的髓纹,是延髓和脑桥在背侧的分界标志。窝的正中线上有纵贯全长的正中沟,外侧还有纵行的界沟,两沟之间为**内侧隆起**。靠近髓纹的上方,内侧隆起上有一个圆形隆起,为**面神经丘**,内含展神经核。界沟的外侧部分是三角形的**前庭区**,其深部为前庭神经核。前庭区的外侧角上有一小隆起,称听结节,内含蜗神经核。在髓纹以下,内侧隆起下部可见两个小三角区,其中内上方的称**舌下神经三角**,深部有舌下神经核;靠外下方的称**迷走神经三角**,深部为迷走神经背核。菱形窝的两个小脑上脚间夹有薄层的白纸板,称前髓帆,参与构成第四脑室顶。

第四脑室(图17-10、图17-11)位于延髓、脑桥和小脑之间的腔隙,顶朝向小脑,室底即菱形窝。顶的前部由小脑上脚及前髓帆构成,后部由后髓帆和第四脑室脉络组织构成。髓帆的室腔面衬以一层上皮性室管膜,外覆软膜和血管,共同形成第四脑室脉络组织。脉络组织上的一部分血管反复分支缠绕成丛,夹带着软膜和室管膜上皮突入室腔,成为第四脑室脉络丛,产生脑脊液。第四脑室上通中脑水管,下通脊髓中央管,向后借正中孔和两个外侧孔与蛛网膜下隙相通。

3. 中脑背侧面　　有两对圆形隆起,下方的一对称**下丘**,是听觉传导的中继站和听觉反射中枢;上方的一对称**上丘**,是视觉反射中枢。自上、下丘的外侧向前外方各发出一条隆起,分别称上丘臂和下丘臂,下丘臂连接间脑的内侧膝状体,上丘臂连接间脑的外侧膝状。下丘的下方有滑车神经(Ⅳ)根出脑。

二、脑干的内部结构

脑干的基本结构和脊髓相同,即由灰质、白质和网状结构组成。从纵的方面看,灰质不再连贯成柱,

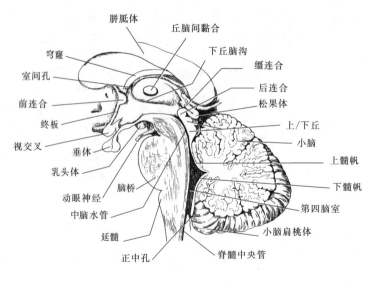

图17-10　脑干正中矢状切面

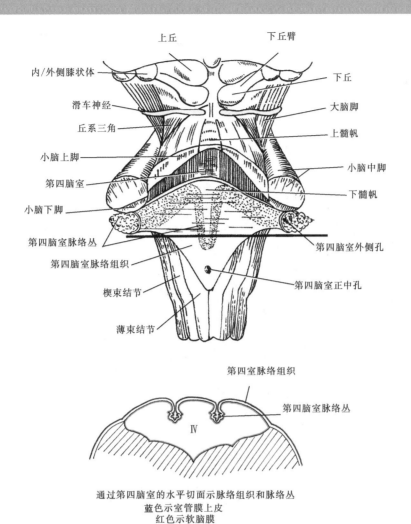

图 17-11　第四脑室

形成分散的灰质团块,其中机能相同的神经细胞集合成团,称神经核。有的神经核是脑神经中传入神经的终止核(感觉核),有的神经核是传出神经的起始核(运动核),统称脑神经核,还有的神经核中继上行或下行传导束的冲动,称中继核。白质由上、下行的神经纤维束组成。脑干的网状结构特别发达,其中的部分核团发展成为与生命活动有重要关系的中枢。三者在脑干内的分布有一定规律:灰质主要分布于脑干的背侧,白质分布于脑干的腹侧,网状结构主要位于脑干中央部。

（一）灰　　质

可分为脑神经核和中继核。

1. 脑神经核　最后4对脑神经(Ⅻ、Ⅺ、Ⅹ、Ⅸ)的脑神经核多在延髓,中间4对脑神经(Ⅷ、Ⅶ、Ⅵ、Ⅴ)的脑神经核多在脑桥,而第4对脑神经(Ⅳ)和第3对脑神经(Ⅲ)的脑神经核位于中脑。脑神经含七种纤维成分,脑干中对应的有七类脑神经核。每一类脑神经核在脑干内呈不连续的柱状排列,称机能柱。由于一般和特殊内脏感觉核是同一个核团,所以七类核团形成六个机能柱。一般说来,感觉性机能柱排在界沟外侧,运动性机能柱排在界沟内侧。每侧由内向外依次为:躯体运动核、特殊内脏运动核、一般内脏运动核、一般和特殊内脏感觉核、一般躯体感觉核和特殊躯体感觉核(图17-12、图17-13、图17-14)。

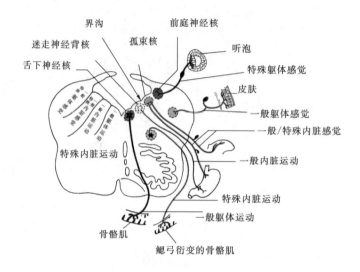

图 17-12 延髓橄榄中部横切面

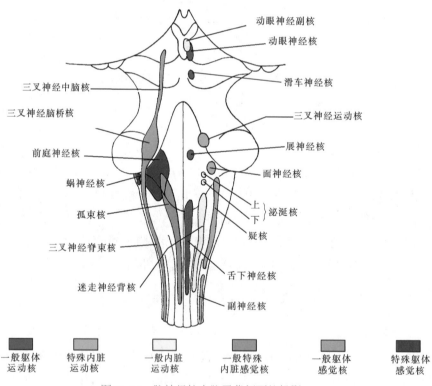

图 17-13 脑神经核在脑干背侧面的投影

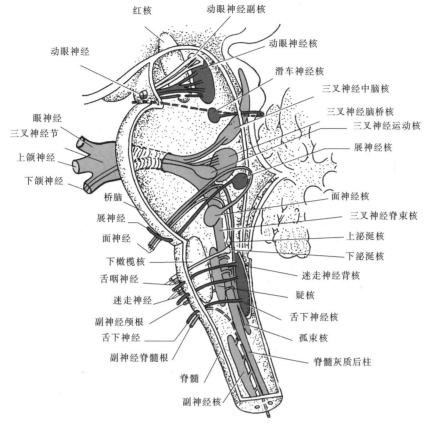

图17-14　脑神经核在脑干侧面的投影

（1）**特殊躯体感觉核**：在菱形窝的外侧角,听结节的深方有蜗神经核,是蜗神经根的终止核;前庭区的深方为前庭神经核,是前庭神经根的终止核。

（2）**一般躯体感觉核**：接受头面部皮肤及口鼻腔黏膜的感觉纤维,经三叉神经传入,有3对脑神经核,分别是:

1）三叉神经脊束核：从脑桥向下延伸到延髓及颈髓上段,接受头面部的痛觉和温度觉。

2）三叉神经脑桥核：位于脑桥中部,接受头面部的触觉。

3）三叉神经中脑核：从脑桥中部向上延伸到中脑,接受头面部骨骼肌的本体感觉。

三核除接受三叉神经传入冲动外,其中三叉神经脊束核还接受舌咽神经和迷走神经的躯体传入冲动（图17-15）。

（3）**一般内脏感觉核和特殊内脏感觉核**：位于躯体感觉核的内侧,称孤束核（图17-16）。从延髓向上延伸到达脑桥下段,接受面神经、舌咽神经和迷走神经传入的味觉及一般内脏感觉冲动。

（4）**一般内脏运动核**：属副交感神经核,共有4对,由下而上依次是:

1）迷走神经背核：位于迷走神经三角的深方,发出纤维随迷走神经支配胸腹腔器官的运动和腺体的分泌。

2）下泌延核：位于髓纹下方的网状结构中,发出纤维随舌咽神经至腮腺,控制腮腺的分泌。

3）上泌涎核：位于髓纹上方的网状结构中,发出纤维随面神经出脑,司舌下腺、下颌下腺和泪腺的分泌。

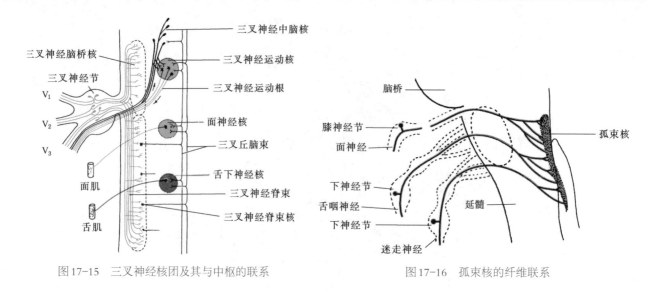

图17-15　三叉神经核团及其与中枢的联系　　　　　图17-16　孤束核的纤维联系

4）动眼神经副核：又称Edinger-Westphal核，位于中脑，发出纤维随动眼神经出脑，支配瞳孔括约肌和睫状肌的活动。

（5）**特殊内脏运动核**：有4对，稍靠腹外侧，由下而上依次是：

1）副神经核：在脊髓上5或6颈节段的前角内，发出纤维构成副神经脊髓根，支配胸锁乳突肌和斜方肌。

2）疑核：发出纤维参与构成舌咽神经、迷走神经和副神经，支配咽喉肌。

3）面神经核：发出纤维参与面神经的构成，支配面肌。

4）三叉神经运动核：发出纤维组成三叉神经的运动根，支配咀嚼肌。

（6）**躯体运动核**：有4对，紧靠中线两侧，纵行排列，支配骨骼肌的活动。由下而上依次是：

1）舌下神经核：位于舌下神经三角的深部，发出纤维构成舌下神经，支配舌肌。

2）展神经核：位于面神经丘的深部，发出纤维构成展神经，支配外直肌。

3）滑车神经核：位于中脑下丘平面，发出纤维构成滑车神经，支配上斜肌。

4）动眼神经核：位于中脑上丘平面，发出纤维参与构成动眼神经，支配上睑提肌、上直肌、内直肌、下直肌和下斜肌。

2. **中继核**　　延髓薄束结节深方的薄束核和楔束结节深方的楔束核是躯干和四肢意识性本体感觉传导通路中的中继核。延髓橄榄的深方有下橄榄核。脑桥基底部的脑桥核是大脑至小脑的下行中继核。中脑的红核是大脑和小脑至脊髓的下行中继核。红核腹外侧的黑质则是大脑至间脑以及脑干网状结构的下行中继核，又是脑内多巴胺的来源。黑质病变造成多巴胺含量减少，为震颤性麻痹的主要原因。中脑下丘深面的下丘核是听觉传导的中继核和听觉反射中枢。上丘深面的上丘核是视觉反射中枢。

（二）白　　质

1. **内侧丘系**　　由脊髓上行的薄束和楔束分别终止于薄束核和楔束核，由此两核发出的纤维走向中央管的腹侧，在中线越边，构成内侧丘系交叉。交叉后的纤维就在中线的两侧继续上行，称内侧丘系，最后终止于间脑的背侧丘脑。

2. **脊髓丘系**　　即来自脊髓的脊髓丘脑束，纵贯脑干的外侧部，上行至背侧丘脑。

3. **外侧丘系**　　蜗神经核发出的纤维大部分横行越过中线，构成斜方体，而后在脑桥外侧部与同侧未交叉纤维一起上行,称外侧丘系,主要止于下丘核,传导两侧听觉冲动。

4. 三叉丘系 三叉神经脊束核和三叉神经脑桥核发出纤维,越过中线组成三叉丘系,紧邻内侧丘系上行,亦至背侧丘脑。

5. 锥体束 大脑皮质中央前回和旁中央小叶前部的巨型锥体细胞发出的下行传导束,称锥体束。锥体束位于脑干的腹侧部分,它经中脑的大脑脚底、脑桥的基底部,到达延髓后位于锥体的深方,于延髓下段大部分纤维(70%～90%)交叉越边,构成锥体交叉。交叉后的纤维入脊髓,为**皮质脊髓侧束**,小部分未交叉纤维续下行入脊髓,称**皮质脊髓前束**。锥体束在行经脑干过程中,陆续分出小束纤维,支配脑干中的躯体运动核。这些纤维束统称为**皮质核束**。皮质核束主要止于双侧的脑神经运动核,但舌下神经核和面神经核中支配眼裂以下面肌的细胞群,主要接受对侧皮质核束的纤维。

此外,脊髓白质中的某些上、下传导束在脑干内也有一些变化。脊髓小脑后束经小脑下脚下入小脑;脊髓小脑前束经小脑上脚进入小脑。红核脊髓束从中脑红核发出,交叉后至对侧脊髓外侧索。内侧纵束和前庭脊髓束都来自前庭神经核,止于运动眼球外肌的脑神经运动核和脊髓的前角细胞。顶盖脊髓束起自中脑顶盖的上丘核,交叉后至脊髓前索下行。网状脊髓束起于脑干网状结构。皮质脑桥束起于大脑皮质广泛区域,经中脑大脑脚底行至脑桥基底部,终止于脑桥核,再由脑桥核发出纤维交叉至对侧,构成小脑中脚进入小脑。

(三)脑干网状结构

脑干内除上述灰质和白质结构外,在延髓中央管、第四脑室底灰质及中脑中央灰质的前外侧存在着灰白相间的区域,其中神经纤维纵横交织成网,网中散在有大小不等的神经细胞,称**网状结构**。网状结构在进化上属中枢神经的古老部分,保持着多神经元、多突触联系。脑干的网状结构向下与脊髓的同名结构相连续,向上伸入间脑。网状结构中的神经细胞相对集中而构成一些核团(图17-17)。

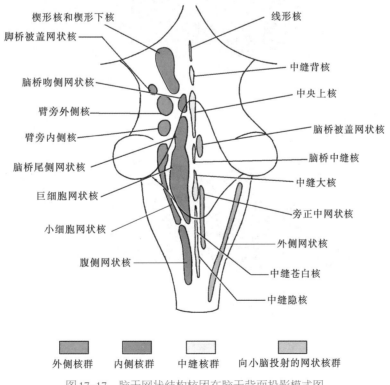

图17-17 脑干网状结构核团在脑干背面投影模式图

脑干网状结构的纤维联系十分广泛。在脑干内与脑神经核有联系；向下与脊髓，向上与小脑、间脑、端脑都有联系。而且这些联系多是相互往返的。因此，网状结构是中枢神经系内沟通各部分的重要结构，具有十分复杂的机能。

第三节　小　脑

小脑是重要的运动调节中枢，由胚胎时期的菱脑前部分化而来。小脑位于颅后窝，借三对小脑脚与脑干相连，上方隔小脑幕与大脑的枕叶相邻。

一、小脑的外形

小脑（图17-18）中央的狭窄部为**小脑蚓**，两侧膨大为**小脑半球**。小脑上面，小脑蚓略向上隆起，两侧半球部分平坦。小脑下面，小脑蚓向上凹陷于小脑半球之间，由前向后依次为**小结、蚓垂、蚓锥体**和**蚓结节**。小结向两侧借**绒球脚**与**绒球**相连。小脑半球向下膨隆，靠近蚓垂的一对隆起称**小脑扁桃体**。小脑扁桃体紧邻枕骨大孔，当颅内压增高时，可被挤压入枕骨大孔，形成**小脑扁桃体疝**，压迫延髓的呼吸、心血管中枢，危及生命。

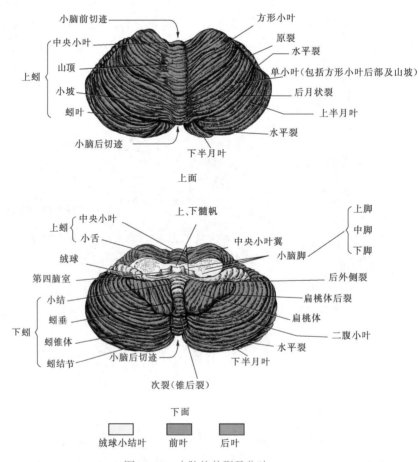

图17-18　小脑的外形及分叶

小脑表面有许多平行的浅沟,浅沟之间的部分称**小脑叶片**。小脑上面,前、中1/3交界处有一较深的沟,略呈"V"形,称**原裂**。小脑下面,绒球和小结的后面与半球前的深沟为**后外侧裂**。小脑后缘的沟为**水平裂**。

二、小 脑 的 分 叶

根据发生、功能和纤维联系,小脑以原裂和后外侧裂分为三叶。

1. 绒球小结叶 以后外侧裂与小脑的其他部分相分隔,包括绒球、绒球脚和蚓小结。位于小脑上面,属原小脑,接受前庭神经及前庭神经核的纤维,故又称前庭小脑,与平衡有关。

2. 小脑前叶 在原裂以前的部分,为小脑上面近前端的小脑半球部分和小脑蚓,属旧小脑,接受脊髓小脑前、后束纤维,又称脊髓小脑,与调节肌张力有关。

3. 小脑后叶 包括原裂以后的小脑和小脑半球下面剩余的部分,属新小脑,又称大脑小脑。大脑皮质通过大脑、脑桥核与小脑后叶联系,与协调肌肉的共济运动有关。

三、小脑的内部结构

小脑表面覆盖的一层灰质,称小脑皮质。皮质的深面为大量的神经纤维组成的白质,称小脑髓质。髓质内分布的灰质团块,称小脑核(图17-19)。

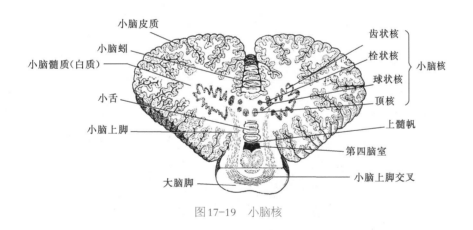

图17-19 小脑核

1. 小脑皮质 根据神经元的构筑可将小脑皮质分为三层,由内向外依次为颗粒层、梨状细胞层和分子层。

2. 小脑核 为分布于小脑髓质内的灰质团块,有四对,由内向外依次为顶核、球状核、栓状核和齿状核。

3. 小脑髓质 主要由三部分纤维组成:① 小脑皮质与小脑核之间的往返纤维;② 相邻小脑叶片间的联络纤维;③ 小脑的传入和传出纤维。传入纤维和传出纤维主要组成小脑上脚、小脑中脚和小脑下脚三对小脑脚。

第四节 间 脑

间脑由胚胎时期的前脑泡发育而来,体积小,结构和功能复杂,是仅次于端脑的高级中枢部位。间脑位于端脑与中脑之间,除腹侧的一部分露于脑底外,其余部分被大脑半球所覆盖。间脑中间的矢状间隙为第三脑室,内有第三脑室脉络丛。前部借空间孔与侧脑室相通,向后经中脑水管与第四脑室相通。

一、间脑的分部

间脑可分为五个部分:背侧丘脑、后丘脑、上丘脑、底丘脑和下丘脑。

1. 背侧丘脑 又称**丘脑**(图17-20),为间脑中最大的部分,是一卵球形的灰质团块,前端为狭窄隆凸的**丘脑前结节**,后端膨大称**丘脑枕**,背面外侧与尾状核之间以**终纹**相隔,内侧面借**丘脑间黏合**与对侧背侧丘脑相连,其下有一自室间孔走向中脑水管的浅沟,称**下丘脑沟**,是背侧丘脑和下丘脑的分界线。

2. 后丘脑 位于丘脑的后端,中脑顶盖的上方,包括内侧膝状体和外侧膝状体(图17-20)。

3. 上丘脑 位于背侧丘脑背内侧,第三脑室顶部的四周,胼胝体压部下方,为中脑顶盖前区与间脑相移行的部分。由前向后分别为**丘脑髓纹**、**缰三角**、**缰连合**、**松果体**和**后连合**(图17-20)。

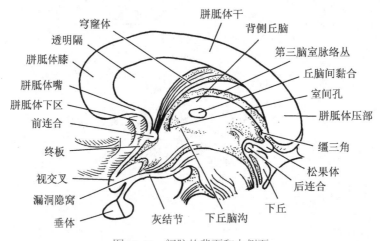

图17-20 间脑的背面和内侧面

4. 下丘脑 位于背侧丘脑的下方,构成第三脑室的侧壁和底壁,上方借下丘脑沟与背侧丘脑为界。下丘脑(图17-7)的下面,是间脑唯一露于脑底的部分,由前向后依次为:**视交叉**、**灰结节**和**乳头体**。视交叉上接**终板**,向后外延伸为**视束**。灰结节向下延续为**漏斗**,漏斗下端连接**垂体**。**下丘脑**与内脏和内分泌活动有关。

5. 底丘脑 位于丘脑的腹侧,是中脑被盖和背侧丘脑的过渡区,内含底丘脑核,与黑质、红核、纹状体之间有密切的纤维联系,属锥体外系的重要结构。

二、间脑的内部结构

（一）背 侧 丘 脑

内有一呈"Y"形的白质板称内髓板,将背侧丘脑分为三个核群(图17-21):前核群、内侧核群和外侧核群。外侧核群分为背、腹两组。腹侧组由前向后分为腹前核、腹外侧核和腹后核。腹后核又分为腹后内侧核和腹后外侧核。

根据进化顺序、纤维联系和功能可将背侧丘脑的核团分为三类。

1. 非特异性投射核团(原丘脑) 包括丘脑正中核、丘脑网状核和板内核,接受嗅脑和脑干网状结构来的纤维,与下丘脑和纹状体有往返的纤维联系。脑干网状结构上行激动系统的纤维经丘脑中继后,投射至大脑皮质,维持清醒状态。

2. 特异性中继核团(旧丘脑) 包括腹前核、腹外侧核和腹后核。腹后内侧核接受三叉丘系和孤束核的味觉纤维,腹后外侧核接受内侧丘系和脊髓丘脑束的纤维,腹后核发出纤维组成丘脑中央辐射,投射至大脑皮质躯体感觉中枢。

3. 联络性核团(新丘脑) 包括内侧核群、外侧核群背侧组和前核群,与大脑皮质之间有丰富的纤维联系,参与高级神经活动,汇聚整合躯体及内脏感觉信息和运动信息,伴随情感意识的辨别分析,参与学习与记忆活动等。

在大脑皮质不发达的低等动物,背侧丘脑是重要的高级感觉中枢,在人类为皮质下感觉中枢和最后的感觉中继站,可感知粗略的感觉并可伴有相应的情绪。

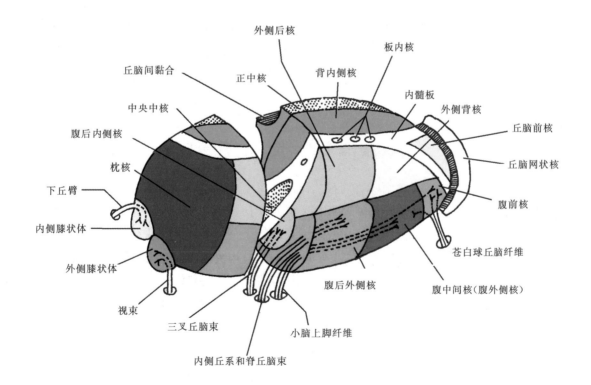

图17-21 背侧丘脑核团示意图

（二）后 丘 脑

包括内侧膝状体和外侧膝状体，为特异性感觉中继核（图17-21）。内侧膝状体接受下丘经下丘臂来的听觉纤维，中继后发纤维组成听辐射投射至大脑的听觉中枢。外侧膝状体接受经视束来的视觉纤维，中继后发纤维组成视辐射投射至大脑的视觉中枢。

（三）下 丘 脑

重要核团有视上核、室旁核、漏斗核和乳头体核等（图17-22）。视上核发出的视上垂体束和室旁核发出的室旁垂体束直接输送视上核和室旁核分泌的激素至垂体后叶，并释放经垂体门脉系统进入血液，调节水盐平衡和泌乳等生理功能。

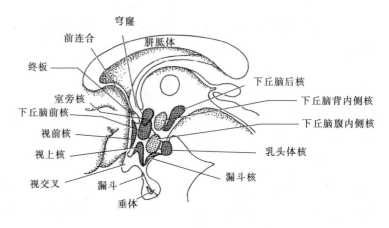

图17-22　下丘脑的主要核团

第五节　端　脑

端脑也称**大脑**，借**大脑纵裂**分为左、右两侧**大脑半球**，两半球借大脑纵裂底部的胼胝体相互连接。人类的大脑充分发育，遮盖了间脑和中脑。大脑半球表面覆盖的灰质称**大脑皮质**，是产生意识、思维、运动等生命活动的最高中枢。皮质上有大量的隆起称**大脑回**，大脑回间的凹陷称**大脑沟**，沟和回增加了大脑皮质的表面积。皮质深面的白质称**大脑髓质**，髓质里深埋的灰质团块称**基底核**。半球内部的腔隙，称为**侧脑室**。

一、大脑半球的表面形态和分叶

在外形上，大脑半球可分为外侧面、内侧面和下面（底面）。大脑半球表面有三条深大而恒定的沟，即**中央沟**、**外侧沟**和**顶枕沟**。这三条沟将每侧大脑半球分为五叶（图17-23、图17-24、图17-25），即**额叶**、**顶叶**、**枕叶**、**颞叶**和**岛叶**。岛叶被额、顶、颞叶所掩盖。

1. **大脑半球外侧面的主要沟回**　　在额叶可见**中央前沟**、**中央前回**；**额上沟**、**额下沟**；**额上回**、**额中回**和**额下回**。在颞叶可见**颞上沟**、**颞下沟**；**颞上回**、**颞中回**和**颞下回**；**颞横回**。在顶叶可见中央后沟、**中央后回**；**顶内沟**、**顶上小叶**和**顶下小叶**；**缘上回**、**角回**。顶枕沟以后的部分为**枕叶**。

2. **大脑半球内侧面的主要沟回**　　大脑半球外侧面的额、顶、颞、枕四个叶，均延展至半球的内侧面和下面。半球内侧面的主要脑沟有：**胼胝体沟**、**扣带沟**、**距状沟**、**嗅脑沟**；主要脑回有**扣带回**、**中央旁小叶**、**楔叶**、**舌回**。

3. **大脑半球底面的主要沟回**　　大脑半球底面（图17-26、图17-27），可见由额叶、颞叶和枕叶延伸

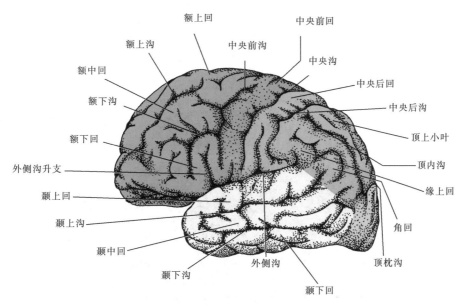

图 17-23 大脑半球外侧面

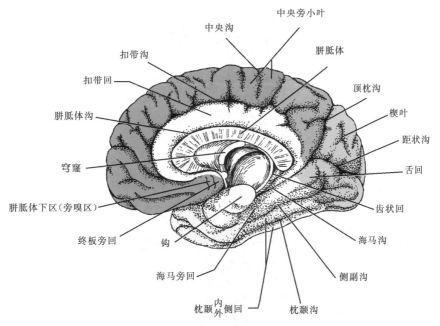

图 17-24 大脑半球内侧面

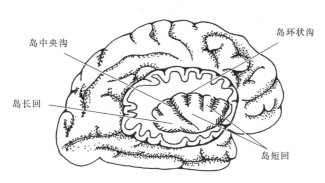

图 17-25 大脑半球的岛叶

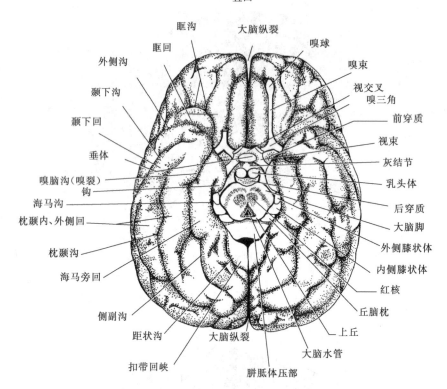

图 17-26 大脑半球底面

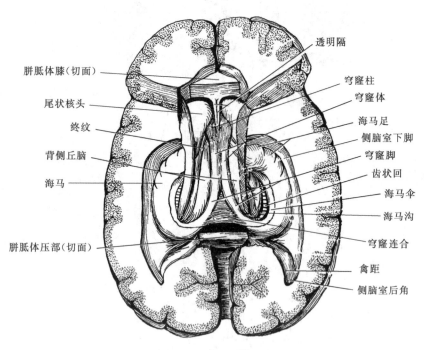

图 17-27 海马结构（水平切面）

下来的结构。在额叶底面可见**嗅球**、**嗅束**、**嗅三角**以及**前穿质**。在颞叶底面可见**海马沟**、**侧副沟**；**海马旁回**、**海马旁回钩**、**齿状回**、**海马**等结构。

在半球内侧面，胼胝体四周的脑回和侧脑室下角的弧形结构合称**边缘叶**，包括隔区、扣带回、海马旁回、海马和齿状回等。

二、端脑的内部结构

大脑表面是皮质，深面是髓质和蕴藏在髓质中的基底神经核，两侧半球内部腔隙为侧脑室。

（一）大　脑　皮　质

1. 大脑皮质的细胞构筑　　大脑半球表面的灰质是中枢神经系统最为复杂的部位。根据大脑皮质出现的先后顺序可分为原皮质（海马、齿状回等）、旧皮质（嗅脑）和新皮质（其余部分）。哺乳类动物由低级到高级，新皮质占的份额越来越大，在人类新皮质可达96%，大脑表面几乎全被新皮质占据。在组织结构上，原皮质和旧皮质分三层结构，大脑新皮质分为六层结构（图17-28）。

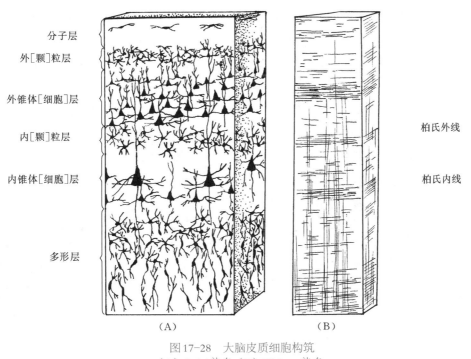

图17-28　大脑皮质细胞构筑
（A）Golgi染色；（B）Weigert染色

2. 大脑皮质的功能定位　　大脑皮质是中枢神经系统的最高级部位。大量的实验资料和临床实践表明，不同区域的皮质执行着某种特定的功能，如中央前回代表运动区，中央后回代表感觉区。但相邻或其他部位的皮质也可能有类似功能。因此，当某一区域受伤时，其他有关脑区可以在一定程度上进行功能代偿。此外，皮质的大部分区域并不局限于某种功能，而是对各种信息进行加工、整合，完成更高级的反射活动。

（1）**第1躯体感觉区**：位于中央后回和中央旁小叶的后部（图17-29、图17-30）。接受来自丘脑腹后核的纤维，它们将身体对侧的一般躯体感觉包括痛、温、触、压觉以及位置觉和运动觉的信息传递至感觉

区。其投射特点是：① 上下
颠倒，但头部正位；② 左右交
叉；③ 身体各部在感觉皮质
所占区域大小取决于该部位
的感觉敏锐程度。此外，在中
央前、后回下面的岛叶皮质，
还存在第Ⅱ运动区和第Ⅱ感
觉区，两者相互重叠，与对侧
上、下肢运动的控制及双侧躯
体感觉有关。

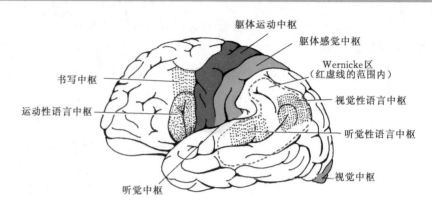

图 17-29　左侧大脑皮质重要中枢

　　（2）**第 1 躯体运动区**：位于中央前回和中央旁小叶的前部（图 17-29、图 17-31）。传出纤维主要组成
锥体束。主要接受中央后回，以及丘脑腹外侧核、腹前核和腹后外侧核发来的纤维。第 1 躯体运动区对全
身骨骼肌进行定位管理，其特点为：① 上下颠倒，但头部各器官顺序正常。下肢、会阴部位于中央旁小叶
前部及中央前回上部，躯干和四肢位于中央前回中部，中央前回下部与面、咽、喉的运动有关；② 左右交
叉：四肢的运动受对侧皮质的管理和支配，但头颈及躯干等部位与联合运动有关的肌肉则接受两侧皮质
的管理；③ 全身各部在皮质的投影大小取决于该部位功能的灵敏、复杂程度。另外，中央前回前方，即额
上、中、下回代表运动前区，与大群肌肉的协调活动有关。

　　（3）**视觉区**：位于枕叶内侧面距状沟两侧的皮质（图 17-24、图 17-29），包括上方的楔叶和下方的舌
回。接受来自外侧膝状体发出的视辐射纤维。局部定位特点是：距状沟上、下方的皮质分别接受来自眼
球上、下部视网膜的纤维。黄斑的冲动则传至距状沟后 1/3 上、下方的皮质。一侧视皮质接受双眼同侧半
视网膜传来的冲动。

　　（4）**听觉区**：位于颞叶的颞横回。接受内侧膝状体来的听辐射纤维。

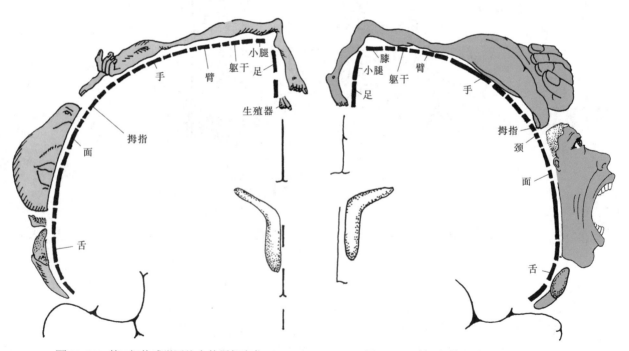

图 17-30　第 1 躯体感觉区的人体局部定位　　　　　　　图 17-31　第 1 躯体运动区的人体局部定位

（5）**内脏活动皮质中枢**：目前认为边缘叶是调节内脏活动的高级中枢（图17-24）。在边缘叶皮质可找到呼吸、血压、瞳孔、胃肠和膀胱等内脏活动的代表区。

（6）**语言中枢**：人类大脑皮质的主要特征表现在思维、意识和语言等方面，这也是人类区别于动物的标志。语言中枢的发展通常是在所谓的优势半球上（右利手的左侧半球和部分左利手的左侧半球）。语言的各种表达形式和交流都在皮质上有相应的区域，即不同的功能语言中枢（图17-29）。

1）**运动性语言中枢**：又称说话中枢或Broca区，位于额下回后1/3处。此部能分析、综合来自语言发音有关肌肉的刺激，并能与口唇、舌和喉肌的相应运动中枢配合，共同完成复杂的语言功能。该区如受损，患者虽可发音，但失去了语言表达能力，即运动性失语症。

2）**书写中枢**：位于额中回的后部，紧靠中央前回管理上肢，特别是手部运动的区域。此区若受伤，手的运动功能虽无障碍，但失去了书写能力，临床上称失写症。

3）**听觉性语言中枢**：位于颞上回后部。该区能调整自己的语言，听取、理解别人的语言。此区受伤后，患者讲话混乱而割裂，虽能听到别人讲话，但不能理解讲话的意思，临床上称感觉性失语症。

4）**视觉性语言中枢**：又称阅读中枢，位于顶叶角回。此区靠近视觉中枢。该区受损后，视觉并无障碍，但失去了识字的能力，不能理解文字符号的意义，临床上称失读症（视感觉性失语症）。

（二）基 底 核

又称基底神经节（图17-32、图17-33），是大脑深面埋藏的灰质团块，包括：尾状核、豆状核、屏状核和杏仁体。

尾状核呈"C"形包绕豆状核和背侧丘脑，分为头、体、尾三个部分。

豆状核完全包藏在大脑白质内，位于内囊外侧。豆状核在切面上借白质分为三个部分，外侧部最大称**壳**，其余二部称**苍白球**。

尾状核和豆状核共同组成**纹状体**。从发生上看，苍白球更为古老，称为**旧纹状体**，尾状核和壳称**新纹状体**。纹状体在低等动物是调节躯体及内脏运动，并对环境作本能适应的高级中枢。在高等动物和人，则退居次要位置，成为皮质下调节躯体运动的重要中枢，参与锥体外系的组成。

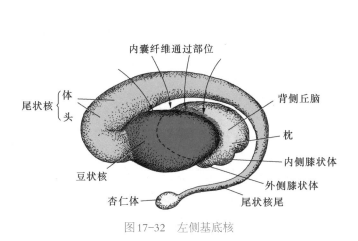

图17-32　左侧基底核

图17-33　纹状体和背侧丘脑示意图
下方两个图为经过1、2的两个水平切面，示内囊位置

（三）大脑半球的髓质

是指皮质深处各种联系纤维的总和，可分为三个系：连合系（连合纤维）、联络系（联络纤维）与投射系（投射纤维）（图17-34）。

1. 连合纤维 是连合左、右大脑半球的纤维束，包括胼胝体、前连合和穹隆连合（图17-35）。

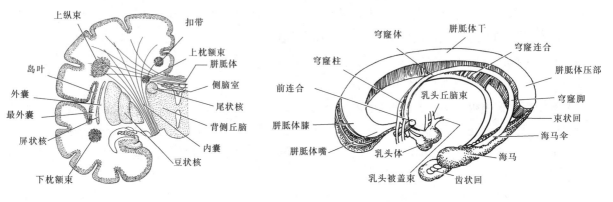

图17-34　大脑髓质的三类纤维（半球冠状切面）　　　　　　图17-35　大脑髓质连合纤维

胼胝体位于大脑纵裂底部，由连合两半球新皮质的纤维构成。在正中矢状切面上，胼胝体自前向后分为嘴、膝、干、压部四部；平胼胝体上部的大脑半球水平切面上，可见胼胝体的纤维在半球内向前、后、左、右放射，广泛联系额、顶、枕、颞叶。

2. 联络纤维 是联系同侧半球各部皮质的纤维，其中联系相邻脑回的短纤维称**弓状纤维**；联系半球内各叶之间的长纤维主要有**扣带**、**上纵束**、**下纵束**、**钩束**等（图17-36）。

3. 投射纤维 大脑皮质作为最高中枢，与皮质下中枢有大量的信息来往，上下行走的投射纤维是实现这一功能的结构基础。它们大部分通过**内囊**，行经内囊的不同部位（图17-37、图17-38、图17-39）。

内囊为一宽厚的白质纤维板，位于丘脑、豆状核、尾状核之间。在经丘脑的大脑半球水平切面上，两侧内囊呈横置的"＞＜"形状。每侧内囊分为**内囊前肢**、**内囊后肢**和**内囊膝部**三部分。投射纤维经内囊的不同部位，联系皮质的不同区域。

（1）**内囊前肢**：位于豆状核与尾状核之间，有额桥束和丘脑前辐射的纤维通过。

（2）**内囊后肢**：位于豆状核和背侧丘脑之间，有众多纤维经过此部，包括下行的皮质脊髓束、皮质红核束、顶枕颞桥束，以及上行的丘脑中央辐射、视辐射和听辐射等的纤维。

（3）**内囊膝部**：位于前、后肢汇合处，有皮质核束通过。

（四）侧 脑 室

包括左、右侧脑室，是两大脑半球内的不规则腔隙，位于半球的中下分，内含透明的脑脊液。侧脑室（图17-40）由中央部、前角、后角和下角四部组成。中央部位于顶叶内，向前、后、下方分别伸入到额叶、枕叶和颞叶，形成侧脑室的前角、后角和下角。中央部和下角的壁上贴附有脉络丛，是产生脑脊液的主要部位。侧脑室在穹隆和丘脑之间通过**室间孔**与第三脑室相通。

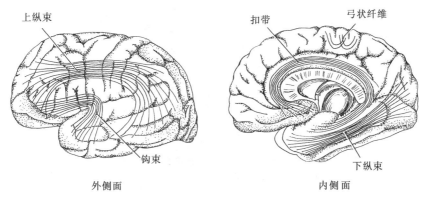

图 17-36　大脑髓质联络纤维

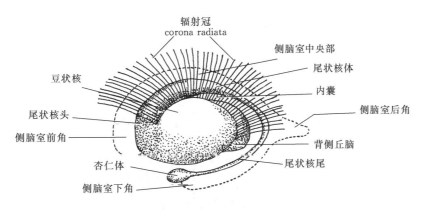

图 17-37　基底核、侧脑室、内囊与背侧丘脑关系示意图

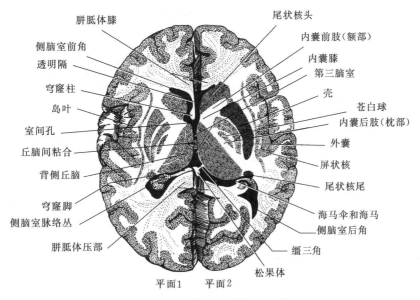

图 17-38　大脑水平切面（平面1和平面2）

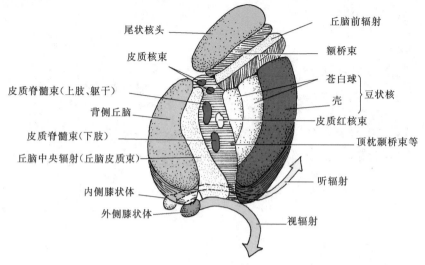

图 17-39　内囊示意图

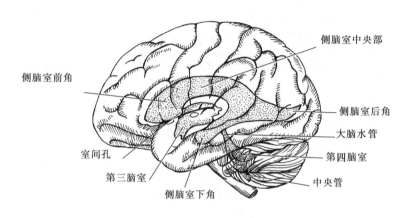

图 17-40　侧脑室投影

第六节　脑和脊髓的神经传导通路

大脑皮质及皮质下中枢与感受器和效应器之间在中枢神经系统内的联系路径称神经传导通路。一般把由感受器经周围神经、脊髓、脑干、间脑至大脑皮质的神经传导通路称感觉（上行）传导通路；把由大脑皮质经脑干、脊髓、周围神经至效应器的神经传导通路称运动（下行）传导通路。

一、感觉传导通路

1. 躯干、四肢意识性本体感觉传导通路　由3级神经元组成（图17-41）。

意识性本体感觉即深部感觉，包括位置觉、运动觉和震动觉。躯干、四肢意识性本体感觉传导通路除传导深部感觉外，还传导浅部感觉中的精细触觉，即辨别两点间距离和感受物体性状及纹理粗细等的感觉。

第1级神经元是脊神经节细胞，其周围突随脊神经分布于肌、腱、关节等处的本体感受器，中枢突经

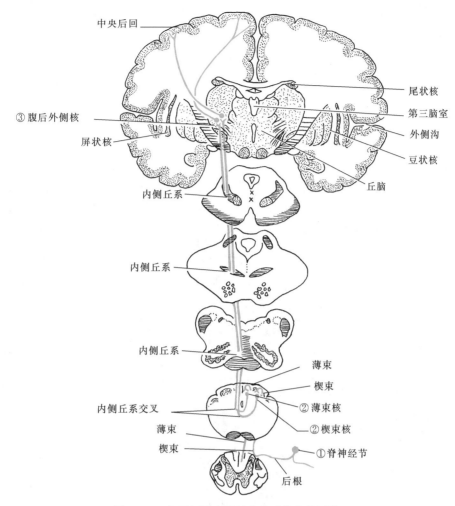

图17-41 躯干四肢意识性本体感觉传导通路
①~③为3级神经元胞体

脊神经后根的内侧部进入脊髓,在后索中上行。来自第5胸节段以下的后根纤维在后索内侧形成薄束上行;来自第4胸节段以上的纤维在薄束的外侧形成楔束上行。两束向上分别终止于延髓的薄束核和楔束核。

第2级神经元胞体就在薄束核和楔束核内。此两核发出的二级纤维形成内弓状纤维向前,绕延髓的中央灰质至其腹侧,与来自对侧的纤维左右交叉,称内侧丘系交叉。交叉后的纤维在延髓中线两侧、锥体束的后方上行,改称内侧丘系。在脑桥被盖的前缘,至中脑被盖位于红核的背外侧,再向上止于背侧丘脑的腹后外侧核。

第3级神经元胞体位于背侧丘脑的腹后外侧核,发出的纤维参与组成丘脑中央辐射,经内囊的后肢投射到中央后回的中上部和中央旁小叶的后部。

2. 躯干、四肢的痛温觉和粗略触觉传导通路 由3级神经元组成(图17-42)。

第1级神经元胞体在脊神经节内,其周围突经脊神经分布于躯干和四肢皮肤内的感受器,中枢突经后根外侧部入脊髓后止于后角固有核。

第2级神经元胞体主要位于后角固有核内,细胞发出的第二级纤维经白质前连合斜向上升1~2个节段,至对侧外侧索前部的纤维形成脊髓丘脑侧束,传导痛温觉;至对侧前索中的纤维形成脊髓丘脑前束,传导粗略触觉,两束上行至延髓中部以上合成一束,统称脊髓丘脑束或脊髓丘系,位于下橄榄核的背外侧,在脑桥和中脑位于内侧丘系的外侧上行,最后止于背侧丘脑的腹后外侧核。

第3级神经元胞体就位于背侧丘脑的腹后外侧核内,其发出的第三级纤维参与组成丘脑中央辐射,经内囊后肢投射到中央后回中上部及中央旁小叶后部。

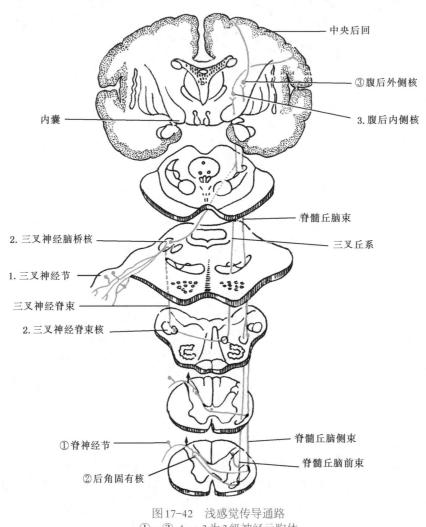

图17-42　浅感觉传导通路
①～③,1～3为3级神经元胞体

3. 头面部的痛温觉、触觉传导通路　由3级神经元组成(图17-42)。

第1级神经元胞体在三叉神经节内,其周围突经三叉神经分布于头面部皮肤及口腔、鼻腔黏膜、眼球、结膜等的感受器,中枢突经三叉神经根入脑桥,分升、降两支。长的降支组成三叉神经脊束,传导痛、温度觉,止于三叉神经脊束核;短的升支传导触觉,止于三叉神经脑桥核。

第2级神经元胞体在三叉神经脊束核和三叉神经脑桥核内,它们发出的第二级纤维越边后上升组成三叉丘系或称三叉丘脑束,在内侧丘系的背侧上行,止于丘脑腹后内侧核。

第3级神经元胞体就在丘脑腹后内侧核内,此核发出的第三级纤维经过内囊的后肢,组成丘脑中央辐射投射至中央后回的下部。

4. 视觉传导通路和瞳孔对光反射通路　当眼球固定向前平视时,所能看到的空间范围称为视野。

一眼的视野可分为颞侧和鼻侧两半。由于晶状体的结构类似于双凸透镜,因而一眼视野颞侧半的物像反射到同侧眼球视网膜的鼻侧半,而视野鼻侧半的物像则投射到视网膜的颞侧半。

视觉传导通路由3级神经元组成(图17-43)。

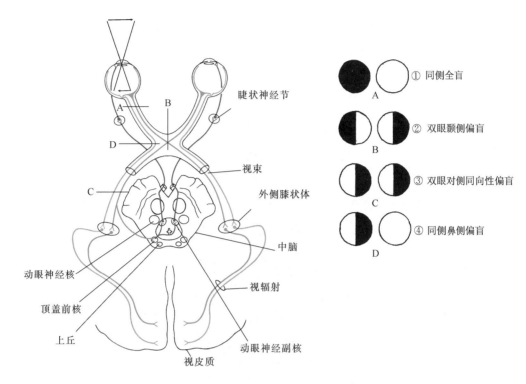

图17-43　视觉传导通路及瞳孔对光反射通路
A ～ D为损伤部位及其视觉障碍

第1级神经元是视网膜中的双极细胞,其周围突分布于视觉感觉细胞(视锥细胞和视杆细胞),中枢突与视网膜中的节细胞构成突触。

第2级神经元为节细胞,其轴突在视神经盘处聚集成视神经穿巩膜后,经视神经管入颅腔,在视交叉处,来自两眼视网膜鼻侧半的纤维交叉,而颞侧半的纤维不交叉,然后交叉的鼻侧半纤维和不交叉的颞侧半纤维组成视束。因而一侧视束内含有来自对侧眼球视网膜鼻侧半的纤维和同侧眼球视网膜颞侧半的纤维。也就是说,一侧视束中含有来自双眼视网膜同侧半的纤维。视束绕过大脑脚,主要终止于外侧膝状体。

第3级神经元的胞体就在外侧膝状体内,此核发出纤维组成视辐射,经内囊后肢投射到大脑枕叶距状沟上下的皮质,即视区。

视觉传导通路的不同部位发生损伤时,所产生的症状是不同的。① 一侧视神经损伤时,引起同侧眼视野的全盲。② 视交叉中央部损伤了交叉的纤维(如垂体肿瘤),不交叉的纤维仍健全时,引起双眼视野颞侧半偏盲。③ 若损伤一侧视束、外侧膝状体、视辐射或视区皮质,则引起双眼对侧半视野偏盲。④ 视交叉外侧部损伤了不交叉的纤维(如颈动脉瘤压迫),而不累及交叉的纤维时,则引起同侧眼视野的鼻侧半偏盲。

临床上光照一侧眼球引起双眼瞳孔缩小的反应称之为瞳孔对光反射。光照侧瞳孔的缩小为直接对光反射,而光照对侧瞳孔的缩小为间接对光反射。瞳孔对光反射通路(图17-43)为:视束中一部分纤维经上丘臂到达上丘前上方的顶盖前区,顶盖前区发出纤维到两侧动眼神经副核,该核发出的副交感节前纤维,经动眼神经在睫状神经节交换神经元,换元后的节后纤维分布于瞳孔括约肌和睫状肌,完成瞳孔对光反射和对晶状体曲度的调节

5. 听觉传导通路　由3～4级神经元组成(图17-44)。

第1级神经元为螺旋神经节中的双极细胞,其周围突分布于螺旋器(Corti器),中枢突组成蜗神经,经内耳道至延髓脑桥沟的外侧部入脑,止于蜗神经背核和腹核。

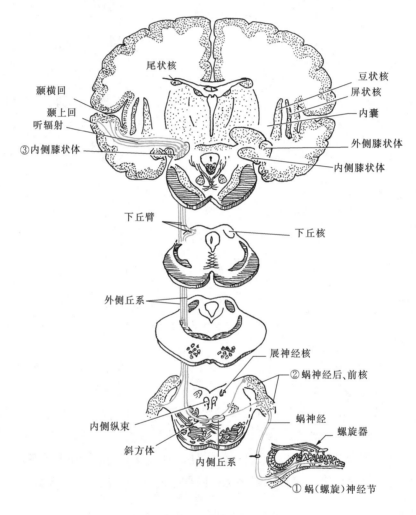

图17-44　听觉传导通路
①～③为3级神经元胞体

第2级神经元胞体在蜗神经核内,它们发出的纤维大部分在脑桥基底部和被盖部之间交叉,构成斜方体。交叉后的纤维与同侧少部分不交叉的纤维组成外侧丘系,在内侧丘系的背外侧上升,主要终止于中脑下丘核。

第3级神经元胞体在下丘核,发纤维经下丘臂到达内侧膝状体。外侧丘系中的小部分纤维可不经下丘核而直接到达内侧膝状体。

第4级神经元胞体在内侧膝状体,发出的纤维组成听辐射,经过内囊后肢,最后投射至大脑颞横回皮质。

二、运动传导通路

运动(下行)传导通路管理骨骼肌的运动,包括锥体系和锥体外系两个部分。

1. 锥体系　主要管理骨骼肌的随意运动,由两级神经元组成,即上运动神经元和下运动神经元。

上运动神经元为锥体细胞,其胞体位于大脑中央前回和中央旁小叶前部的皮质区域中,其轴突组成下行的锥体束,其中下行至脊髓的纤维称为皮质脊髓束;在脑干沿途陆续离开锥体束,终止于脑神经运动核的纤维称为皮质核束或皮质脑干束。

下运动神经元为脊髓前角运动细胞和脑神经运动核的细胞,其轴突分别组成脊神经和脑神经的运动纤维,支配躯干、四肢骨骼肌和头面部骨骼肌、咽喉肌的随意运动。

(1)皮质脊髓束(图17-45):中央前回上、中部和中央旁小叶前部等处皮质中的锥体细胞的轴突集合组成皮质脊髓束,下行经内囊后肢、中脑的大脑脚底中3/5部、脑桥基底部和延髓的锥体。在锥体下端,70%～90%的纤维交叉,形成锥体交叉(图17-46)。交叉后的纤维在对则脊髓外侧索中下行,称为皮质脊髓侧束。此束在下行过程中陆续止于同侧脊髓各节段的前角运动细胞。在延髓中没有交叉的少部分纤维,则在同侧的脊髓前索中下行,称为皮质脊髓前束。此束一般只达脊髓颈节段和上胸节段,其纤维在下降过程中陆续经白质前连合交叉至对侧的前角运动细胞,也有部分纤维止于同侧的前角运动细胞。脊髓前角

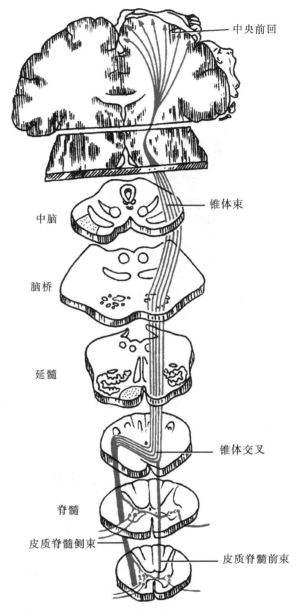

图17-45　皮质脊髓束

运动细胞发出的轴突组成前根和脊神经中的运动纤维,分布于躯干和四肢的骨骼肌,管理骨骼肌的随意运动。

(2)皮质核束(图17-47):由中央前回下部等处皮质中的锥体细胞的轴突集合而成,下行经内囊膝,至中脑时位居大脑脚底中3/5的内侧部。此后在纵贯脑干的过程中,陆续分出纤维行向背侧,终止于各脑神经躯体运动核和特殊内脏运动核。这些运动核中,面神经核的下半部和舌下神经核只接受对侧皮质核束的支配,其余各脑神经运动核均接受双侧皮质核束的支配。这些脑神经运动核细胞发出的轴突组成脑神经的运动纤维,分布到眼球外肌、面肌、咀嚼肌、咽喉肌、舌肌和胸锁乳突肌及斜方肌。一侧皮

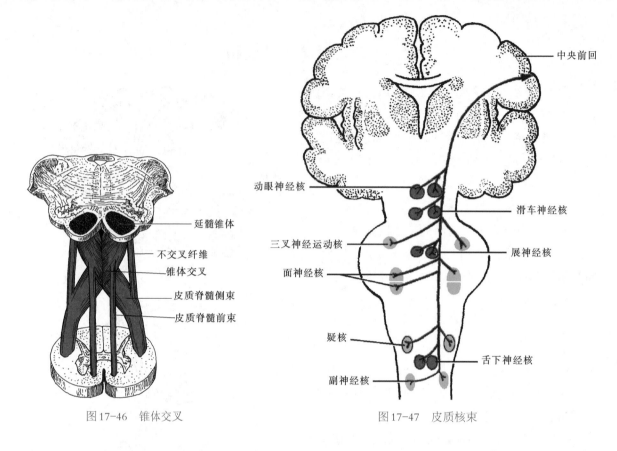

图17-46　锥体交叉

图17-47　皮质核束

延髓锥体
不交叉纤维
锥体交叉
皮质脊髓侧束
皮质脊髓前束

中央前回
动眼神经核
滑车神经核
三叉神经运动核
展神经核
面神经核
疑核
舌下神经核
副神经核

质核束如中央前回下部，或内囊膝，或大脑脚底，或脑桥基底部等处的受损，则会产生对侧眼裂以下的面肌和对侧舌肌瘫痪，表现为对侧鼻唇沟消失、流口水，不能作鼓腮、露齿等动作，伸舌时舌尖偏向病灶的对侧。这种瘫痪因病损发生在脑神经运动核以上的上运动神经元，所以称核上瘫（图17-48、图17-49）。

核上瘫所累及的肌萎缩不明显。眼裂以上的面肌、咀嚼肌、眼球外肌和咽喉肌因还能接受健侧的神经冲动，故不发生瘫痪。下运动神经元即脑神经运动核及其轴突组成的脑神经运动纤维损伤，引起的瘫痪称核下瘫。面神经核下瘫的特点是损伤侧所有面肌瘫痪表现为额纹消失，眼不能闭，口角下垂，鼻唇沟消失等。舌下神经核下瘫的特点是病灶侧全部舌肌瘫痪，表现为伸舌时

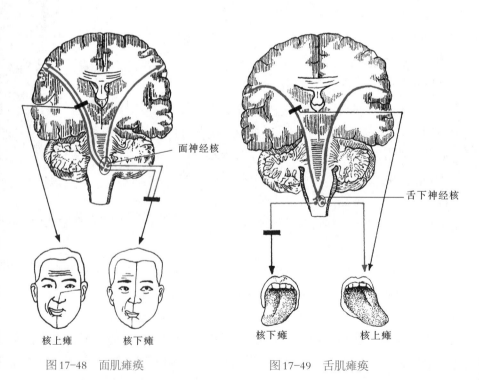

面神经核
舌下神经核

核上瘫　　核下瘫

核下瘫　　核上瘫

图17-48　面肌瘫痪

图17-49　舌肌瘫痪

舌尖偏向病灶侧。核下瘫不久,面肌、舌肌则会出现明显萎缩。

锥体系任何部位损伤都可引起所支配区域骨骼肌随意运动的障碍,即出现瘫痪。若上运动神经元损伤,如大脑皮质躯体运动区或锥体束受损,常表现为随意运动丧失、肌张力增高,呈痉挛性瘫痪,深反射亢进,浅反射(如腹壁反射、提睾反射等)消失。同时还出现病理反射(如 Babinski 征)。当下运动神经元受损时,由于肌肉失去了神经支配,表现为肌张力降低,呈弛缓性瘫痪,骨骼肌由于神经营养障碍而快速萎缩。因为所有的反射弧都中断,故浅、深反射均消失,亦无病理反射出现。

2. 锥体外系　　是锥体系以外与躯体运动有关的传导通路。锥体外系的活动是在锥体系的主导下进行的,而锥体外系又给锥体系以最适宜的条件。因此,两者在完成复杂的运动功能上,是不可分割的统一体。大脑皮质对于躯体运动的管理是通过锥体系和锥体外系两条途径实现的,两者在功能上互相协调、互相依赖,从而共同完成人体各项复杂的随意运动。

锥体外系较锥体系复杂,涉及脑内许多结构,包括大脑皮质、纹状体、背侧丘脑、底丘脑核、中脑顶盖、红核、黑质、脑桥核、前庭神经核、小脑和脑干网状结构等。锥体外系从大脑皮质到脊髓前角运动细胞和脑神经运动核的神经元,需多次交换神经元。这些传导通路中有形成返回大脑皮质的反馈回路,以影响大脑皮质运动区域的活动,而反馈回路中的中继核发出的纤维又下行调节躯体运动。

第七节　脑和脊髓的被膜

脑和脊髓表面都包有3层被膜,由外向内依次为硬膜、蛛网膜和软膜。这些被膜对脑和脊髓起着支持和保护作用。

一、脊 髓 的 被 膜

脊髓的外面由外向内依次有硬脊膜、脊髓蛛网膜和软脊膜(图17-50)。

1. 硬脊膜　　厚而坚韧,呈管状包被脊髓及脊神经根。上端附着于枕骨大孔边缘,向上与硬脑膜相

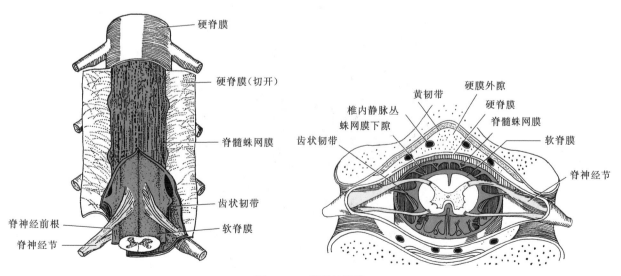

图17-50　脊髓的被膜

延续；下端在第二骶椎水平管腔变细，包绕终丝，末端附着于尾骨的背面。硬脊膜与椎管内面的骨膜之间有一窄腔，称**硬膜外腔（硬膜外隙）**。腔内有大量的静脉丛、脂肪组织、淋巴管和脊神经根。硬脊膜在椎间孔处与脊神经外膜延续。临床上常用的硬膜外麻醉就是将麻醉药注入硬膜外腔，以阻滞脊神经的传导。

2. **脊髓蛛网膜** 是一层半透明的薄膜，贴于硬脊膜的内面。其上端经枕骨大孔与脑蛛网膜延续。蛛网膜与硬脊膜之间有很窄的间隙，称硬膜下腔。蛛网膜深面与软脊膜之间有较宽的间隙称**蛛网膜下腔（蛛网膜下隙）**，腔内充满脑脊液，还有许多结缔组织小梁连于蛛网膜与软膜之间。在脊髓下端平面以下的蛛网膜下腔扩大，称**终池**，内除脑脊液外，还有构成马尾的神经根和终丝。临床上常在此部进行腰穿，以抽取脑脊液检查或注入药物而不伤及脊髓（图17-51）。

3. **软脊膜** 薄而富有血管，紧贴在脊髓的表面，并延伸至脊髓沟裂中。软脊膜在脊髓两侧的脊神经前、后根之间向外突出，形成18～24个三角形的**齿状韧带**，其尖端附着于硬脊膜上，具有固定脊髓的作用，是椎管内手术的标志。

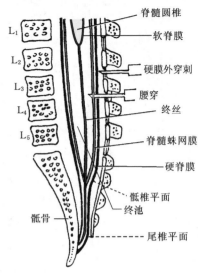

图17-51 椎管正中矢状切面

二、脑 的 被 膜

脑的外面由外向内依次有硬脑膜、脑蛛网膜和软脑膜。

1. **硬脑膜**（图17-52） 厚而坚韧。它与硬脊膜不同，由内、外两层合成，硬脑膜的血管神经都行于两层之间。硬脑膜与颅盖骨连接疏松，故当颅盖骨损伤而致硬脑膜血管出血时，易使硬脑膜从颅盖骨剥离而形成硬膜外血肿。而硬脑膜与颅底诸骨结合紧密，故当颅底骨折时，易将硬脑膜连同脑蛛网膜一起撕裂，使脑脊液外漏。硬脑膜在枕骨大孔周缘续于硬脊膜，在脑神经出颅处移行为脑神经外膜。

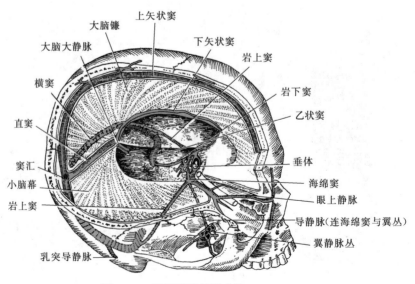

图17-52 硬脑膜及其形成物

硬脑膜不仅包在整个脑的外面,其内层还折叠形成深入某些脑间隙中的一些板状结构,起分隔和支持、保护作用。其中伸入左、右大脑半球之间的称**大脑镰**,伸入大脑半球的枕叶与小脑之间的称**小脑幕**。

硬脑膜在某些部位两层分开,内面衬有内皮细胞,构成含静脉血的腔隙,称**硬脑膜窦**。脑的静脉直接注入窦内。窦内无瓣膜,窦壁无平滑肌,不能收缩,故硬脑膜窦损伤时,出血较多,易形成颅内血肿。主要的硬脑膜窦有**上矢状窦**、**下矢状窦**、**直窦**、**横窦**、**乙状窦**、**窦汇**、**海绵窦**等。

2. 脑蛛网膜　贴附于硬脑膜的内面,薄而透明,缺乏血管和神经,向下经枕骨大孔与脊髓蛛网膜相延续。它与软脑膜之间有较宽的蛛网膜下腔,并与脊髓蛛网膜下腔相通。腔内充满脑脊液。脑的蛛网膜下腔在某些部位扩大,称**蛛网膜下池**,如在小脑与延髓之间有小脑延髓池等。脑的蛛网膜还形成许多小颗粒状突起,突入上矢状窦,称**蛛网膜粒**(图17-53)。脑脊液主要通过蛛网膜粒渗入硬脑膜窦,回流入静脉。

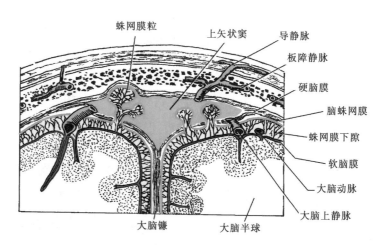

图17-53　蛛网膜粒及上矢状窦(冠状切面)

3. 软脑膜　紧贴脑的表面并伸入脑的沟裂内,薄而富有血管和神经,与脑实质不易分离。在各脑室的一定部位,软脑膜及其血管与室管膜相贴,共同构成脉络组织,其血管反复分支,连同其表面的软脑膜和室管膜上皮一起突入脑室,构成**脉络丛**,是产生脑脊液的主要结构。

第八节　脑和脊髓的血管

人脑的血液供应非常丰富。正常人脑的平均重量占身体重量的2%,而脑的耗氧量却占全身耗氧量的20%,脑的血流量约占心搏出量的1/6。脑细胞对于缺血和缺氧非常敏感。因此,良好的血液供应是维持大脑正常功能的重要条件。临床中枢神经疾患中,脑血管病占有很大比重。

一、脑的血管

(一)脑的动脉

来源于**颈内动脉**和**椎动脉**(图17-54、图17-55)。颈内动脉供应大脑半球前2/3和间脑前部;椎动脉主要供应脑干、小脑、间脑后部和大脑半球后1/3。两者的供血范围大致以顶枕沟为界。这两动脉在大脑的分支可分为皮质支和中央支,前者营养大脑皮质和其深面的髓质,后者供应基底核、内囊及间脑等。

1. 颈内动脉　起自颈总动脉,自颈部向上直至颅底,经颞骨岩部的颈动脉管进入颅腔后,紧贴海绵窦的内侧壁沿蝶鞍侧方前行,穿出海绵窦至蝶骨前床突内侧发出眼动脉。眼动脉向前经视神经管入眶,营养眼球和其他眶内结构。颈内动脉主干向上分布于脑,其主要分支有:

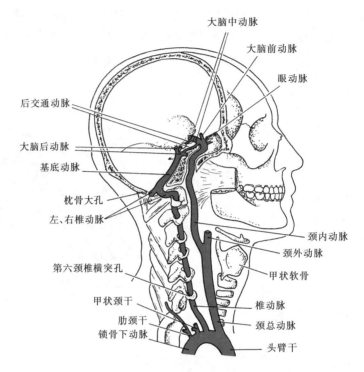

图 17-54　颈内动脉和椎动脉的起源和走行

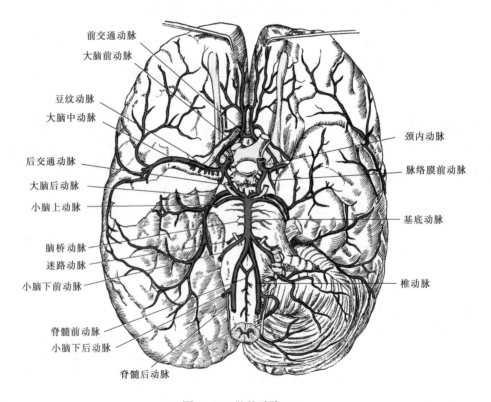

图 17-55　脑的动脉

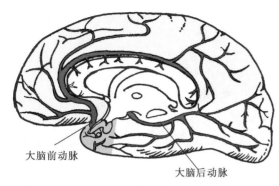

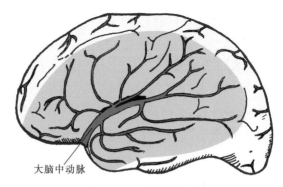

图17-56 大脑前、后动脉　　　　　　　　图17-57 大脑中动脉

（1）**大脑前动脉**（图17-55、图17-56）：行于视交叉的上面，在进入大脑纵裂以前，常有横支连接两侧的大脑前动脉，称**前交通动脉**。主干则沿胼胝体的背侧向后行，分布于顶枕沟以前的大脑内侧面和大脑上外侧面的上缘部分。大脑前动脉起始部发出数支细小的中央支，供应豆状核和尾状核的前部以及内囊前肢。

（2）**大脑中动脉**（图17-55、图17-57、图17-58）：为颈内动脉主干的延续。它进入大脑外侧沟行向后外，其分支分布于大脑上外侧面的大部分和岛叶。大脑中动脉起始部发出数支中央支，称豆纹动脉，供应尾状核、豆状核的大部分和内囊膝及后肢。动脉硬化或高血压的病人，中央

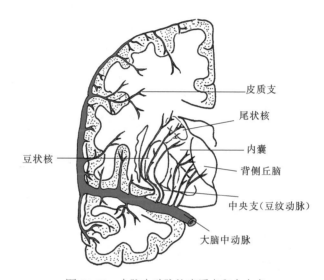

图17-58 大脑中动脉的皮质支和中央支

支较为脆弱，当情绪波动或其他原因使血压骤然增高，可使这些血管破裂形成脑内血肿（故称出血动脉），当压迫内囊膝和后肢时，病人可出现对侧半身运动、感觉障碍和两眼对侧半视野偏盲，即所谓"三偏症状"。

（3）**后交通动脉**：在视束的下面向后行，与大脑后动脉吻合，是颈内动脉和椎动脉之间的重要吻合支。

（4）**脉络丛前动脉**：是形成侧脑室脉络丛的主要动脉。

2．**椎动脉** 起自锁骨下动脉，向上穿过第6颈椎至第1颈椎横突孔，再经枕骨大孔进入颅后窝，在脑桥的基底部左、右椎动脉合成一条基底动脉。基底动脉沿基底沟上行至脑桥上缘分为左、右大脑后动脉两个终支。

（1）椎动脉的主要分支有：

1）**脊髓前、后动脉**：分布于脊髓和延髓下段。

2）**小脑下后动脉**：分布于小脑下面的后部和延髓。

（2）基底动脉的主要分支有：

1）**小脑下前动脉**：分布于小脑下面的前部。

2）**脑桥动脉**：为一些细小分支，供应脑桥基底部。

3）**小脑上动脉**：分布于小脑上面，且发出小支至第四脑室脉络丛。

4）**大脑后动脉**（图17-55、图17-56）：是基底动脉的终支，起始部与小脑上动脉根部之间夹有动眼神经，其分支分布于大脑半球的枕叶和颞叶的内侧面和底面；终支则绕至半球的上外侧面，与大脑前、中动脉的终支吻合。它还发出脉络丛后动脉进入第三脑室脉络丛，并有许多小支深入至间脑和中脑。

3. 大脑动脉环　又称Willis环（图17-55、图17-59），围绕着视交叉、灰结节和乳头体，由前交通动脉、两侧大脑前动脉起始段、两侧颈内动脉、后交通动脉和两侧大脑后动脉起始段互相通连而成。该动脉环将颈内动脉和椎动脉相互沟通，以便调节左、右两侧脑的血液供应。当供应脑的某主要动脉发生慢性阻塞时，血液可经此环使血液重新分配和代偿，以维持脑的营养供应和机能活动。

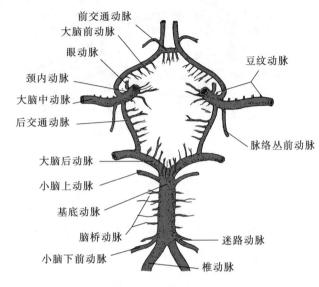

图17-59　大脑动脉环

（二）脑　的　静　脉

无瓣膜，一般不与动脉伴行，可分浅、深两组（图17-60、图17-61）。浅静脉收集皮质和皮质下髓质的静脉血，直接注入邻近的硬脑膜窦（如上、下矢状窦、海绵窦、岩上窦、横窦等）。深静脉收集大脑深部的髓质、基底核、间脑、脑室脉络丛等处的静脉血，最后汇成一条**大脑大静脉**，于胼胝体压部的后下方向后注入直窦。大脑大静脉的管壁很薄，易受损伤而断裂。深、浅静脉之间均有吻合，因此，即使有一条较大的静脉阻塞时，只要不是突然发生的，都可以通过这些吻合支而得到调整和代偿。

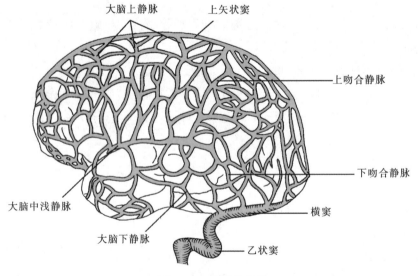

图17-60　大脑外静脉

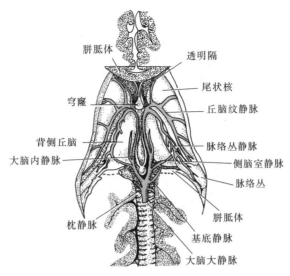

图17-61　大脑大静脉及其属支

二、脊髓的血管

（一）脊髓的动脉

有两个来源（图17-62、图17-63）。一是从椎动脉发出的**脊髓前、后动脉**；另一是来自一些节段性动脉，如椎动脉、肋间后动脉、腰动脉以及骶外侧动脉的脊髓支。脊髓前、后动脉之间借助横行的吻合支相互交通，在下行过程中还不断得到节段性动脉分支的增补和加强，以保障脊髓有足够的血液供应。

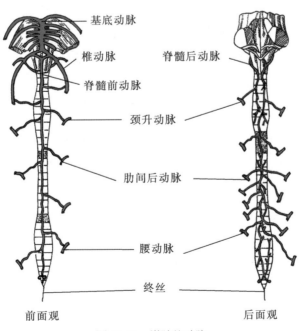

图17-62　脊髓的动脉

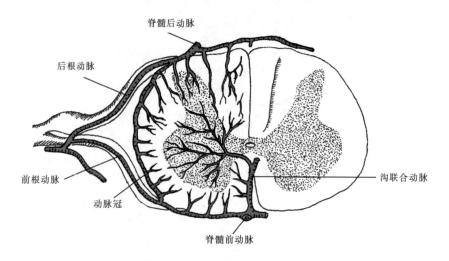

图17-63 脊髓内部的动脉分布

（二）脊髓的静脉

比动脉多，口径也较大，配布模式与动脉大致相似，最后汇聚**脊髓前**、**后静脉**，再经过前、后根静脉注入硬膜外腔内的**椎内静脉丛**。

第九节 脑脊液循环

脑脊液为各脑室脉络丛产生的无色透明液体，成人平均150 mL，充满脑室系统和蛛网膜下腔，处于不断产生、循环和回流的平衡状态。脑脊液含有各种浓度不等的无机离子、葡萄糖、微量蛋白和少量淋巴细胞。脑脊液在功能上相当于外周组织中的淋巴，对脑和脊髓起缓冲、保护、运输代谢产物和调节颅内压等作用。

脑脊液由各脑室脉络丛分泌产生，其循环途径（图17-64）如下：左、右侧脑室脉络丛产生的脑脊液，经左、右室间孔流入第三脑室，与第三脑室脉络丛产生的脑脊液一起经中脑水管流入第四脑室，再与第四脑室脉络丛产生的脑脊液一起经第四脑室正中孔和外侧孔流入蛛网膜下腔，再沿蛛网膜下腔流向大脑背面，经蛛网膜粒渗入上矢状窦，再经窦汇、横窦、乙状窦回流入颈内静脉。

第十节 脑 屏 障

中枢神经系统内每一个神经元的正常生理活动，均需要周围的微环境保持一定的稳定性。血液和脑组织之间以及血液和脑脊液之间存在一种特殊的物质交换途径，以维持这种微循环的稳定。某些物质从脑的毛细血管转运至脑组织中，要受到很大的选择和限制，这就是脑屏障的概念。脑屏障（图17-65）包括三部分，即**血-脑屏障**、**血-脑脊液屏障**和**脑脊液-脑屏障**。

1. **血-脑屏障（BBB）** 位于血液与脑、脊髓的神经细胞之间。

2. **血-脑脊液屏障（BLB）** 位于脑室脉络丛的血液与脑脊液之间。

3. **脑脊液-脑屏障（LBB）** 位于脑室和蛛网膜下隙的脑脊液与脑、脊髓的神经细胞之间。

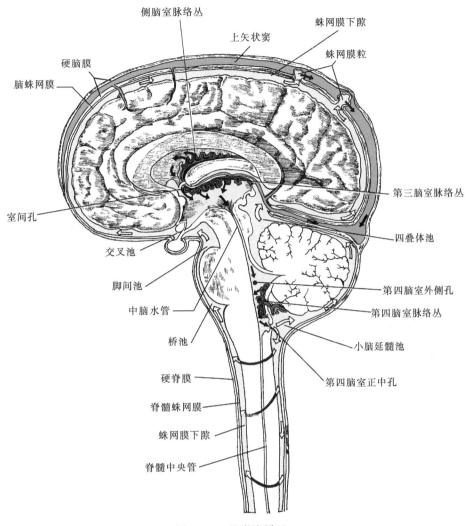

图 17-64 脑脊液循环

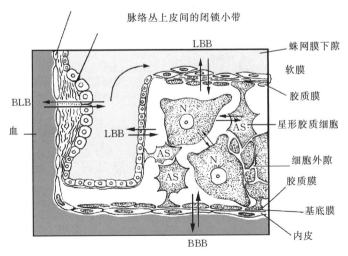

图 17-65 脑屏障
AS 为星形胶质细胞,N 为神经元

第六篇

内 分 泌 系 统

内分泌系统是神经系统之外的重要调节系统,能分泌激素,直接进入血液循环,对机体的新陈代谢、生长发育和生殖活动等进行体液调节。

第十八章　内分泌系统

内分泌系统由内分泌腺和内分泌组织组成,其主要功能是分泌激素,直接进入血液,参与机体的体液调节。

近年来还发现体内有许多器官兼有内分泌功能,如神经内分泌、胃肠内分泌、肾内分泌、胎盘内分泌等。另外许多器官还可分泌前列腺素,也属于内分泌系统的范畴。

内分泌腺和内分泌组织分泌的物质称激素,直接进入血液或淋巴,随血液循环运送到全身,作用于特定的器官或细胞(称靶器官或靶细胞),影响器官或细胞活动。内分泌腺的功能亢进或低下,都能影响机体的正常功能,甚至产生疾病。

内分泌系统与神经系统关系密切。神经系统的某些部分也具有内分泌功能(如下丘脑)。内分泌系统的活动是在神经系统的调节下进行的,神经系统通过对内分泌腺的作用,间接地调节人体器官的功能,这种调节称神经体液调节。反过来,内分泌系统功能紊乱,亦可导致神经系统功能失调,例如影响机体的行为、情绪、记忆和睡眠等。

第一节　内分泌腺

内分泌腺(图18-1)是以肉眼可见的独立器官形式存在于体内,其特点是腺体内无导管。人体的内分泌腺包括垂体、甲状腺、甲状旁腺、肾上腺、松果体和胸腺等。内分泌腺的体积和重量虽然很小,但却有着丰富的血液供应和神经分布,其结构和动能活动有显著的年龄变化。

一、垂　体

垂体(图18-2)是人体最重要的内分泌腺,呈椭圆形,淡红色,位于颅中窝、蝶骨体上面的垂体窝内,外面包被脑膜。成人垂体重量为0.4 ～ 0.8 g,女性略大于男性。

根据发生和结构特点,垂体可分为腺垂体和神经垂体两部分。腺垂体位于前方,包括远侧部、结节部和中间部,前两部合称垂体前叶。神经垂体位于后方,包括神经部、漏斗部和正中隆起,其中神经部与腺垂体的中间部合称垂体

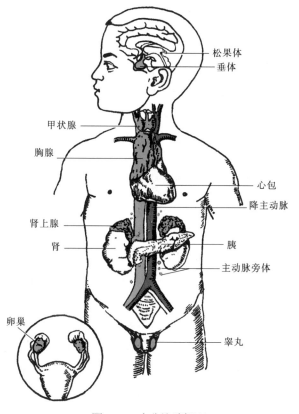

图18-1　内分泌腺概观

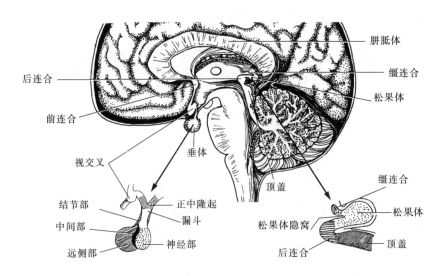

图18-2 垂体和松果体

后叶。

垂体是机体内最复杂的内分泌腺,可分泌多种激素。所分泌的激素不但与身体骨骼与软组织的生长有关,而且可以影响其他内分泌腺的活动。

垂体前叶分泌4类激素:① 生长激素,能够促进蛋白质合成以及骨和软组织的生长。如生长激素分泌过盛,在骨骼发育成熟以前,可以导致巨人症,在骨骼发育成熟以后,可以导致肢端肥大症;如果在幼年时期生长激素分泌不足,则导致侏儒症。② 多种促激素,分泌促甲状腺激素、促肾上腺皮质激素、促黄体生成素和促卵泡激素,能够促进其他内分泌腺分泌激素。③ 催乳素,能使已经具备泌乳条件的乳腺分泌乳汁。④ 促黑激素,能够促进皮肤黑色素细胞合成黑色素。

垂体后叶以神经部为主,主要由神经纤维和胶质细胞构成,无分泌功能,其主要功能是贮存和释放加压素和催产素。由下丘脑的视上核分泌产生的加压素和室旁核分泌产生的催产素,分别通过视上垂体束和室旁垂体束运输到垂体后叶储存,需要时再由垂体后叶释放入血。加压素也称抗利尿激素,可以使肾增加对水的重吸收,减少水分以尿的形式排出;催产素可以使子宫平滑肌收缩。

二、松 果 体

松果体又名脑上腺、松果腺,位于背侧丘脑的后上方,两侧上丘脑之间的浅沟内,以柄附于第三脑室顶的后部,第三脑室凸向柄内形成松果体隐窝。松果体为一椭圆形小体,呈灰红色,重约0.2 g。松果体在儿童时比较发达,一般在7岁后开始退化,结缔组织增生,青春期后钙盐开始沉积,成年后部分钙化形成钙斑,在X线片上常能显示,称脑砂。

松果体可以合成和分泌褪黑激素等多种活性物质。这些激素和活性物质可以影响机体的代谢活动、性腺发育和月经周期等。褪黑激素能够抑制人体性激素的释放,防止儿童性早熟。幼年时期松果体有病变被破坏而功能受影响分泌不足时,可出现性早熟或生殖器官过度发育,如生殖器官巨大症等。相反,若分泌功能过盛,则可导致青春期延迟。松果体内还含有大量的5-羟色胺和去甲肾上腺素等活性物质。松果体的内分泌活动与环境的光照有密切关系,呈明显的昼夜周期变化。

三、甲 状 腺

甲状腺（图18-3、图18-4）位于颈前区，喉部和气管上部的前方及两侧，舌骨下肌群的深面。甲状腺呈"H"形，棕红色，质软，重20～40 g，可分为左、右两个侧叶，中间以峡部相连接。有人自峡部向上伸出一个细长的锥状叶，为胚胎时甲状舌管退化而成。

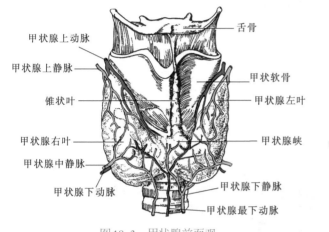

图18-3 甲状腺前面观

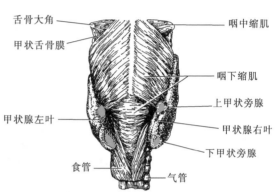

图18-4 甲状腺和甲状旁腺后面观

甲状腺表面覆有两层结缔组织被膜。内层为纤维囊，是甲状腺真正的被膜，临床也称真被膜，包裹着腺组织，并伸入腺实质内，将腺体分隔成大小不等的若干小叶。外层是来自颈深筋膜的气管前筋膜，称甲状腺鞘，即假被膜，临床称外科囊。两层被膜之间有一定间隙称囊鞘间隙，含有丰富的血管吻合和上、下甲状旁腺等。甲状腺两个侧叶内侧有增厚的纤维，连于环状软骨和第1、第2气管软骨环，称甲状腺侧韧带，有喉返神经及甲状腺下动脉穿过。甲状腺借深筋膜在侧叶和峡的后面，与甲状软骨、环状软骨和气管环的软骨膜相愈着，将腺体固定在喉和气管壁上，因此在吞咽时，甲状腺可随喉而上下移动，此特点可作为临床检查甲状腺肿物的途径之一。由于甲状腺的前面覆盖有胸骨舌骨肌、肩胛舌骨肌及胸骨甲状肌，故不易直接触摸到甲状腺。

甲状腺的前面，由浅入深依次有皮肤、浅筋膜、颈深筋膜浅层（封套筋膜）、舌骨下肌群及气管前筋膜遮盖。两侧叶的后内侧与气管、咽与食管及喉返神经相邻，两侧叶的后外侧与颈动脉鞘及颈交感干相邻。当甲状腺肿大时，可以向后内侧压迫喉与气管，出现呼吸困难和声音嘶哑；如果向后外侧压迫交感干时，可出现瞳孔缩小、上睑下垂、眼裂变窄及眼球内陷，临床上将这种症候群称霍纳综合征。

甲状腺的血运丰富，有甲状腺上动脉和甲状腺下动脉供应。甲状腺的静脉有三对，分别为甲状腺上、中、下静脉。喉上神经和喉返神经与甲状腺动脉关系密切，故手术结扎动脉时应注意勿伤神经。

甲状腺分泌的激素为甲状腺素和降钙素。甲状腺素的主要作用是调节机体的新陈代谢，促进机体的生长发育，降钙素可以调节机体的钙代谢。甲状腺素分泌过剩时，可引起突眼性甲状腺肿；甲状腺素分泌不足时，成人可出现黏液性水肿，患者皮肤变厚，性功能减退并伴有毛发脱落；小儿则出现呆小症，患者身材矮小，智力低下。

四、甲　状　旁　腺

甲状旁腺是上、下两对扁椭圆形的小体,活体上呈棕黄色或淡红色,表面有光泽,形状大小略似黄豆,贴附在甲状腺侧叶的后面,甲状腺真、假被膜之间。甲状旁腺分泌甲状旁腺素,能调节钙和磷的代谢,维持血钙平衡。

五、肾　上　腺

肾上腺(图18-5)位于腹后壁,腹膜的后方,附着在肾的上内方,与肾共同包在肾筋膜内。肾上腺左右各一,前后扁平,左侧肾上腺近似半月形,右侧肾上腺呈三角形。腺的前面有不明显的门,为血管、神经、淋巴管出入之处。

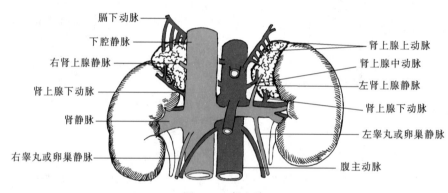

膈下动脉

下腔静脉

右肾上腺静脉

肾上腺下动脉

肾静脉

右睾丸或卵巢静脉

肾上腺上动脉

肾上腺中动脉

左肾上腺静脉

肾上腺下动脉

左睾丸或卵巢静脉

腹主动脉

图18-5　肾上腺

肾上腺实质分肾上腺皮质和肾上腺髓质两部分。皮质在外,呈浅黄色,由中胚层演化而成,由外向内分别由球状带、束状带和网状带细胞索构成。髓质在内,呈棕色,与交感神经节细胞一样,由外胚层演化而成。髓质含嗜铬细胞,直接接受交感神经节前纤维的支配。

肾上腺皮质分泌多种激素,根据其作用主要分为三类,由球状带分泌的调节体内水盐代谢的盐皮质激素,如醛固酮;由束状带分泌的调节碳水化合物代谢的糖皮质激素;由网状带分泌的影响性行为及副性特征的性激素。髓质分泌肾上腺素和去甲肾上腺素,能使心跳加快,心脏收缩力加强,小动脉收缩,维持血压以及调节内脏平滑肌的活动,对机体代谢也起一定作用。

六、胸　　腺

胸腺既是淋巴器官,还具有内分泌的功能,分泌产生胸腺素和促胸腺生长素等具有激素作用的活性物质。胸腺素可将来自骨髓、脾等处的原始淋巴细胞在胸腺内转化为具有免疫能力的T细胞,再经血液循环迁移到周围淋巴器官,参与细胞免疫反应。促胸腺生成素可促使包括胸腺本身在内的淋巴细胞分化为可参与免疫反应的细胞成分。此外,胸腺还可以分泌产生其他一些具有生物活性的激素样体液因子。

第二节　内分泌组织

内分泌组织则是以细胞团块形式分散存在于其他器官内,如胰腺内的胰岛、睾丸内的间质细胞、卵巢内的卵泡及黄体等。

一、胰　　岛

胰岛属于胰的内分泌部分,是许多大小不等和形状不定的细胞团散布在胰内,以胰尾为最多。胰岛β细胞产生的激素称胰岛素,调控糖类的代谢,使血糖下降。如胰岛素分泌不足而产生的糖代谢障碍,称糖尿病。胰岛内的α细胞分泌胰高血糖素,可使血糖增高。

二、生殖腺中的内分泌组织

男性睾丸内的精曲小管之间的间质细胞为内分泌组织,分泌雄性激素,其作用是激发男性第二性征出现并与维持正常性功能有关。

女性卵巢内的卵泡细胞和黄体可产生雌激素和黄体酮,雌激素能刺激子宫、阴道和乳腺的发育及出现第二性征,黄体分泌的黄体酮则能使子宫内膜增厚,为受精卵的着床做准备,同时使乳腺逐渐发育,以备授乳。